早期胃癌がみえる！
見落とさない！

胃内視鏡
検査・診断に
自信がつく本

編著 後藤田 卓志
内藤 裕二
藤本 一眞

金芳堂

推薦のことば

　早期胃癌の内視鏡診断を取り扱った書籍はこれまでにも多数出版されているが，本書は，類書に例を見ない斬新かつ最新の胃癌内視鏡診断の要諦が盛り込まれている．

　本書が特にユニークなのは，多数の美しい症例画像が問題形式で呈示されていて，それを読み解いていくと，エキスパートの考え方を読者が自然に身につけていくことができる仕掛けとなっている点である．

　胃癌患者の高齢化に伴い，患者の安全に配慮したリスク評価，鎮静や抗血栓薬の使用等に関する内視鏡医の知識と対策が重要である．本書ではこれらの点についてもきちんと触れてあり，編著者らが内視鏡検査を診断一辺倒ではなく，患者本位の検査を志向していることを伺わせ好ましい．

　後藤田教授は，胃癌の内視鏡切除適応に関わる記念碑的論文を発表しただけでなく，草創期から粘膜下層切除術を実践してこられたエキスパートであり，欧米やアジア諸国での教育や共同研究歴も長い．本書にはそのエッセンスが凝縮されており，胃癌内視鏡診断を志す医師に強く勧める次第である．

日本消化器関連学会機構理事長　　菅野健太郎

　本書の第 1 章「胃内視鏡検査・診断の基本」では，早期胃癌を的確に拾い上げて，質的診断までできるために必要不可欠な知識と検査・診断のコツがすべて網羅されている．第 2 章では，「胃内視鏡検査・診断トレーニング問題」の61例すべてが鮮明な内視鏡写真で提示され，分かりやすい解説が簡潔になされており，最後に"診断結果"と重要な"Point"がまとめられている点は本書の特徴である．

　わが国における *H. pylori* 感染率は低下し，除菌治療も広く普及している．また2016年から胃癌検診において，X 線検査に加えて内視鏡検査が推奨され，検診目的の内視鏡検査は急速に増加しつつある．さらに最近10〜20年における Hi-Vision 電子内視鏡，画像強調観察技術，拡大内視鏡など画像診断技術と機器の進歩は著しい．

　このような時代的・社会的背景が大きく変遷してきている中で，本書は極めて時宜にかなった内容であり，内視鏡検査・診断に従事するすべての先生方に必携の書物と確信している．

日本消化器内視鏡学会理事長　　田尻久雄

刊行にあたって

　本邦における胃癌の罹患数は2018年の予測値で約13万人以上（男性では1位，女性で3位），死亡数は約5万人（男性では2位，女性で4位）である．一方で，がん登録・統計によれば，胃癌罹患者数の年齢ピークは1992年が65歳，2002年が70歳，そして2012年では75歳を超え，年齢調整死亡率では他の癌種と比べて激減傾向を示している．この乖離は，ピロリ感染率の減少や除菌による影響，本邦の異常な人口動態や平成28年4月から導入された胃内視鏡検診による一時的な早期胃癌発見数の増加によると考えられる．しかし，胃内視鏡検査・検診の機会が増えるということは胃癌発見数が増加するが，一方で見落としをする機会も増える可能性がある．

　胃癌の診断学は，先人たちの努力で確立してきた世界に誇れる成果である．私自身も国立がんセンター時代に「胃癌の三角」に則った診断学を叩き込まれたが，それらはピロリ菌の現感染を背景とした胃粘膜所見がベースとなっていた．このような基礎があっても胃癌の診断にはそれぞれの背景粘膜，肉眼型や組織型に多様性があり，その奥深さには日々驚かされている．日常臨床における胃内視鏡観察は，類似性を拠り所に"診たことがある病変"を「探す」という行為である．一方で現在，受診する患者はピロリ菌の現感染者と既感染者，そして未感染者が混在する移行期である．「胃癌の三角」概念とは異なった，"観たことがない病変"に遭遇することも増えてきた．

　胃癌の診断は，医師個々の知識や技量に大きな差があると言われている．また，胃内視鏡検査の質をどう担保するかの基準もない．現状では，"診たことがある病変"を探すという経験する（まずは観る）によるところが大きい．しかし，一人で経験できる症例数には限界がある．本書執筆にあたっては我々自身も他施設の症例を経験することで非常に勉強になった．他施設の"観たことがない病変"を観ることで，"診たことがある病変"として頭のデータベースに記録するチャンスであった．データベースを増やし，分類し，観察時にどのように使うかが胃粘膜の観察のキーポイントである．

　本書では，まず第1章で胃内視鏡検査を行うにあたって知っておくべき基礎を記載した．第2章で呈示する画像や解説の理解に必要なエッセンスであるので役立てていただきたい．第2章のクイズ形式では，我々が偶然に発見した時の画像をなるべく提示することにした．発見時にどのように見えたのか，どのような所見に注意するべきだったのか，どのように読影するのが妥当だったのか，などの解説を読者の皆様と共有することができれば幸いである．

平成30年10月

日本大学医学部内科学系消化器肝臓内科学分野　後藤田卓志

序　文

　思いもかけず本書の序文を書くことになった．早期胃癌をいかにして発見するか，消化器内視鏡研修を開始した直後に最初に課せられる課題であった．胃の中を胃カメラで撮影して，その現像フイルムから胃疾患を診断していた時代から，リアルタイムに内視鏡を観察しながら早期胃癌を発見することは1980年代に本格化した．私が医師となった1983年にはバイブル『消化器内視鏡診断テキスト①食道・胃・十二指腸』（竹本忠良・長廻　紘編，文光堂）が出版された．すべての内視鏡像に手書きのシェーマが付いて，数多くの内視鏡像が掲載されていた．医師となり研修医であった私は，先に1979年に発売されていたバリウムによる二重造影法が詳述された『腹部X線造影読影テキスト①食道・胃・十二指腸』（白壁彦夫著，文光堂）とともに，これら2冊の聖書を頼りに早期胃癌の発見・診断に没頭した時代があった．今でもこの二冊は私の机に鎮座されている．この時代に内視鏡診断は大きく変化し，撮影した内視鏡像で議論するのではなく，実際に視ている時にいかに集中して視るかですべてが決まることになった．観察時に見えなかったものは永久に見えないし，いかに努力して撮ったにしろ撮影された写真より，観察時の遠景，近景の肉眼像，空気の量を変えた像など，現場の診断がすべてとなった．時代は，光学内視鏡から，ビデオ内視鏡，画像強調内視鏡，拡大内視鏡へと推移し，診断における人工知能の応用も始まっている．知見ではあるが，最近の10年間で早期胃癌を発見するための診断学においてもっとも変化したことは，ピロリ菌現感染粘膜の背景からの早期胃癌診断から，ピロリ菌既感染粘膜の背景からの診断に変化したことではないかと考える．ピロリ菌未感染胃癌の内視鏡的特徴も明らかにされた．

　本書は最初から気合いを入れて読み始める必要はない．まずは第2章「胃内視鏡検査・診断トレーニング問題」をいくつか診断してみてほしい．そこで「おや？」と思うことが出てくるはずである．その時に，第1章に戻って対応する場所を読んでみるのが良いように思える．最近，アルバイト先で早期胃癌様の病変の周囲にある規則正しい顆粒状白斑を観察していたが，その病変がリン酸ランタン胃症だと気づいた．学会での発表を聞いて私の脳内記憶が残っていたのである．内視とは頭を鍛えて視ることではないかと思う．

　最後にこのような機会をいただいた編者の後藤田卓志教授，藤本一眞教授，ならびに金芳堂藤森祐介氏に深謝申し上げます．

平成30年10月

　　　　　　　　　　　京都府立医科大学大学院医学研究科消化器内科学
　　　　　　　　　　　　同附属病院内視鏡・超音波診療部　内藤裕二

序　文

　消化器内視鏡医をめざす医師は，内視鏡的粘膜下層剥離術等の内視鏡的処置にあこがれる傾向にある．癌を内視鏡的に切除することや，消化管出血を処置することは颯爽としていてかっこいいのは確かである．しかし，上部消化管内視鏡検査で一番経験が必要なのは，癌の拾い上げである．特に早期胃癌の拾い上げは容易ではない．早期胃癌は経験の少ない医師では内視鏡で胃を見ていてもなかなか見えないのが現状であり，胃全体の写真をきちんと撮っているようでも，早期癌を見つけて撮っていなければ後で第三者が見てもその存在はわからないことが多い．私たちのグループの医師で内視鏡をして数年目の医師が，ある病院で年間1,000症例の上部消化管内視鏡検査を施行して，ほとんど早期胃癌を見つけることができなかったのが，2年間の専門病院で研修後には，同じ病院の1,000症例で1年に10例以上の早期胃癌を発見したことがある．一番びっくりしたのは本人であろうが，早期癌を拾い上げるには訓練・経験が必要なのである．1,000例の上部消化管内視鏡検査をして，早期胃癌を見つけることができなかった場合は，早期胃癌症例がいなかったわけではなくて，その医師が早期胃癌を拾い上げる能力がなく，見逃しているのである．ぜひ，上部内視鏡の検査をそのまま続けるのではなく，勉強をし直してほしい．2017年からは対策型胃癌検診に内視鏡検診が導入されているが，経験の少ない医師は検診内視鏡検査をしないほうがいい．最近は内視鏡機器の発展で消化器内視鏡は誰でも画像を見て撮ることはできるが，早期胃癌を見つけることは簡単ではないことをぜひ自覚してもらいたい．

　本書の第2章は早期胃癌を拾い上げた画像を中心に症例を集めたものである．最初に胃癌を見つける時は誰にとっても偶然である．偶然見つけた時の画像を見る機会は以外と少なく，多くの書籍ではきれいなチャンピオン画像が掲載されており，チャンピオン画像をいくら見ても拾い上げにはほとんど役に立たない．本書は拾い上げにおけるヒントになるような画像を中心に掲載されている．症例ごとにどのような所見かの解説がされており，私自身も他の医師の経験を共有できた感があり，あらためて勉強になった．今回の症例だけでは十分でないとは思うが，それぞれの読者にとって「ええっ！これが癌？」というような所見の他人の経験を共有することで，今後の拾い上げに役立つ本になっていると思われる．胃癌をなるべく早期に見つけることができれば，後の治療はどうにでもなる．今回の症例を読者の医師の経験に加えて，早期胃癌を見つけることに役立ててもらえれば本書の意義がある．

平成30年10月

佐賀大学医学部消化器内科　藤本一眞

目次

第1章 胃内視鏡検査・診断の基本 ……………………………………………… 1

① 検査と診断のコツ ……………………………………………………… 2

1 胃の生理（胃粘膜の正常組織と生理学について）……………………… 2

2 胃癌の拾い上げに役立つ胃粘膜所見 ………………………………… 5

3 臨床における「胃炎の京都分類」の意義と使い方 ………………… 15

4 胃癌リスク層別化を考慮した観察のコツ …………………………… 22

5 ピロリ陰性胃癌の診かた―ピロリ未感染胃癌と除菌後胃癌― ……… 31

6 見落としの少ない内視鏡の操作手順とコツ ………………………… 37

7 拡大観察の基礎知識 …………………………………………………… 48

関連知識

ピロリ感染と胃発癌 ……………………………………………………… 55

対策型胃がん検診における胃内視鏡検診の目的と意義 ……………… 59

早期胃癌典型例での NBI・BLI 画像の比較 …………………………… 62

② 検査前のポイント ……………………………………………………… 66

1 今だから必要な検査前の問診 ………………………………………… 66

2 標準的な前処置法（咽頭麻酔や鎮痙剤の使用適応まで）…………… 68

3 抗血栓薬服用者に対する消化器内視鏡診療ガイドライン（追補2017を含む）を考慮した生検 ………………………………………………………………………………… **72**

4 鎮静について—消化器内視鏡学会ガイドラインに準拠して— …………………… **78**

5 経鼻内視鏡と経口内視鏡の選択について ……………………………………………… **84**

関連知識

内視鏡施行医の抗血栓薬に関するリスクマネジメント …………………………… **90**

偶発症と対応 ……………………………………………………………………………… **92**

第**2**章 胃内視鏡検査・診断トレーニング問題 ………………………… **95**

▶ **胃内視鏡検査・診断トレーニング問題の進め方** ……………………………………… **94**

症例 ①〜61 …………………………………………………………………… **97〜217**

関連知識

E カドヘリン遺伝子異常胃癌 …………………………………………………………… **219**

Linked Color Imaging（LCI）の有用性 ……………………………………………… **221**

ピロリ菌除菌後の PPI 長期使用における異時性胃癌 ……………………………… **225**

EB ウイルス関連胃癌 …………………………………………………………………… **228**

▶ **胃内視鏡検査・診断トレーニング問題：解答一覧** ……………………………… **232〜233**

索引 ……………………………………………………………………………………………… **234**

執筆者一覧

編者

後藤田卓志	日本大学医学部内科学系消化器肝臓内科学分野
内藤裕二	京都府立医科大学大学院医学研究科消化器内科学，同附属病院内視鏡・超音波診療部
藤本一眞	佐賀大学医学部消化器内科

著者（五十音順）

赤澤陽一	順天堂大学医学部消化器内科
芥川剛至	佐賀大学医学部消化器内科
東 祐圭	京都府立医科大学大学院医学研究科消化器内科学
阿部清一郎	国立がん研究センター中央病院内視鏡科
網田誠司	国立病院機構嬉野医療センター
池原久朝	日本大学医学部内科学系消化器肝臓内科学分野
石田紹敬	京都府立医科大学大学院医学研究科消化器内科学
磯本 一	鳥取大学医学部機能病態内科学
井上和彦	淳風会健康管理センター
上山浩也	順天堂大学医学部消化器内科
宇賀治良平	千葉徳洲会病院消化器内科
江崎 充	日本大学医学部内科学系消化器肝臓内科学分野
遠藤広貴	佐賀済生会唐津病院
岡本憲洋	佐賀大学医学部消化器内科
緒方伸一	佐賀医療センター好生館
小田一朗	国立がん研究センター中央病院内視鏡科
鎌田智有	川崎医科大学総合医療センター健康管理学
河原祥朗	岡山大学病院光学医療診療部
北江博晃	京都府立医科大学大学院医学研究科消化器内科学
草野 央	日本大学医学部内科学系消化器肝臓内科学分野
兒玉雅明	大分大学福祉健康科学部，同医学部内視鏡診療部
後藤田卓志	日本大学医学部内科学系消化器肝臓内科学分野
坂田資尚	佐賀大学医学部消化器内科
下田 良	佐賀大学医学部消化器内科
鈴木 翔	日本大学医学部内科学系消化器肝臓内科学分野
外山雄三	千葉徳洲会病院消化器内科
高田和典	静岡県立静岡がんセンター
高山 峻	京都府立医科大学大学院医学研究科消化器内科学
髙良吉迪	佐賀大学医学部消化器内科
滝沢耕平	静岡県立静岡がんセンター
田中信治	広島大学大学院内視鏡医学
辻 陽介	東京大学医学部附属病院消化器内科
土山寿志	石川県立中央病院消化器内科
鶴岡ななえ	佐賀大学医学部消化器内科
寺崎 慶	京都府立医科大学大学院医学研究科消化器内科学
土肥 統	京都府立医科大学大学院医学研究科消化器内科学
冨永直之	佐賀県医療センター好生館
中西宏佳	石川県立中央病院消化器内科
中野貴博	京都府立医科大学大学院医学研究科消化器内科学
長浜隆司	千葉徳洲会病院消化器内科
二階堂光洋	京都大学大学院医学研究科消化器内科学
西川 潤	山口大学大学院基礎検査学
野田隆博	唐津赤十字病院
八田和久	東北大学消化器病態学分野
濱島ちさと	帝京大学医療技術学部看護学科
春間 賢	川崎医科大学総合医療センター総合内科学
半田 修	京都府立医科大学大学院医学研究科消化器内科学
樋髙秀憲	佐賀県済生会唐津病院
日山 亨	広島大学保健管理センター
日山恵美	広島大学大学院法務研究科（法科大学院）
平澤俊明	がん研有明病院消化器内科
細江直樹	慶応義塾大学内視鏡センター
細谷和也	静岡県立静岡がんセンター
帆足誠司	帆足医院
松村晋矢	京都府立医科大学大学院医学研究科消化器内科学
松本健史	順天堂大学医学部消化器内科
松本紘平	順天堂大学医学部消化器内科
水口昌伸	佐賀大学医学部消化器内科
宮原貢一	唐津赤十字病院
宮本心一	京都大学大学院医学研究科消化器内科学
村上和成	大分大学医学部消化器内科学講座
森 大輔	佐賀医療センター好生館
八木信明	朝日大学病院消化器内科
安田剛士	朝日大学病院消化器内科
柳井秀雄	国立病院機構関門医療センター臨床研究部
山内康平	高木病院消化器内科
山口太輔	国立病院機構嬉野医療センター
山里哲郎	東京都がん検診センター消化器内科
山下太郎	鳥取大学医学部機能病態内科学
山田真也	京都第一赤十字病院消化器内科
結城美佳	出雲市立総合医療センター
行元崇浩	国立病院機構佐賀病院
吉原正治	広島大学保健管理センター

第1章

胃内視鏡検査・診断の基本

　本邦で1年間に診断される胃癌のうち約6割が早期胃癌である．これは，脈々と続く先人たちの努力と英知によるところが非常に大きい．早期胃癌の概念の確立，そして診断にあたっての"胃癌の三角概念"の提唱がエポックメイキングとなっている．その後，内視鏡画像の進歩によって加速された．

　2016年より，胃癌の対策型検診に胃内視鏡検査が導入された．しかし，胃癌診断において"質の高い"内視鏡検査の基準がないのも実情である．大腸内視鏡検査では adenoma detection rate（ADR）がある程度の質を示す指標となっているが，胃内視鏡検査に関しては個々の知識や技量に大きな差があるといわれている．その理由は，背景にある炎症によって惹起される粘膜萎縮や腸上皮化生に症例ごとに差があり，その結果として胃癌リスクが異なり，背景粘膜によって胃癌が発生する部位や肉眼型，組織型が多彩となるためである．さらに最近では，ピロリ除菌に伴う粘膜の変化が，今までのピロリ感染を前提とした胃癌内視鏡診断学では対応できない状況も作り出している．日本人の胃粘膜は，ピロリ未感染および既感染が混在した多様性の時代となっている．

　したがって，今まで以上に胃粘膜の変化，つまりピロリ感染の有無を考慮した丁寧な観察が重要となってきた．胃癌という敵を倒すためには，敵を知ったうえで入念な準備をして取りかかる必要がある．第1章では，丁寧な観察を行ううえで知っておくべき基礎知識についてまとめて解説した．

第1章　胃内視鏡検査・診断の基本

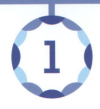

検査と診断のコツ

1 胃の生理（胃粘膜の正常組織と生理学について）

半田　修

> **Key Point**
> - ヒトの胃には様々な細胞が存在し，それぞれの役割を果たしている
> - 固有胃腺は部位により異なり，噴門腺，胃底腺，幽門腺がある
> - 胃酸を分泌する胃壁細胞にはガストリン，ヒスタミン，アセチルコリンに対する受容体がある

　ヒトの胃には様々な細胞が存在し，それぞれの役割を果たしている．正常組織の構造と分布，働きを知ることは，胃の非腫瘍性・腫瘍性病変を理解するために重要なことである．

胃腺の構造

　正常な胃粘膜では表層1/2〜2/3は腺窩上皮に覆われ，胃液（塩酸，ペプシン，胆汁など）からの自己消化を胃粘液─重炭酸バリアと共に防いでいる．その深層には腺頸部（細胞増殖帯）が存在し，さらにその深層に固有胃腺が存在する．頸部幹細胞からは持続的な細胞回転が行われており，上方に向かっては腺窩上皮に，下方に向かっては固有胃腺に分化していく．

固有胃腺の分布

　胃は固有胃腺の分布により3つに分けられている（口側から順に噴門腺，胃底腺，幽門腺）（図1a〜c）．
　噴門腺は食道胃接合部から数ミリの範囲に分布しており，粘液分泌を行う粘液分泌細胞が存在する．通常，噴門腺は極めて狭いが，ピロリ菌（*Helicobacter pylori*：*H. pylori*）感染症例では噴門腺領域は遠位側（肛門側）へ広がっていく．
　胃体部・底部には胃底腺（図2）が存在し，その構成細胞は塩酸と内因子（ビタミンB12の吸収に必要）を産生する壁細胞，ペプシノゲンを産生する主細胞，ヒスタミンを分泌する腸クロム親和性細胞様細胞（ECL細胞）を中心とした内分泌細胞，そして粘液分泌細胞（表層粘液細胞と頸部粘液細胞：副細胞）である．胃底腺粘膜には内視鏡的にはregular arrangement of collecting venules（RAC）と呼ばれる無数のヒトデ状の集合細静脈の模様が認められる．胃底腺粘膜と幽門腺粘膜の境界は内視鏡検査で同定可能で腺境界と呼ばれる．ピロリ感染によって幽門腺領域が近位側（口側）に広がっていくため，腺境界は口側に偏移していく[1]．
　幽門前庭部は，粘液分泌を行う粘液分泌細胞と，ガストリンを分泌する内分泌細胞であるG細胞を含

第1章 胃内視鏡検査・診断の基本
1 検査と診断のコツ

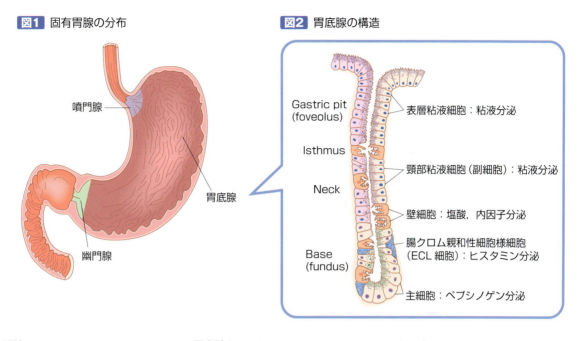

図1 固有胃腺の分布

図2 胃底腺の構造

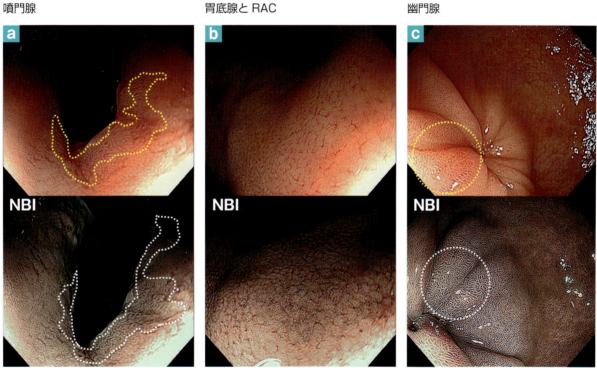

a 噴門腺
噴門腺領域は極めて狭い．

b 胃底腺とRAC
円形の粘膜模様とRACを認める．

c 幽門腺
管状の畝を呈する粘膜模様に（拡大内視鏡では）コイル状の毛細血管が認められる．

む幽門腺からなる．幽門腺領域に存在する内分泌細胞の50％がG細胞である．30％がヒスタミンを分泌するECL細胞，15％がソマトスタチンを分泌するD細胞である[2]．幽門腺の腺窩上皮は腺腔側にやや絨毛状に突出した構造を呈している．幽門腺領域では集合細静脈が発達していないため内視鏡的にRACは観察できないこともある[3]．樹枝状血管が観察されるため，誤って萎縮と診断されることが多い．

噴門腺領域の筋層は輪走筋，縦走筋からなるが，胃体部はそれに加えて斜走筋層を有している．前庭部は筋層の厚い幽門輪を経て十二指腸につながる．

3

胃液

胃液は水分，塩酸，ペプシノゲンなどで構成される．塩酸を含有することにより，胃内のpHは絶食時ではpH1～2前後である（図3）[4]．

塩酸（胃酸）は通常，胃の壁細胞から分泌される．壁細胞にはガストリン，アセチルコリン，ヒスタミンそれぞれに対する受容体が存在する（図4）．食事摂取などの刺激により上昇した血中のガストリン，アセチルコリン，ヒスタミンは壁細胞にあるそれぞれの受容体に結合し，セカンドメッセンジャーを介してプロトンポンプ（H^+-K^+ATPase）を活性化させ胃酸分泌が起こる．それゆえ，様々な疾患に関与する胃酸の分泌を抑制するために，それぞれの受容体の拮抗薬（抗ガストリン薬，抗コリン薬，抗ヒスタミン薬）や，胃酸分泌の最終段階のプロトンポンプを阻害するような薬剤（プロトンポンプ阻害薬，カリウムイオン競合型アシッドブロッカー）が使用される．

食事摂取や，胃酸分泌抑制治療により胃内のpHが上昇すると胃前庭部のG細胞からガストリンが分泌される．ガストリンは壁細胞のガストリン受容体に結合し，胃酸分泌を促進し，胃内のpHを下げようとする．一方，ガストリンはECL細胞上のガストリン受容体に作用し，ヒスタミンの分泌を促し，分泌されたヒスタミンが壁細胞上のヒスタミン受容体に結合し，胃酸分泌に働く．

胃酸は，主細胞から分泌されたペプシノゲンをその活性体消化酵素であるペプシンに変換し主に蛋白質をポリペプチドまで分解する．また，胃の前庭部の粉砕運動とともに物理化学的に食物を消化し，十分に消化された食物は順次幽門輪を通過して十二指腸に流入する．

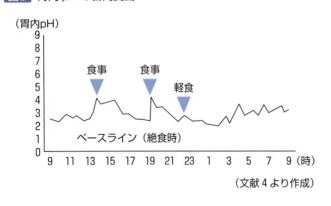

図3 胃内pHの日内変動

（文献4より作成）

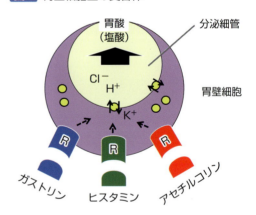

図4 胃壁細胞上の受容体

以上のように，胃は，様々な細胞により構成された固有胃腺が分布しており，その多彩な働きにより殺菌だけでなく，消化・吸収にも作用している．その働きに障害が生じると様々な疾患が引き起こされ，障害が起きなくても，非腫瘍性・腫瘍性病変の形態に変化を与えることを知っておきたい．

参考文献

1) 八木芳一．正常胃粘膜の通常および拡大内視鏡像．胃の拡大内視鏡診断 第2版：医学書院；2014．
2) 太田浩良，百瀬正信，日高恵以子．胃粘膜の正常構造．G.I.Research 1999；7：139-43．
3) 土橋康成，藤田哲也．血管構築．In: 川井啓一，胃－形態とその機能：医学書院；1975．p54-61．
4) Sakurai Y, Mori Y, Okamoto H, et al. Acid-inhibitory effects of vonoprazan 20 mg compared with esomeprazole 20 mg or rabeprazole 10 mg in healthy adult male subjects--a randomised open-label cross-over study. Aliment Pharmacol Ther 2015; 42(6): 719-30.

第1章 胃内視鏡検査・診断の基本
1 検査と診断のコツ

2 胃癌の拾い上げに役立つ胃粘膜所見

山里哲郎

> **Key Point**
> - 胃癌の拾い上げには背景粘膜と癌粘膜との質的な違いを認識することが重要
> - 「胃癌の三角」の理論を理解する
> - 腸上皮化生粘膜からは分化型癌（腸型）が，固有胃粘膜からは未分化型癌（胃型）が発生する

　早期胃癌の診断を行う際，どうしても病変にばかり目が行きがちである．しかしながら，胃癌の診断を行う場合，背景粘膜と癌粘膜との質的な違いを認識する必要がある．この考え方の根底には，「胃癌の三角」の理論がある[1,2]．
　本稿では，「胃癌の三角」と「胃癌の三角」を考慮した内視鏡検査について症例を提示して解説する．

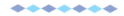

胃癌の三角

　「胃癌の三角」[1,2]は，1990年頃中村によって報告された理論である．原文では「胃癌の発生の場と組織型と肉眼型とは，F境界線の経時的変化と癌組織発生でもって強く結ばれていて，いわば"胃癌の三角"とも言うべきものを形成している」とある（図1）[1,2]．
　F境界線とは「腸上皮化生のない胃底腺粘膜面を限界づける線」のことである．F境界線内部領域，つまり腸上皮化生のない胃底腺粘膜に発生する癌は未分化型（胃型）で陥凹型が多く，F境界線外部領域，つまり萎縮した腸上皮化生粘膜に発生する癌は分化型（腸型）が多く，肉眼型は陥凹型，隆起型の両方が存在する．
　肉眼型が隆起型の場合は，ほとんど分化型である．一方，陥凹型では背景粘膜や，陥凹の辺縁，陥凹面の所見から組織型を検討する．陥凹型胃癌の肉眼的な特徴は，胃X線検査で陥凹境界が棘状で辺縁隆

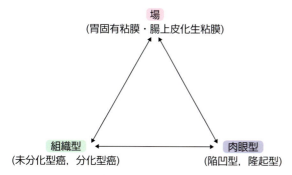

図1 胃癌の三角

出典「中村恭一．"胃癌の三角"：場と肉眼型と組織型．胃と腸 1991；26：16，医学書院」より許諾を得て転載

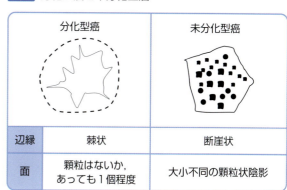

図2 分化型癌と未分化型癌

	分化型癌	未分化型癌
辺縁	棘状	断崖状
面	顆粒はないか，あっても1個程度	大小不同の顆粒状陰影

5

起を伴い，陥凹内の小隆起はない，またはあっても1個程度であれば分化型（腸型）が多く，境界部に断崖状の深い陥凹を伴い，陥凹面に大小不同のある顆粒状粘膜を多数認めた場合は未分化型（胃型）が多い（図2）[3,4]．

内視鏡検査であれ，胃X線検査であれ，同じ病巣を別の機器を使って観察しているにすぎないので，この考え方は内視鏡検査においても役立つ基本的な考え方である．

胃癌の三角を考慮した内視鏡検査

上部消化管内視鏡検査時の胃癌発見率は，トレーニングを積むことで早期胃癌の発見率が5倍になることを報告した[5]．留意点は，胃内の粘液をガスコン水でくまなく洗浄して除去すること，U領域やM領域後壁，M領域小彎といった死角[6]に注意すること，わずかな色調変化に気をつけることである．

1）なるべく正面から観察する

たとえば，内視鏡検査時に胃体部後壁など，見上げ画像で接線方向からの観察になりやすい部位はレフトアングルを使用し，胃内の空気量を調整することで，なるべく正面からの観察を行うように心がけている[7]．

図2a, bは35mm大のtub2＞sigの0-Ⅱcの画像である．図2aはアップアングルのみを使用しており，図2bはアップアングルにレフトアングルも使用している．図2bのほうが病変をより正面視できている．このように部位に応じて角度や空気量を調整することが重要である．

図2 角度調整による見え方の違い

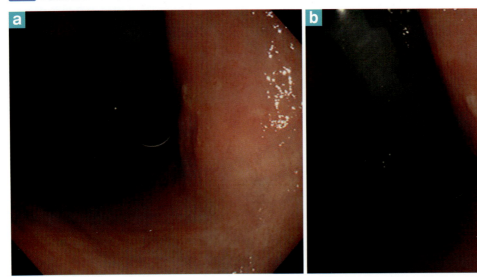

アップアングルのみの見上げ画像．

アップアングルにレフトアングルを加えた場合の見上げ画像．こちらのほうが病変をより正面視できている．

2）胃粘膜の萎縮の程度を確認する

内視鏡検査時，まず胃粘膜の萎縮の程度を確認する．

萎縮のほとんどない粘膜の場合（図3a），遭遇する胃癌の頻度は未分化型（胃型）が多く，未分化型癌（胃型）はほとんどがⅡcないしⅡbであり，褪色の色調変化のある領域やヒダの中断した領域がないかどうかを確認する．

第1章 胃内視鏡検査・診断の基本
1 検査と診断のコツ

　逆に背景粘膜が高度に萎縮していた場合（図3b），分化型癌（腸型）を念頭に検査を行う．分化型（腸型）の場合は，隆起型・陥凹型の両方が存在するため，萎縮粘膜の中で血管透見の不良になった領域を中心に，褪色や発赤の色調変化と凹凸変化の両方の有無を確認する．

図3 胃粘膜の萎縮の程度による見え方の違い

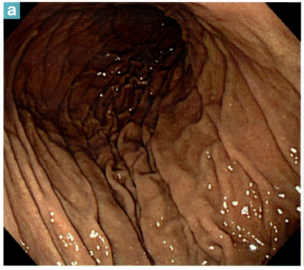
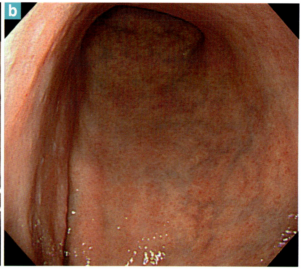

胃体部大彎の見下ろし像：豊富なヒダを認め，萎縮の少ない胃底腺粘膜である．未分化型（胃型）が多い．

胃体部大彎の見下ろし像：ヒダは消失し血管透見を認め，萎縮粘膜である．分化型（腸型）が多い．

　背景粘膜の萎縮の程度が中等度の場合は，萎縮粘膜領域では分化型（腸型）を，胃固有粘膜や萎縮腺境界付近では未分化型（胃型）を念頭に，褪色や発赤の色調変化，凹凸の両方を確認する．つまり，癌組織型別の肉眼形態と色調の特徴を理解しておくことが大切である．
　背景粘膜との質的な違いが認識できて，境界明瞭であれば上皮性腫瘍と診断できるし，白色光で境界

図4 未分化型Ⅱcの一例

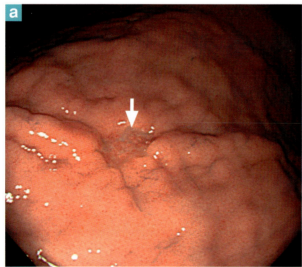
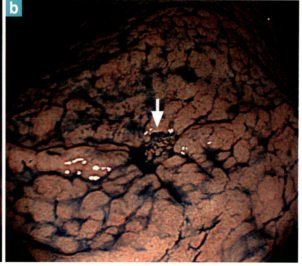

白色光観察：胃体中部前壁にヒダの中断を伴う陥凹性病変を認める（⇨）．

インジゴカルミン散布観察：ヒダの中断を伴う境界明瞭な陥凹性病変を認める（⇨）．

7

不明瞭であってもインジゴカルミン色素散布で凹凸の境界が明瞭であれば上皮性腫瘍と診断することができる．

　たとえばヒダの豊富な胃底腺粘膜領域に褪色病変を発見した場合（図4a, b），陥凹や色調の境界が明瞭で深い陥凹を認め，陥凹内部の表面形態が背景粘膜と異なっていれば未分化型Ⅱcと診断できる．逆にヒダが少なく，褪色調の粘膜で血管透見を認めていれば，背景粘膜は萎縮粘膜である．

> **Point　インジゴカルミン散布の特徴**
> - 白色光では色調を，インジゴカルミン散布では凹凸を観察する
> - インジゴカルミン散布観察では色調はわかりにくくなる
> - 白色光で色調を確認してからインジゴカルミン散布を行う

　このような背景粘膜に存在した発赤や褪色を発見した場合，色調変化で境界が明瞭かどうかを確認する．白色光で確認した色調の境界とインジゴカルミン散布で確認した凹凸の境界が一致し，境界明瞭であれば上皮性腫瘍と診断できる．陥凹周囲になだらかな辺縁隆起を伴った場合や，陥凹境界が棘状であれば分化型Ⅱcと診断できるし（図5a, b），丈の低い白色〜同色調の隆起であれば分化型Ⅱaと診断することができる（図6a, b）．

図5　分化型Ⅱcの一例

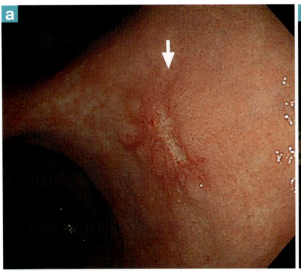
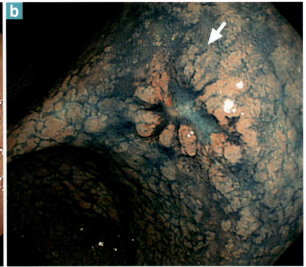

白色光観察：胃角前壁に萎縮粘膜を背景とした発赤調の陥凹性病変を認める（⇨）．

インジゴカルミン散布観察：辺縁隆起を伴い，棘状の辺縁を持つ発赤調の陥凹性病変を認める（⇨）．

第1章 胃内視鏡検査・診断の基本
1 検査と診断のコツ

図6 分化型Ⅱaの一例

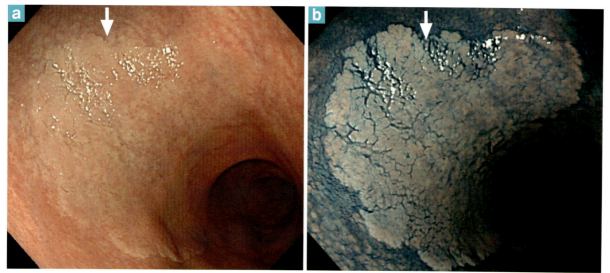

a 白色光観察：胃体中部から胃角にかけて，小彎を中心に前壁に広がる褪色調の隆起性病変を認める（⇨）．背景粘膜は萎縮粘膜である．

b インジゴカルミン散布観察：同部位に境界明瞭な隆起性病変を認める（⇨）．

症例提示

症例1（図7）

60歳代，女性．定期健診目的の内視鏡検査にて，胃角大彎前壁はハレーションで観察不十分であった（図7a）．空気を抜き気味にしてハレーションを極力少なくした同部位の画像では，境界明瞭な白色調の隆起性病変を認めた（図7b）．インジゴカルミン散布では，境界明瞭な隆起性病変を認めた（図7c, d）．背景粘膜は萎縮粘膜であり，O2であった．分化型Ⅱaと診断しESDで一括切除した．

病理診断はWell differentiated tubular adenocarcinoma, low grade, of the stomach, ESD: M. Gre. pType 0-Ⅱa, pT1a（M），10×5mm，（tub1），small intestinal type, pUL0, ly0, v0, pHM0, VM0．であった．病理組織所見では，萎縮粘膜の表層主体に一部で粘膜全層にかけて中小腺管状の管状腺腫に類似する異型度の低い高分化管状腺癌を認めた（図7e）．背景粘膜は完全型腸上皮化生のある萎縮粘膜であった（図7f）．腸上皮化生粘膜領域に発生した分化型Ⅱaと考えられた．

> **Point** 白色光とインジゴカルミン散布の撮影
> ● 白色光とのインジゴカルミン散布画像で，角度・空気量を変えないで撮影する
> ● 白色光の色調の境界とインジゴカルミン散布の凹凸の境界が一致するかを確認する

図7 症例1（60歳代，女性：分化型Ⅱa）

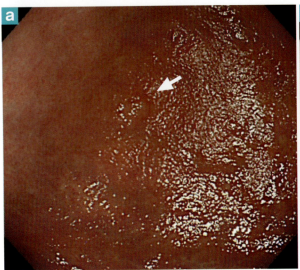
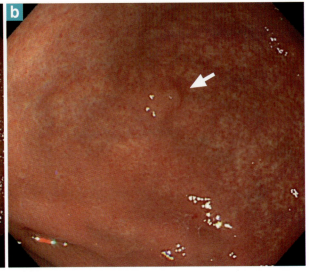

白色光観察：胃角大彎の見下ろし画像である．ハレーションのため観察不良である（⇨）．

白色光観察：空気を少なめにしてハレーションを少なくした同部位の画像である．萎縮粘膜を背景とした白色調の隆起性病変を認める（⇨）．

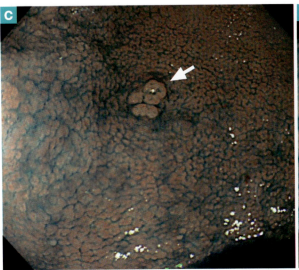
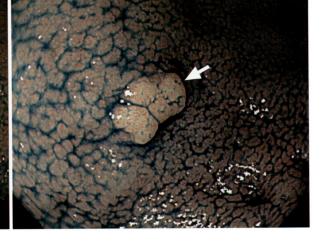

インジゴカルミン散布観察：同部位に境界明瞭な白色調の隆起性病変を認める（⇨）．

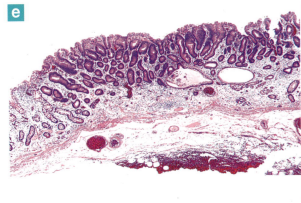
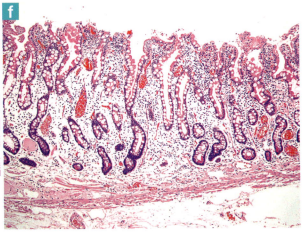

萎縮粘膜の表層主体に，一部で粘膜全層にかけて中小腺管状の管状腺腫に類似する異型度の低い高分化管状腺癌を認めた．

背景粘膜は完全型腸上皮化生のある萎縮粘膜であった．

第1章 胃内視鏡検査・診断の基本
1 検査と診断のコツ

症例 2 (図8)

70歳代，男性．胃X線検診異常で来院した．内視鏡検査では胃角前壁に萎縮粘膜を背景とした25mm大の発赤調の陥凹性病変を認めた（図8a）．インジゴカルミン散布では発赤陥凹の周囲に辺縁隆起を伴い境界明瞭であった（図8b）．背景粘膜は萎縮粘膜であり，O2であった．分化型Ⅱcと診断しESDで一括切除した．

病理診断はWell differentiated tubular adenocarcinoma of the stomach, ESD :M. Ant. pType 0-Ⅱc, pT1b2（SM2, 530μm）, 32×20mm, tub1≫tub2, small intestinal type, medullary, INFa, ly0, v0, pHM0, VM0, pUL0. であった．病理組織所見では中小腺管状の部分的に異型度の高い癌であった（図8c）．背景粘膜は腸上皮化生のある萎縮粘膜（図8d）であった．完全型腸上皮化生粘膜領域に発生した分化型Ⅱcと考えられた．

図8 症例2（70歳代，男性：分化型Ⅱc）

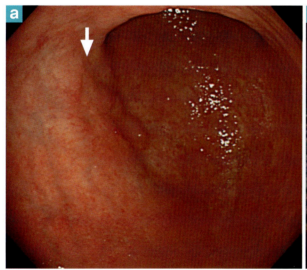

a 白色光観察：胃角前壁に萎縮粘膜を背景とした発赤調の陥凹性病変を認めるが，その境界は不明瞭であった（⇨）．

b インジゴカルミン散布観察：境界明瞭な発赤調の陥凹性病変を認め，辺縁は棘状を呈し，辺縁隆起を伴っていた（⇨）．

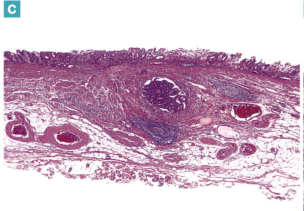

c 中小腺管状の部分的に，異型度の高い高分化管状腺癌の粘膜下層浸潤を認めた．

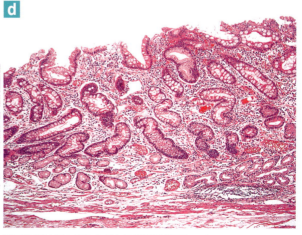

d 背景粘膜は腸上皮化生のある萎縮粘膜であった．

症例3 （図9）

70歳代，女性．定期健診目的の内視鏡検査にて来院した．見上げ画像で，穹窿部大彎後壁にヒダ中断を伴う白色調の陥凹性病変を認めるが，全体像をつかめず観察不十分であった（図9a, b）．見下ろし画像で観察した白色光とインジゴカルミン散布の画像では，穹窿部大彎後壁にヒダの中断を伴う白色調の陥凹性病変を認め，インジゴカルミン散布にて陥凹境界は明瞭であった（図9c, d）．背景粘膜の萎縮の程度はC3であった．病変周囲はヒダも豊富であり，萎縮の少ない胃底腺粘膜と考えられた．未分化型Ⅱcと診断し，局所切除術が施行された．

病理診断はSignet-ring cell carcinoma of the stomach, partial gastrectomy: U, Gre-Post, pType 0-Ⅱc, pT1a（M），17×12mm, sig＞por, gastric type, ly0, v0, HM0, VM0, ＋deep erosion. であった．病理組織所見では，粘膜表層に大きさの不均一な印環細胞癌が主として浸潤していた（図9e）．背景粘膜は表層胃炎のある萎縮性の胃底腺粘膜であった（図9f）．胃底腺粘膜領域に発生した未分化型Ⅱcと考えられた．

図9 症例3（70歳代，女性：未分化型Ⅱc）

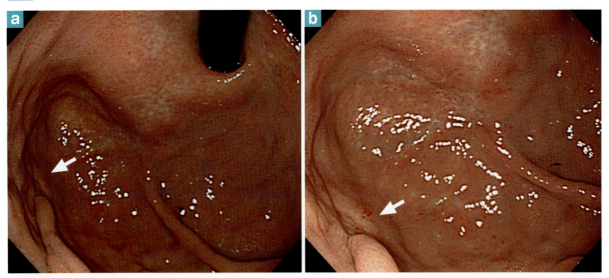

白色光観察：穹窿部後壁の見上げの画像．ヒダ中断を伴う白色調の陥凹性病変を認めるが，接線方向からの観察であり，全体像がつかめない（⇨）．

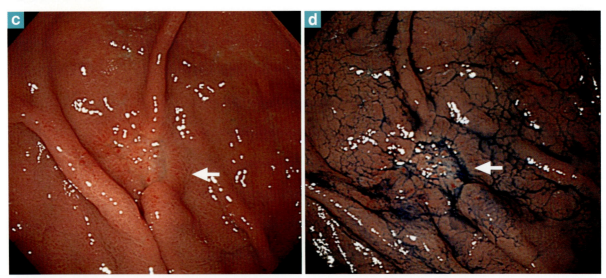

白色光観察：穹窿部大彎にヒダ中断を伴う白色調の陥凹性病変を認める（⇨）．角度を変えることで全体像を視認することができる．

インジゴカルミン散布観察：同部位にヒダ中断を伴う境界明瞭な陥凹性病変を認める（⇨）．

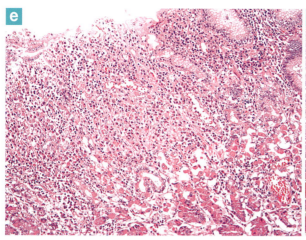
粘膜表層に大きさの不均一な印環細胞癌が主として浸潤していた.

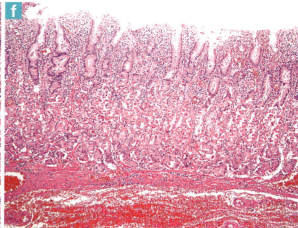
表層胃炎のある萎縮性の胃底腺粘膜であった.

症例4（図10）

　60歳代，女性．定期健診目的の内視鏡検査で胃体上部前壁に白色調の病変を認めた．全体的に軽度の隆起を呈しており，内部にやや太めの血管を伴っていたが，その境界は不明瞭であった（図10a, b）．インジゴカルミン散布では病変の存在自体が不明瞭化した．背景粘膜の萎縮の程度はC3であった．病変周囲はヒダの豊富な萎縮の少ない胃底腺粘膜と考えられた．生検にて胃底腺型腺癌と診断された．

　ESDで切除し，病理診断はAdenocarcinoma of fundic gland type of the stomach, ESD: U. Ant. pType 0-Ⅱa+Ⅱc, pT1b1 (SM1, 350μm), 8×5mm, medullary type, INFa, pUL0, ly0, v0, pHM0, pVM0. であった．背景粘膜は胃底腺粘膜で軽度の慢性炎症細胞浸潤を認めており，腸上皮化生は認めなかった（図10c）．胃底腺粘膜領域に発生した胃底腺型腺癌と考えられた．

図10 症例4（60歳代，女性：胃底腺型腺癌）

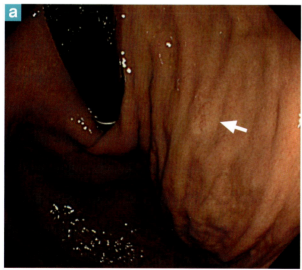
白色光観察：胃体上部前壁に白色調の病変を認めるが，その境界は不明瞭であった（⇨）．

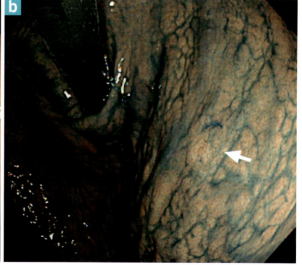
インジゴカルミン散布観察：白色調の隆起を呈した病変として認識できるが，インジゴカルミン散布では病変の存在自体が不明瞭化した（⇨）．

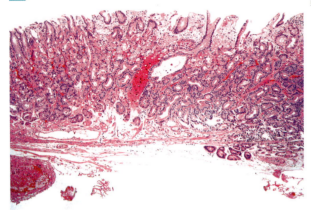

 胃底腺型腺癌の粘膜下層浸潤を認めた．背景粘膜は胃底腺粘膜で軽度の慢性炎症細胞浸潤を認めており，腸上皮化生は認めなかった．

　症例1～3のように「胃癌の三角」の理論に合致する例も存在する一方で，症例4の胃底腺型胃癌や，胃腸混合型癌，組織混在型癌のような理論に合いにくい例も存在する．この背景には，中村[1,2]の「胃癌の三角」における分化型・未分化型と，「胃癌取扱い規約」で用いられる分化型・未分化型とは分類の観点が異なっている点を理解する必要がある．

　中村[1,2]の「胃癌の三角」における分化型・未分化型とは，胃癌組織発生の観点から見た分類である．一方，「胃癌取扱い規約」における分化型・未分化型とは組織学的に見て量的に優位な組織型から順に記載することになっている[8]．

　中村[1,2]の「胃癌の三角」における分化型・未分化型では，症例1，2は分化型（腸型），症例3，4は未分化型（胃型）に分類されるが，「胃癌取扱い規約」では症例1，2，4は分化型，症例3は未分化型に分類される．

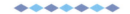

　今後，ピロリ未感染者の割合が増えてくる現状を踏まえると，ピロリ陰性胃癌や症例4のような胃底腺型胃癌は増加することが予想される．しかしながら，このような病変も「胃癌の三角」の一つである「胃癌発生の場」という点から考えると，胃底腺粘膜から腺管形成のほとんどない未分化型癌が発生する割合が多い一方で，胃底腺類似の胃底腺型胃癌が発生しても矛盾はないと考えられる．

　いまだにピロリ陽性胃癌や除菌後胃癌の割合が多い現状や，胃癌の拾い上げや胃癌の側方伸展範囲診断に背景粘膜の診断は必要不可欠であるという点においても，「胃癌の三角」は画像診断を考えるうえでの基本的な考え方である．

参考文献

1) 中村恭一．"胃癌の三角"：場と肉眼型と組織型．胃と腸　1991；26：15-25．
2) 中村恭一．胃癌の構造第3版：医学書院；2005．
3) 馬場保昌，杉山憲義，丸山雅一ほか．陥凹性早期胃癌のX線所見と組織所見の比較．胃と腸　1975；10：37-49．
4) 馬場保昌，吉田諭史．発見例100例にみる胃癌X線診断の究極：ベクトル・コア；2016．
5) Yamazato T, Oyama T, Yoshida T, et al. Two Years' intensive training in endoscopic diagnosis facilitates detection of early gastric cancer. Intern Med 2012; 51(12): 1461-5.
6) Hosokawa O, Tsuda S, Kidani E, et al. Diagnosis of gastric cancer up to three years after negative upper gastrointestinal endoscopy. Endoscopy 1998; 30(8): 669-74.
7) 小山恒男．胃癌に対する内視鏡スクリーニング─私はこうしている．胃と腸　2008；43：1211-5．
8) 日本胃癌学会．胃癌取扱い規約第15版：金原出版；2017．

第1章 胃内視鏡検査・診断の基本
1 検査と診断のコツ

3 臨床における「胃炎の京都分類」の意義と使い方

鎌田智有，春間　賢

> **Key Point**
> - ピロリ未感染者の特徴的な内視鏡所見は，RAC，胃底腺ポリープ，ヘマチン付着などである
> - ピロリ現感染者の特徴的な内視鏡所見は，びまん性発赤に伴う萎縮，腸上皮化生，鳥肌，皺襞腫大などである
> - ピロリ既感染者（除菌治療後や自然除菌）の特徴的な内視鏡所見は，びまん性発赤の消退やこれに伴う地図状発赤の出現などである

　胃癌とピロリ感染との関連は明白であり，内視鏡所見からピロリ感染の有無を診断することは胃癌リスクを評価するうえで重要である．

　ピロリ未感染者の特徴的な内視鏡所見としてRAC（regular arrangement of collecting venules），胃底腺ポリープなど，現感染者の所見として，びまん性発赤に伴う萎縮，腸上皮化生，鳥肌，皺襞腫大など，既感染者の所見として，びまん性発赤の消退に伴う地図状発赤の出現などが特徴である．

　ピロリ感染動態とその内視鏡所見が示されている「胃炎の京都分類」を内視鏡診療に活用することにより，内視鏡所見によるピロリ感染動態がおおよそ可能となり，胃がん検診およびピロリ除菌後のサーベイランスにも有用と考えられる．

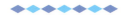

ピロリ感染胃炎と胃癌リスクとの関連

　胃癌とピロリ感染との関連については疫学研究，発癌モデルおよび除菌介入試験などの多くの研究により周知の事実となっている．

　いったんピロリ菌が胃粘膜に感染すると，好中球浸潤を伴う慢性の活動性胃炎が起こり，長期経過にて萎縮性胃炎，腸上皮化生へと誘導される．この組織学的胃炎を基盤に環境因子や宿主の遺伝的要因なども加わり，胃癌，消化性潰瘍などの上部消化管疾患や特発性血小板減少性紫斑病などの消化管以外の疾患が発生する．

　このようなピロリ感染による形態学的変化とともに，機能面での胃酸分泌の低下などが好発癌状態と考えられている．

> **Point　ピロリ感染胃炎の所見から胃癌リスクを診断する**
> - 高度の萎縮性胃炎，腸上皮化生，胃体部優勢胃炎は，分化型胃癌の発生リスクである
> - 皺襞肥大型胃炎および鳥肌胃炎は，未分化型胃癌の発生リスクである

1）萎縮性胃炎・腸上皮化生

　分化型胃癌の発生には胃粘膜萎縮や胃酸分泌の低下が関与しており，Uemura ら[1]は1,246例のピロリ感染者および280例の未感染者を前向きに内視鏡観察した結果，感染者から36例の胃癌が発生し，高度の萎縮，胃体部優勢胃炎，腸上皮化生が有意なリスクであったと報告した．

　内視鏡的胃粘膜萎縮と胃癌リスクとの関連（相対危険度）は「萎縮なし〜軽度」を 1 とした場合，「中等度萎縮」では1.7（95% CI：0.8〜3.7），「高度萎縮」では4.9（2.8〜19.2）と萎縮の進展とともに高くなり，腸上皮化生についても「あり」では相対危険度6.4（2.6〜16.1）であったことを報告している．

　また，Masuyama ら[2]は27,777例の内視鏡的胃粘膜萎縮の程度と胃癌発見率について後向きに検討した結果，C1 では胃癌発生率 0 %（0/4,506），O1 1.32%（75/5,684）および O3 では5.33%（160/3,004）であり，Uemura らの研究[1]と同様に萎縮の進展とともにその発見頻度は有意に高くなったと報告している．

　Sugimoto ら[3]はピロリ胃炎932例，早期胃癌189例および除菌後胃癌79例を対象に「胃炎の京都分類」[4]による内視鏡スコアを比較検討した結果，早期胃癌における萎縮および腸上皮化生のスコアはピロリ胃炎より有意に高値を示し，多変量解析にて腸上皮化生（OR＝4.453，95% CI：3.332〜5.950，P＜0.001）と男性のみが有意なリスクであったと報告している．

2）皺襞腫大型胃炎

　Watanabe ら[5]は前向きコホート研究において，内視鏡検査における皺襞腫大型胃炎からの胃癌発生率を検討した結果，対照（皺襞腫大なし）の胃癌発生率（43人/人口10万・年）に比して皺襞腫大型胃炎からの発生率（1,749人/人口10万・年）が有意に高率であったと報告している．

　また，胃X線検査の成績ではあるが Nishibayashi ら[6]は胃体部の皺襞幅が 7 mm 以上のものは 4 mm 以下と比較し，胃癌のリスクが35.5倍高く，胃体部のびまん型胃癌のリスクであることを指摘し，Yamamichi ら[7]も同様に皺襞腫大型胃炎1,253例を 3 年間前向き観察した結果，5 例の胃癌が発生し，皺襞腫大型胃炎は胃癌リスクを予測する因子であることを報告している．

　発癌機序については明確ではないが，ピロリ感染に起因する炎症性サイトカイン（IL-1β など）の産生亢進やこれによる胃酸分泌の抑制，増殖因子の産生亢進，高ガストリン血症などが発癌に関与すると考えられている．

3）鳥肌胃炎

　鳥肌胃炎は内視鏡検査であたかも皮膚にみられる鳥肌のように前庭部から胃角部にかけて結節が密集し，隆起の中心に陥凹した白色斑点が認められるのが特徴である．この白色斑点は病理組織学的には粘膜表層のリンパ濾胞を示している．

　通常は小児〜若年成人のピロリ感染者に多く認められるが，特に鳥肌胃炎は胃体部の未分化型胃癌のハイリスク[8]として注目されている．鳥肌胃炎に未分化型胃癌を合併する機序は明確ではないが，鳥肌胃炎は前庭部のみならず胃体部にも強い炎症（汎胃炎）を認めるため，これが発癌のポテンシャルを上げている可能性がある．

　鳥肌胃炎を診断した際には，胃体部に発生する未分化型胃癌のリスクとして十分に理解しておく必要があり，早期に除菌すべき胃炎であると考えられる．

「胃炎の京都分類」におけるピロリ感染動態と胃癌

「胃炎の京都分類」ではピロリ感染を未感染，現感染，除菌後を含む既感染の3つの感染状態に分類し，その特徴的な内視鏡所見をアトラスも含め記載し，胃癌リスクである萎縮，腸上皮化生，皺襞腫大，鳥肌および現感染の典型であるびまん性発赤を用いた「胃癌リスクスコア」も提唱している[9]．

1）ピロリ未感染粘膜

ピロリに感染していない組織学的胃炎のない胃粘膜である．集合細静脈が規則正しく配列する微小な発赤点，RACが胃体部小彎を中心に観察される（**図1**）．胃粘膜は平滑で光沢・艶があり，粘液は漿液性，胃体部大彎の皺襞は細く真直ぐに走行している．胃底腺ポリープ，ヘマチン付着，稜線状発赤などの所見も未感染胃の補助診断として参考となる．

本邦におけるピロリ未感染胃癌の頻度は胃癌全体の1％未満で非常に稀であるが，ピロリ感染率は現在減少傾向にあるため，今後その頻度は相対的に増加する可能性が考えられる．

Matsuoら[10]はピロリ抗体陰性，組織学的に炎症やピロリを認めない，内視鏡的胃粘膜萎縮を認めない，尿素呼気試験または迅速ウレアーゼ試験が陰性を満たす症例をピロリ未感染と定義し，胃癌3,161例のうち21例（0.66％）がピロリ未感染胃癌であったと報告した．

Ono[11]はピロリ抗体を測定した早期胃癌240例のうち，除菌既往がなくピロリ抗体が陰性であった34例のうち，内視鏡的胃粘膜萎縮を認めなかった症例は1例のみであったとし，未感染胃癌の頻度は0.4％（1/240）であったと報告した．

ピロリ未感染胃に発生する胃癌として，胃角〜胃体中部に発生する未分化型癌（ⅡbあるいはⅡc型の印環細胞癌）および褪色調の扁平隆起（腫瘍の表面に血管拡張や黒点を伴うこともある）を主体として胃上部〜穹窿部に認められる胃底腺型胃癌がその代表である．その他，自己免疫性胃炎に伴うもの，遺伝性，胃底腺ポリープ関連（家族性大腸腺腫症，プロトンポンプ阻害薬投与例）胃癌などが挙げられる．

その内視鏡的特徴などの詳細は他稿に譲るが，今後は未感染胃癌の内視鏡的特徴やその好発部位をしっかりと理解して内視鏡診療にあたることが重要である．

図1 RAC

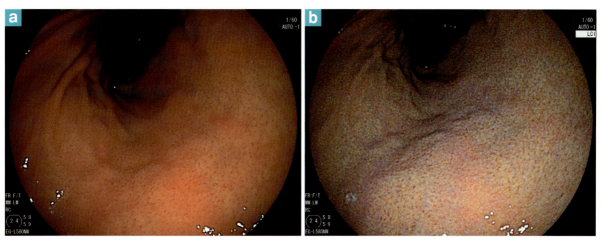

a：白色光観察，b：LCI観察
胃体部小彎に集合細静脈が規則正しく配列する微小な発赤点を認める．

2) ピロリ現感染粘膜

胃粘膜には単核細胞とともに好中球浸潤が認められ，慢性変化に伴う固有胃腺の萎縮や腸上皮化生も認める慢性活動性胃炎の状態である．

内視鏡所見では活動性胃炎としてのびまん性発赤，粘膜腫脹や白濁粘液を基盤として，これらに慢性変化である萎縮，腸上皮化生，皺襞異常，鳥肌粘膜，黄色腫などが観察される．特にびまん性発赤は除菌治療によりすみやかに消退するため，未感染や既感染にはない現感染特有の所見である（図2）．

また，前述したように萎縮（図3），腸上皮化生，皺襞腫大，鳥肌（図4）は胃癌のリスクとして臨床上重要である．

当施設で診断したピロリ陽性早期胃癌174例の臨床的特徴について検討した．年齢は42歳〜84歳，平均年齢は67.8歳，男性130例，女性44例（男女比3：1）であった．占拠部位ではL領域80例，M領域88例，U領域6例であり，多くはL〜M領域に病変を認めた．

図2 びまん性発赤

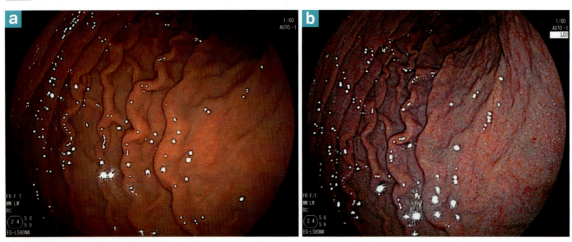

a：白色光観察，b：LCI観察
胃体部大彎を中心に均一な発赤を認め，皺襞の蛇行を伴っている．

図3 萎縮

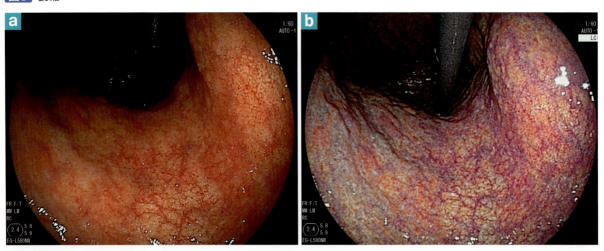

a：白色光観察，b：LCI観察
胃体部小彎を中心に血管透見像を認める．

図4 鳥肌胃炎

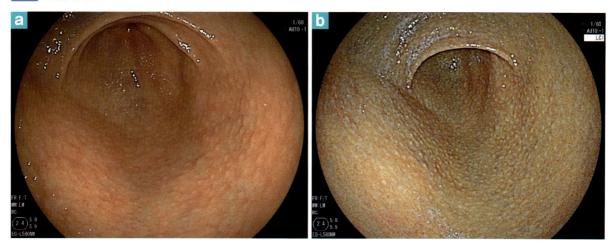

a：白色光観察，b：LCI観察
前庭部を中心に小結節性変化を認める．

　肉眼型ではⅡcが116例と最も多く，次いでⅡa 34例，Ⅱa＋Ⅱc 11例，Ⅰ型8例，Ⅱb 5例であった．組織型では分化型癌が136例と最も多く，未分化型は38例であった．

　以上の結果から，ピロリ現感染粘膜から発生する胃癌の特徴は，男性に多く，非噴門部に発生するⅡc型分化型癌であった．

3）ピロリ既感染粘膜

　除菌成功後，あるいは高度の胃粘膜萎縮や腸上皮化生によるピロリ菌の自然消失に伴う慢性非活動性胃炎である．萎縮を認めるが，びまん性発赤は消失し，胃体部大彎の皺襞の太さや走行がほぼ正常となる．
　除菌による炎症の消退により地図状発赤が新たに顕在化することがあり[12,13]，組織学的には腸上皮化生の所見を示すことが知られている．地図状発赤は除菌後に必ずしも出現するものではないが，この所見を認めた場合は除菌後を含めた既感染粘膜と考えられる．
　このように地図状発赤は病理組織学的に腸上皮化生を示すことから，除菌後の胃癌発生の予測因子になり得ることが報告[14]されている．早期胃癌122例を除菌前後で観察したMoribataらの報告では[14] 32％の症例で除菌後に地図状発赤が認められ，地図状発赤を有する症例は有さない症例に比較して，有意に異時性発癌が多かったと報告している（64％ vs. 25％）．
　我々は除菌後早期胃癌25例（男性20例，平均年齢66.4歳）と除菌後非胃癌50例（男性30例，平均年齢65.1歳）における地図状発赤スコアとその頻度について比較検討した．なお，地図状発赤を0（なし），1（前庭部のみに局在する），2（前庭部および胃体部に局在する）にスコア化した．その結果，地図状発赤スコアは除菌後胃癌1.24±0.16，対照0.64±0.11であり，除菌後胃癌において有意に高値であった．さらに，地図状発赤の出現頻度は除菌後胃癌で有意に高率（76％ vs 44％，$p<0.05$）であり，除菌後胃癌発生における地図状発赤のオッズ比は4.03（95％ CI：1.37-11.8）であった．
　我々はこれまでに除菌成功後に発見された胃癌100例を多施設で集計し，その臨床病理学的特徴を検討した結果，L～M領域に発生する陥凹型の分化型早期胃癌であり，腫瘍径20mm大以下の比較的小さな病変が発見されたことを報告した[15]．胃体部に高度萎縮を認める胃潰瘍，早期胃癌・胃腺腫の内視鏡

切除後症例では特に除菌後においても胃癌発生のリスクが高かった.

以上のように，除菌後胃癌のリスクは高度の萎縮および腸上皮化生に加えて，除菌後に顕在化する地図状発赤であった．除菌後に地図状発赤を認める症例では，発赤部のみならず背景胃粘膜も含めた詳細なサーベイランスを行う必要がある.

「胃炎の京都分類」の運用上の意義，有用性と今後の課題

1）胃癌リスクの判定

診療や検診の場において内視鏡検査を行う際に，個々の胃癌リスクを判定できることに，この「胃炎の京都分類」の重要な意義がある．すなわち，内視鏡所見から第一に未感染粘膜か，あるいはピロリ関連粘膜（現感染と既感染）かを鑑別することが重要となる．その理由は，この両者では大きく胃癌リスクが異なるからである．内視鏡診療の現場において「胃炎の京都分類」を内視鏡センターに常備し，アトラスを参照する，あるいは熟知しておくことが必要である.

2）ピロリ現感染と既感染を区別する意義

次に，現感染と既感染を区別する意義は，「現感染」であれば胃癌リスクが現在あるいは将来にわたり持続することから，ピロリ菌の感染診断をすみやかに行い，除菌治療へと誘導する必要がある．一方，除菌後を含めた「既感染」であれば，胃癌リスクはある一定程度低下しているが，除菌後にも胃癌が発見されることは稀ではなく，今後の定期的なサーベイランスを指導する必要がある.

症例によっては現感染と既感染との区別はやや難易であるが，典型的なアトラスを参照することのほか，多くの症例を経験することが鑑別診断の重要な鍵となる.

日本ヘリコバクター学会から『*H. pylori* 感染の診断と治療のガイドライン 2016 改訂版』[16] が公表された．このなかで，「胃炎の京都分類」の有用性を示すポイントが2つある.

3）ピロリ陰性高値における取り扱い

ポイントの一つは血清抗体（Eプレート）の判定における「陰性高値」における取り扱いである．ガイドラインでは，血清抗体は主に E プレートで EIA 法により抗体価が測定されるが，陰性と判断されても抗体価が 3 U/mL 以上 10 U/mL 未満のカットオフに近いいわゆる「陰性高値」例では20％弱の感染者が存在することが明らかになってきた[17]．このような陰性高値者では一度内視鏡検査を施行し，「胃炎の京都分類」を運用することで，感染動態を確認できると考えられる.

4）ピロリ感染診断の補助

もう一つに感染診断の補助として，「胃炎の京都分類」の有用性が示されている．ガイドラインでは，ピロリ感染者，未感染者，除菌後において，それぞれ観察されやすい所見が「胃炎の京都分類」に提示されているため，単独で除菌判定に用いることはできないが，除菌前後の画像の変化は除菌判定の補助として有用であると記述されている．また，内視鏡所見は感染診断が陰性であった場合に未感染と既感染を鑑別する際にも有用である.

第1章 胃内視鏡検査・診断の基本

1 検査と診断のコツ

5) 今後の課題

「胃炎の京都分類」の今後の課題としては，最近増加傾向にあるA型胃炎，残胃炎，クローン病の胃病変，collagenous gastritis などが現在含まれていないこと，内視鏡所見項目が多岐にわたること，そして欧米など海外に広く受け入れられるかといった点が挙げられる．

Point 「胃炎の京都分類」運用上の意義と有用性

● 内視鏡所見からピロリ未感染粘膜か，あるいはピロリ関連粘膜（現感染または既感染）かを鑑別する「胃炎分類」として活用できる

● 血清抗体「陰性高値」例では内視鏡検査を施行し，「胃炎の京都分類」を運用することで，ピロリ感染動態（未感染，現感染または既感染）を確認することができる

● 「胃炎の京都分類」の内視鏡所見を参考にすることで，除菌前後の内視鏡所見の変化は除菌判定の補助診断として有用である

参考文献

1) Uemura N, Okamoto S, Yamamoto S, et al. *Helicobacter pylori* infection and the development of gastric cancer. N Engl J Med 2001; 345(11): 784–9.

2) Masuyama Y, Yoshitake N, Sasai T, et al. Relationship between the degree of endoscopic atrophy of the gastric mucosa and carcinogenic risk. Digestion 2015; 91(1): 30–36.

3) Sugimoto M, Ban H, Ichikawa H, et al. Efficacy of the Kyoto Classification of Gastritis in Identifying Patients at High Risk for Gastric Cancer. Intern Med 2017; 56(6): 579–86.

4) 春間　賢，加藤元嗣，井上和彦，村上和成，鎌田智有．胃炎の京都分類：日本メディカルセンター；2014．

5) Watanabe M, Kato J, Inoue I, et al. Development of gastric cancer in nonatrophic stomach with highly active inflammation identified by serum levels of pepsinogen and *Helicobacter pylori* antibody together with endoscopic rugal hyperplastic gastritis. Int J Cancer 2012; 131(11): 2632–42.

6) Nishibayashi H, Kanayama S, Kiyohara T, et al. *Helicobacter pylori*-induced enlarged-fold gastritis is associated with increased mutagenicity of gastric juice, increased oxidative DNA damage, and an increased risk of gastric carcinoma. J Gastroenterol Hepatol 2003; 18(12): 1384–91.

7) Yamamichi N, Hirano C, Ichinose M, et al. Atrophic gastritis and enlarged gastric folds diagnosed by double-contrast upper gastrointestinal barium X-ray radiography are useful to predict future gastric cancer development based on the 3 -year prospective observation. Gastric Cancer 2016; 19(3): 1016–22.

8) Kamada T, Tanaka A, Yamanaka Y, et al. Nodular gastritis with *Helicobacter pylori* infection is strongly associated with diffuse-type gastric cancer in young patients. Dig Endosc 2007; 19(4): 180–4.

9) 加藤元嗣．第 3 章 胃癌リスクを考慮した内視鏡所見スコアー 1 解説．In：春間　賢．胃炎の京都分類：日本メディカルセンター；2014．p99–103．

10) Matsuo T, Ito M, Takata S, et al. Low prevalence of *Helicobacter pylori*-negative gastric cancer among Japanese. Helicobacter 2011; 16(6): 415–9.

11) Ono S, Kato M, Suzuki M, et al. Frequency of *Helicobacter pylori*-negative gastric cancer and gastric mucosal atrophy in a Japanese endoscopic submucosal dissection series including histological, endoscopic and serological atrophy. Digestion 2012; 86(1): 59–65.

12) Nagata N, Shimbo T, Akiyama J, et al. Predictability of Gastric Intestinal Metaplasia by Mottled Patchy Erythema Seen on Endoscopy. Gastroenterology Res 2011; 4(5): 203–9.

13) Watanabe K, Nagata N, Nakashima R, et al. Predictive findings for *Helicobacter pylori*-uninfected, -infected and -eradicated gastric mucosa: validation study. World J Gastroenterol 2013; 19(27): 4374–9.

14) Moribata K, Kato J, Iguchi M, et al. Endoscopic features associated with development of metachronous gastric cancer in patients who underwent endoscopic resection followed by *Helicobacter pylori* eradication. Dig Endosc 2016; 28: 434–42.

15) 鎌田智有，間部克裕，深瀬和利ほか．*H. pylori* 除菌後に発見された胃癌症例の臨床病理学的特徴−多施設集計100症例の検討から．胃と腸 2008；43：1810–19．

16) 日本ヘリコバクター学会ガイドライン作成委員会．*H.pylori* 感染の診断と治療のガイドライン2016改訂版：先端医学社；2016．

17) 日本ヘリコバクター学会：「血清抗 *H.pylori* IgG 抗体検査」の陽性・陰性判定に関する日本ヘリコバクター学会からの注意喚起．[http://www.jshr.jp/pdf/info/topics/20150630_igg.pdf].

4 胃癌リスク層別化を考慮した観察のコツ

▶関連知識：ピロリ感染と胃発癌（P.55）参照

井上和彦

Key Point

● 血液検査（ABC分類）で胃癌リスク層別化が可能である
● 上部消化管内視鏡検査では，ピロリ感染状態（未感染・現感染・既感染）など，胃癌リスクの評価も行うべきである
● ピロリ感染状態など背景胃粘膜の状態により，発生し得る胃癌の特徴がある

胃癌リスク層別化検査（ABC分類）の基本と有用性

1）基本

　上部消化器内視鏡検査（内視鏡）を行った場合，胃癌など局在病変の診断はもちろん最も重要である．それだけに留まらず，胃粘膜萎縮やRAC（regular arrangement of collecting venules）・びまん性発赤・地図状発赤の有無でピロリ感染状態を把握すべきである．さらに，胃粘膜萎縮の程度や腸上皮化生・鳥肌胃炎・皺襞腫大型胃炎の有無などにより，胃癌リスクを評価することもルーチンとすべきであろう．「胃炎の京都分類」[1] などを参考に，内視鏡所見による胃癌リスク評価をできるだけ均てん化すべきであるが，現実的には内視鏡医間で乖離が生じることも否定できない．

　1995年に松江赤十字病院人間ドックで実践を開始した，ピロリ抗体とペプシノゲン法（PG法）の組み合わせであるABC（D）分類[2~5] は，現在胃癌リスク層別化検査として，広く用いられるようになっている．ピロリ抗体（−）PG法（−）をA群，ピロリ抗体（＋）PG法（−）をB群，PG法（＋）をC群とする．理論的には，A群はピロリ未感染のグループ，B群はピロリ感染に伴う炎症はあるが萎縮は軽度のグループ，C群はピロリ感染に伴い萎縮の進展したグループと考えられる．なお，PG法（＋）については，ピロリ抗体（＋）PG法（＋）をC群，ピロリ抗体（−）PG法（＋）をD群と分ける場合もあるが，D群は非常に少数であり，萎縮の高度進展に伴いピロリ菌が検出できなくなった状態や自己免疫性胃炎（A型胃炎）などが含まれる．

2）有用性

　ABC分類の有用性としては，まず，胃癌高リスク群（C群，（D群））のみならず，胃癌低リスク群（A群）を把握することができることである．実際に，ABC分類と内視鏡を同じ日に行った人間ドック受診者を対象とした検討で，各群における胃癌発見率はC群＞B群＞＞A群であり，各群間で有意差を認めた[2~5]．また，Terasawaら[6] は胃癌罹患リスクに関するメタアナリシスを行い，ABCD4群分類では明らかな有意差を示すことはできなかったが，ABC3群分類では各群間に有意差がみられたと報告している．

第1章 胃内視鏡検査・診断の基本

① 検査と診断のコツ

この ABC 分類は簡便な血液検査であり，非侵襲的に一度に多数の対象者の検査ができ，誰が判定しても同じ結果が得られる客観性があることも大きな利点である．内視鏡によるスクリーニングと併用することにより，有用性が高まると思われる．

胃癌リスク層別化検査（ABC 分類）運用における注意点

1）ピロリ除菌既往者は E 群（eradication 群）

ABC 分類運用において最も注意すべきことは，胃癌リスクが極めて低いピロリ未感染者を想定する A 群の中に，既感染者や現感染者が混入することがあり得ることであり，極力避けなければならない．

未感染者以外の A 群への混入の最大要因は除菌治療の普及である．除菌に成功すると，組織学的胃炎の改善に伴い，PG I・PG II はともに低下し，PG II の低下率のほうが大きいため，PG I / II 比は上昇し，萎縮の進展した症例でも 3.0 以上となり，PG 法判定（PG I ≦70ng/mL，かつ，PG I / II 比≦3.0 を陽性）[7] を行うと陰性化してしまう．除菌の成否の判定に PG 値の変化を見ることは有用であるが，除菌後に PG 法判定は行うべきではない．

また，ピロリ抗体価も除菌成功後には徐々に低下し，陰性化することが多い．すなわち，除菌治療後に仮に ABC 分類を行うと 'A 群' と判定されてしまう症例が多く存在する．除菌治療により胃癌リスクは低下するものの未感染者と同レベルになるわけではない．除菌既往に関して丁寧な問診を行い，除菌後例は E 群（eradication 群）として内視鏡を中心としたサーベイランス（定期的画像検査）を行うべきである．

ただし，人の記憶は曖昧なもので除菌既往についてはっきりしないこともあり得る．さらに，偶然除菌や自然消失も存在し得る．したがって，ピロリ抗体価や PG 値から未感染者以外を抽出することも望まれる．

2）ピロリ抗体の注意点

今まで最も多く用いられてきたピロリ抗体は E プレート '栄研' H. ピロリ抗体 II であるが，以前より陰性高値の問題が指摘されていた．そして，「ABC 分類運用ワーキンググループ（現：胃がんリスク層別化検査運用研究会）」において検討したところ，3 U/mL 以上10U/mL 未満（陰性高値）では既感染者が最も多い結果であり，胃がんリスク層別化で用いる場合にはリスクの極めて低い未感染なのか，あるいは，それ以外（現感染と既感染）なのかを判断することが重要と考え，この抗体を用いた場合の判定基準は測定限界値の 3 U/mL と厳しくすべきと提唱した[8]．ただし，除菌治療を考慮する場合には，この陰性高値例に対しては尿素呼気試験など別の方法で現感染の有無を必ず確認しなければならない．

ところで，現在わが国では生化学自動測定装置で使用可能なラテックス法によるピロリ抗体測定キットとして，LZ テスト '栄研' H. ピロリ抗体，L タイプワコー H. ピロリ抗体・J，H. ピロリーラテックス「生研」の 3 つが上市されている．そのカットオフ値はいずれもピロリ現感染と未感染を鑑別するのに最適なものが示され，それぞれ10U/mL，4 U/mL，10U/mL と設定されている．除菌後の血清抗体価の低下スピードは個人により異なり，また，使用するキットによって判定が異なることも少なくない．胃癌リスク層別化で運用する場合には，これらのキットについても既感染者も含めた再確認を早急に行わなければならないと思われ，検討を開始している．

3）ペプシノゲン（PG）値は胃粘膜の萎縮のみならず炎症も反映する

　ピロリ感染がなく胃粘膜に炎症も萎縮もない健常者のPGⅠは47.4±16.0ng/mL，PGⅡは8.3±2.9ng/mL，PGⅠ/Ⅱ比は5.8±1.2であった．また，ピロリ感染診断に関するPG値の精度についてROC（Receiver operative curve）で検討したところ，AUC（Area under the curve）はPGⅡで0.942，PGⅠ/Ⅱ比で0.958と十分高かった．そして，PGⅡの最適なカットオフ値は11.4ng/mLであり，感度88.3％，特異度87.0％であった．PGⅠ/Ⅱ比の最適なカットオフ値は4.4であり，感度89.0％，特異度89.9％であった[9]．

　ピロリ感染に伴う炎症が生じると萎縮が軽いうちはPGⅠとPGⅡはともに上昇し，PGⅠ/Ⅱ比は低下する．そして，萎縮が進展していくと胃底腺から分泌されるPGⅠが低下し，PGⅠ/Ⅱ比はさらに低下する．以上のようにPGは胃粘膜の炎症と萎縮を反映するため変動が複雑である（図1）[10]．そのなかで中等度以上の胃粘膜萎縮を拾い上げる方法がPG法であり，一般的にはPGⅠ≦70ng/mLかつⅠ/Ⅱ比≦3.0を陽性とすることが多い[7]．よって，PG法陰性は正常胃であると誤解してはならない．PG法陰性の中にはピロリ未感染の健康的胃粘膜の人のみならず，ピロリ感染はあるが萎縮の程度は軽い人も含まれる．

　PG値は炎症も反映しており，未分化型胃癌のリスクが高いとされる鳥肌胃炎や皺襞腫大型胃炎ではPG値，特にPGⅡ値が高いことが多い．また，ABC分類後経過観察中に内視鏡で発見した胃癌の検討において，B群の中でPGⅡ≧30ng/mLのB-2群は，PG法陽性のC群と同等以上の胃癌発見率であった．このPGⅡ高値群から発生する胃癌は未分化型の占める割合が高く，注意深い内視鏡経過観察が望まれる．

　岡山県真庭市のABC分類をgatewayとした胃がん検診システムでは，B-2群はC群と同様に胃癌高リスク群として逐年内視鏡検査を勧奨している．また，除菌後はE群として別扱いしているが，A群の中にピロリ未感染者以外の混入を極力防止するために，A群であったとしても，PGⅡ＞12ng/mL，PGⅠ＜30ng/mL，Ⅰ/Ⅱ比＜4.0のうち一つでも当てはまる場合は，A*群として内視鏡による確認をするようにしている．

図1 内視鏡的胃粘膜萎縮とペプシノゲン（PG）の変化

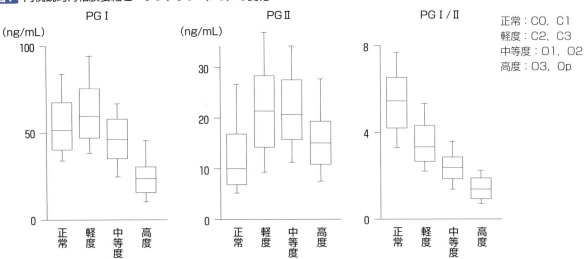

正常：C0, C1
軽度：C2, C3
中等度：O1, O2
高度：O3, Op

出典「井上和彦．胃癌スクリーニングとしてのペプシノゲン法：人間ドック内視鏡検査との同時検討から（1）．In：三木一正．ペプシノゲン法：医学書院；1998」より許諾を得て一部改変のうえ転載

第1章 胃内視鏡検査・診断の基本

1 検査と診断のコツ

> **Point** ピロリ未感染者以外が A 群に混入しないために
>
> ● ピロリ除菌既往者は E 群（eradication 群）である
> ● ピロリ抗体の実測値に注意する．たとえば，E プレート '栄研' H. ピロリ抗体 II を用いた場合，胃癌リスク層別化では 3 U/mL 以上を陽性と判断する
> ● ペプシノゲン（PG）値の実測値に注目し，PG II ＞12ng/mL，PG I ＜30ng/mL，I／II 比＜4.0では，ピロリ未感染以外の可能性も考える

最近の内視鏡発見胃癌のピロリ感染状態

　淳風会ロングライフホスピタルでは，2016年4月から2018年3月までの2年間にスクリーニング検査を中心に8,421件の内視鏡を行い，胃癌24例（0.29％）を発見した．そのうち早期癌が21例，進行癌が3例であった．進行癌のうち2例は食事摂取困難や嘔吐などの狭窄症状を有する外来受診者であり，無症状のスクリーニング検査で発見したものは1例を除き，早期癌であった．

　発見胃癌のピロリ感染状態は現感染14例，既感染（除菌後）8例，未感染2例であった．現感染では肉眼型は0-IIcが大部分であり，組織型は分化型が9例，未分化型が5例であった．既感染では肉眼型は早期癌では全例0-IIcであり，組織型は8例中7例が分化型であった．一方，未感染癌2例はいずれも0-IIa，tub1の胃底腺型胃癌であった（**表1**）．

　当たり前のことであるが，胃癌早期発見のためには，無症状者を対象とするスクリーニングが重要であり，その効率化に胃癌リスク層別化は有用であろう．また，ピロリ除菌治療により胃炎を改善させ，胃癌リスクを低下させることは積極的に行うべきであるが，除菌後も胃癌リスクは残り，未感染者と同じレベルになるわけではない．除菌後のサーベイランスの重要性をさらに啓発していかなければならない．

ピロリ感染状態	症例数（例）	早期癌／進行癌	早期癌の肉眼型 （O-IIa／O-IIc）	組織型 （分化型／未分化型）
現感染	14	12／2	1／11	9／5
既感染（除菌後）	8	7／1	0／7	7／1
未感染	2	2／0	2／0	2／0

表1 最近2年間の内視鏡発見胃癌のピロリ感染状態　　　　　　（淳風会ロングライフホスピタル）

胃癌リスク層別化検査（ABC 分類）と内視鏡観察：症例提示

　内視鏡観察の前に受診者の詳しい情報を得るように心がけるべきである．過去の内視鏡所見を確認するとともに，ピロリ検査の有無，除菌治療の有無について問診も大切である．また，ABC 分類を行っていれば，背景胃粘膜の状態を予測でき，非常に参考になる．

症例1（図2）

50歳代，男性．ピロリ抗体価は，E-プレート'栄研'H.ピロリⅡ：51.4U/mL，LZテスト'栄研'H.ピロリ抗体：31.7U/mL，LタイプワコーH.ピロリ抗体・J：90.7U/mLとすべて陽性であった．PGは，PGⅠ：28.9ng/mL，PGⅡ：15.9ng/mL，PGⅠ/Ⅱ比：1.8であり，PG法陽性（PG法亜分類で強陽性）であった．ABC分類ではC群である．

内視鏡ではO2の高度萎縮と皺襞腫大を認め，びまん性発赤・白濁粘液の付着を伴い，ピロリ現感染と判断し，迅速ウレアーゼ試験で陽性を確認し，除菌治療を開始した．内視鏡観察においては，高度萎縮を背景とする分化型胃癌発生に十分注意しなければならない．また，皺襞腫大型胃炎に見られる未分化型胃癌にも留意する必要がある．

図2 症例1：C群の内視鏡像（50歳代，男性）

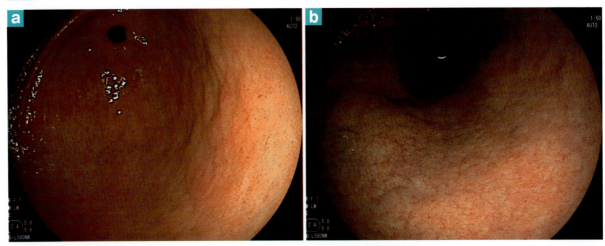

a 前庭部に萎縮粘膜を認める．

b 体部小彎は高度萎縮を呈している．

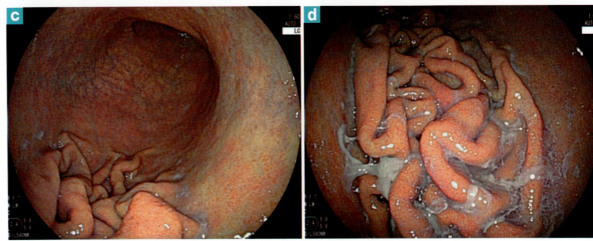

c 萎縮パターンはO2と判断でき，びまん性発赤も認める．

d 体部大彎の皺襞腫大と白濁粘液の付着，びまん性発赤を認める．

第1章 胃内視鏡検査・診断の基本

1 検査と診断のコツ

症例 2（図3）

　50歳代，女性．ピロリ抗体価はE-プレート'栄研'H. ピロリⅡ：102.9U/mL，LZテスト'栄研'H. ピロリ抗体：114.1U/mL，LタイプワコーH. ピロリ抗体・J：117.7U/mLとすべて陽性であった．PGは，PGⅠ：156.9ng/mL，PGⅡ：94.4ng/mL，PGⅠ/Ⅱ比：1.7とPG法判定は陰性であるが，PGⅡは著明高値を示し，高度炎症を示唆するものであった．ABC分類ではB群，亜分類するとB-2群となる．

　内視鏡では萎縮パターンはC3であり，びまん性発赤を認めた．また，前庭部に鳥肌所見，体部大彎の皺襞腫大も認めた．

　このような症例では，高度の炎症の背景とした未分化型胃癌の発生に留意した内視鏡観察が望まれる．なお，本症例も迅速ウレアーゼ試験でピロリ現感染を確認し，除菌治療を行った．

図3 症例2：B群（B-2群）の内視鏡像（50歳代，女性）

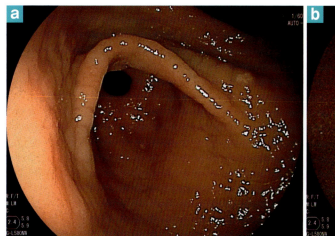
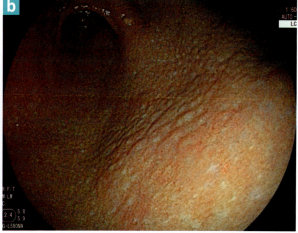

a 前庭部に鳥肌所見と黄色腫を認める．　　　b 少し接線方向に観察すると，前庭部後壁の鳥肌所見が明らかとなる．

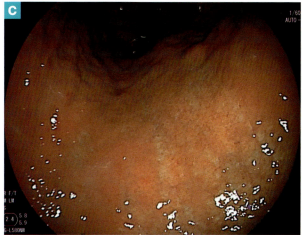
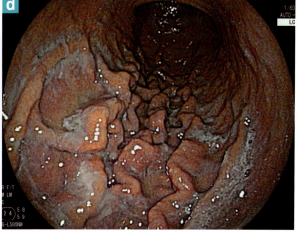

c 萎縮パターンはC3と判断でき，びまん性発赤も観察できる．　　　d 体部大彎の皺襞腫大と白濁粘液の付着，びまん性発赤を認める．

症例 3（図4）

50歳代，男性．ピロリ抗体価は E-プレート'栄研' H. ピロリ II：0.7U/mL，LZ テスト'栄研' H. ピロリ抗体：0.0U/mL，L タイプワコー H. ピロリ抗体・J：1.3U/mL とすべて陰性であった．PG は，PG I：39.1ng/mL，PG II：5.3ng/mL，PG I／II 比：7.4 と PG 法判定は陰性であり，また，PG II 値＜11.4ng/mL，PG I／II 比＞4.4 であり，ピロリ未感染を示唆するものであった．ABC 分類では A 群である．

内視鏡では萎縮やびまん性発赤を認めず，胃角小彎に RAC を認める．

このような症例では，胃癌発生リスクは非常に極めて低いが，食道胃接合部癌の他に，U 領域の一見粘膜下腫瘍に似た形態を呈する胃底腺型胃癌や M 領域の褪色調粘膜を特徴とする 0-IIc，0-IIb の印環細胞癌に留意した内視鏡観察が望まれる．

図4 症例3：A 群の内視鏡像（50歳代，男性）

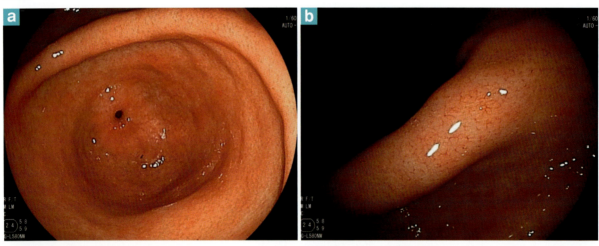

a 前庭部粘膜に萎縮は認めない．

b 胃角小彎に RAC を観察できる．

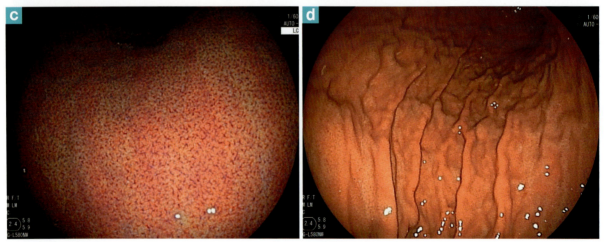

c 体下部小彎に明瞭な RAC を認める．

d 体部大彎の皺襞は細くて均一であり，びまん性発赤は認めない．

症例 4 （図5）

60歳代，女性．3年前にピロリ除菌治療を受けている．ピロリ抗体価はE-プレート'栄研'H. ピロリⅡでは13.9U/mLと陽性であったが，LZテスト'栄研'H. ピロリ抗体とLタイプワコーH. ピロリ抗体・Jではそれぞれ3.3U/mL，3.8U/mLと陰性であった．PGは，PGⅠ：32.2ng/mL，PGⅡ：6.0ng/mL，PGⅠ/Ⅱ比：5.4とPG法判定は陰性であり，また，ピロリ未感染との鑑別が難しいものであった．

内視鏡ではＣ３の萎縮は見られるものの，体部小彎の萎縮粘膜はまだらであり，また，びまん性発赤は明らかではなかった．

このような除菌後例では，ABC分類判定は行わず，E群として内視鏡によるサーベイランスが望まれる．除菌後には地図状発赤を認める症例もあるが，それに類似した早期癌があり得ることも注意しなければならない．除菌後胃癌については前述した我々の結果と同じく分化型が多いとの報告[11]が多いが，分化型と未分化型の頻度はそれほど変わらないとの報告[12]もみられる．

図5 症例4：E群の内視鏡像（60歳代，女性）

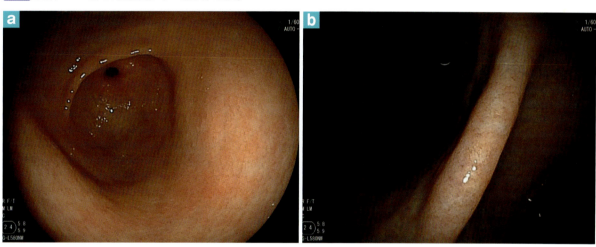

a 前庭部に萎縮粘膜を認めるが，びまん性発赤は認めない．
b 胃角小彎にRACは観察できない．

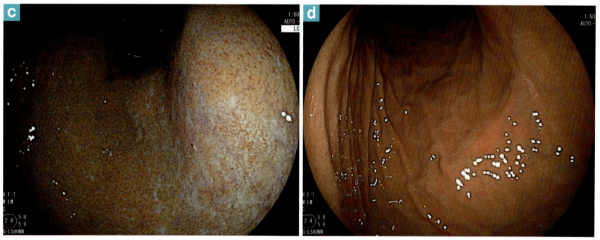

c 萎縮パターンはＣ３であるが，体部小彎の萎縮粘膜はまだらである．
d 体部大彎の皺襞腫大はなく，びまん性発赤も認めない．

注意すべき腫瘍について

ピロリ感染や除菌治療に伴う胃粘膜の状態とABC分類，それぞれの注意すべき腫瘍を図6に示す[13]．背景胃粘膜を把握したうえで，それぞれに発生し得る胃癌を理解し内視鏡観察を行うことにより，精度の高い内視鏡スクリーニング・内視鏡診断とすることができる．

また，除菌治療により胃癌リスクの低下が期待されているが，除菌により未感染のルートに移動することはあり得ず，感染ルート上に留まることを認識する必要があろう．そして，実際に除菌後の発見される胃癌も少なくない．除菌治療は一次予防というよりも1.5次予防と位置づけるべきであり，除菌後のサーベイランスの充実が望まれる．

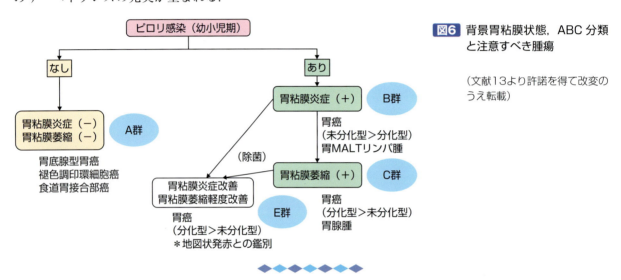

図6 背景胃粘膜状態，ABC分類と注意すべき腫瘍

（文献13より許諾を得て改変のうえ転載）

2013年に，ピロリ菌保険診療が適用拡大され，除菌治療を受ける人が非常に多くなっている．除菌前の胃癌リスクの層別化は普及してきているが，除菌後における胃癌リスクの層別化について早急に明らかにしなければならない．

参考文献

1) 春間 賢，加藤元嗣，井上和彦，村上和成，鎌田智有．胃炎の京都分類：日本メディカルセンター；2014．
2) 井上和彦，谷 充理，吉原正治．血清ペプシノゲン法とヘリコバクターピロリ抗体価を用いた胃の'健康度'評価－同日に行った内視鏡検査を基準として－．日本消化器集団検診学会雑誌 2005；43：332-39．
3) Inoue K, Fujisawa T, Haruma K. Assessment of degree of health of the stomach by concomitant measurement of serum pepsinogen and serum *Helicobacter pylori* antibodies. Int J Biol Markers 2010; 25(4): 207-12.
4) 井上和彦，藤澤智雄，西 隆司ほか．ABC分類の有用性と問題点－ペプシノゲンの正常値の検討も含めて－．Helicobacter Research 2011；15；422-27．
5) Inoue K. Stratification of gastric cancer risk by *H.pylori* infection. Suzuki H, Warren R, Marshall B, editors, *Helicobacter pylori*: Springer Japan; 2016. p169-79.
6) Terasawa T, Nishida H, Kato K, et al. Prediction of gastric cancer development by serum pepsinogen test and *Helicobacter pylori* seropositivity in Eastern Asians: a systematic review and meta-analysis. PLoS One 2014; 9(10): e109783.
7) Miki K, Ichinose M, Shimizu A, et al. Serum pepsinogens as a screening test of extensive chronic gastritis. Gastroenterol Jpn 1987; 22(2): 133-41.
8) 井上和彦．胃がんリスク層別化検査（ABC分類）2016年度改訂版の提案～運用におけるE-プレート'栄研'H.ピロリⅡの判定基準の変更を中心に～．Gastro-Health Now 2016増刊号：p1-3．
9) 井上和彦，鎌田智有，塚本真知ほか．胃炎の臨床診断－血清診断．胃と腸 2016；51：64-71．
10) 井上和彦．胃癌スクリーニングとしてのペプシノゲン法：人間ドック内視鏡検査との同時検討から（1）．In：三木一正．ペプシノゲン法：医学書院；1998．p196-200．
11) Kamada T, Hata J, Sugiu K, et al. Clinical features of gastric cancer discovered after successful eradication of *Helicobacter pylori*: results from a 9-year prospective follow-up study in Japan. Aliment Pharmacol Ther 2005; 21(9): 1121-6.
12) Take S, Mizuno M, Ishiki K, et al. The long-term risk of gastric cancer after the successful eradication of *Helicobacter pylori*. J Gastroenterol 2011; 46(3): 318-24.
13) 井上和彦，鎌田智有，久本信實ほか．*H.pylori*陰性時代の胃癌スクリーニングのあり方．消化器内視鏡 2018；30：37-46．

第1章 胃内視鏡検査・診断の基本
1 検査と診断のコツ

5 ピロリ陰性胃癌の診かた—ピロリ未感染胃癌と除菌後胃癌—

平澤俊明

Key Point

● ピロリ現感染が著しく減少し，未感染，既感染（除菌後）の症例が増加している
● ピロリ未感染胃癌は，印環細胞癌，胃底腺型胃癌，低異型度胃型分化型腺癌（腺窩上皮型胃癌）が主な組織型であり，それぞれ特徴的な所見を呈する
● 除菌後胃癌は胃炎様の変化を伴うことがあり，発見や範囲診断を困難にする要因となっている

ピロリ陰性胃癌とは

「胃炎の京都分類」[1] ではピロリ感染の状態を下記の３つに分類している.

① ピロリ未感染：これまでにピロリに感染していない，正常な胃
② ピロリ現感染：現在ピロリ菌に感染しており，病理組織学的には慢性活動性胃炎を認める
③ ピロリ既感染：過去にピロリ感染の既往があるが，除菌や高度萎縮による自然消失により，現在はピロリ感染はない. 病理組織学的には慢性非活動性胃炎を認める

　このうち①③の胃粘膜に発生した癌が，ピロリ陰性胃癌である. 近年では若年者はピロリ感染率が低下し未感染者が多く，中高年のピロリ感染者も除菌療法が日常診療として広く行われているため，内視鏡検査の対象者の多くがピロリ陰性という状況である.
　ピロリ陰性胃癌は，これまで培われてきたピロリ現感染の胃癌診断とは少し異なる特徴をもっているため，注意が必要である.

ピロリ未感染胃癌

　ピロリ未感染胃癌はその定義にもよるが，全胃癌の１％程度と報告されている. 主な組織型は未分化型胃癌，胃底腺型胃癌，低異型度胃型分化型腺癌（腺窩上皮型胃癌）の３つであり，それぞれ特徴的な所見を呈する.

1）未分化型胃癌（図1）

　L，M領域，特に幽門腺と胃底腺の腺境界の胃底腺側に多く発生する. 組織型はほとんどが印環細胞癌である. 早期のものは凹凸のない褪色調の０-Ⅱb病変であるが，進行すると陥凹を呈し０-Ⅱcとなる. ピロリ未感染の未分化型癌は細胞増殖能が低く[2]，進行癌は少ないとされている.

31

図1 未分化型胃癌

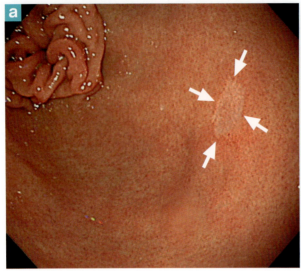
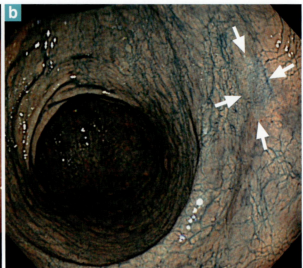

前庭部後壁に境界明瞭な褪色粘膜を認める（⇨）．背景粘膜は萎縮がない胃底腺領域であり橙赤色の中の褪色は目立っている．
【L, Post, O-Ⅱb, 7mm, sig, pT1a（M）】

インジゴカルミン散布では凹凸がないO-Ⅱb病変であることがわかる（⇨）．また，インジゴカルミンの散布により周囲との色調差はわかりにくくなり，逆に視認性が悪くなる．

2）胃底腺型胃癌（図2）

2010年にUeyamaらによって提唱された比較的新しい疾患概念[3]であり，2017年の『胃癌取扱い規約第15版』では悪性上皮性腫瘍の特殊型に分類された．胃癌取扱い規約では"胃底腺型腺癌"と記載されており，正式名称は"胃底腺型腺癌"であるが，一般的には"胃底腺型胃癌"と呼称される．

胃底腺型胃癌は，胃底腺への分化を示す低異型度分化型腫瘍であり，免疫染色ではpepsinogen-I（主細胞のマーカー）またはH^+/K^+-ATPase（壁細胞のマーカー）が陽性となる．発生部位はU, M領域が多い．粘膜深層から発生するため表層は非腫瘍粘膜に覆われSMT様の形態を呈する．色調は黄白調

図2 胃底腺型胃癌

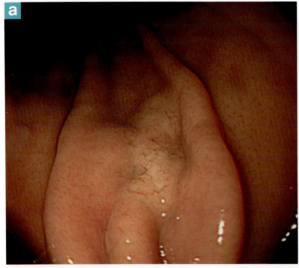
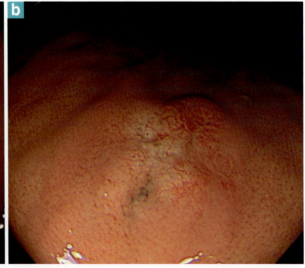

体中部大彎に境界がやや不明瞭な黄白調の厚みのある粘膜を認める．表層に拡張蛇行した血管を伴っている．

6年後の同病変：大きな変化はなく，進行が緩徐な病変であることがわかる．

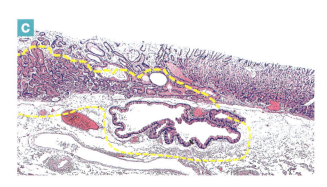

ESD後病理所見：粘膜中層から深層にかけて軽度の構造異型，核異型を伴う腫瘍腺管が増生している（黄色点線）．表層は正常腺窩上皮に被覆されている．一部，SMに600μm浸潤している．
【M, Gre, 0-Ⅱa, 16mm, Adenocarcinoma of fundic gland type, pT1b (SM2)】

であり，表層に拡張蛇行した血管を伴うことが特徴的である．早期に粘膜下層に浸潤するが，進行は緩徐で予後も良いとされている．

3）低異型度胃型分化型腺癌（腺窩上皮型胃癌）（図3）

腺窩上皮，幽門腺に類似した低異型度腫瘍であり，胃型形質を示すMUC 5AC，MUC 6が陽性となる．内視鏡像は白色調（一部発赤混在）で結節集簇様，分葉状隆起の形態を呈し表面は乳頭様，絨毛状である．

図3 低異型度胃型分化型腺癌（腺窩上皮型胃癌）

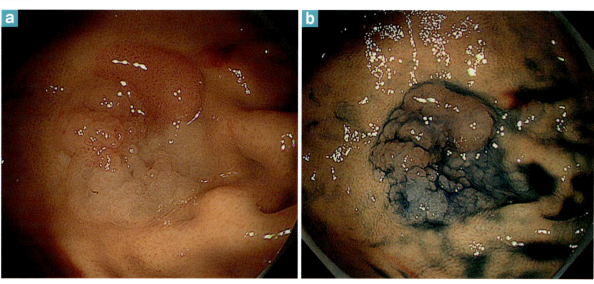

穹窿部大彎に白色と発赤が混在した結節集簇様の扁平隆起性病変を認める．大腸ポリープのLST様の所見である．
【U, Gre, 0-Ⅱa, 29mm, tub1, T1a (M)】

インジゴカルミン散布により境界は明瞭となる．

除菌後胃癌（ピロリ既感染胃癌）

1）除菌後の胃癌発生リスク

除菌による胃癌予防効果はメタ解析やコホート研究で証明されているが，発癌をゼロにすることはできない．また，除菌前にすでに存在していた潜在癌が顕在化し発見されることもあり，除菌後も定期的な内視鏡観察が必要である．

Takeらは除菌に成功した胃，十二指腸潰瘍患者1,674症例を平均5.3年フォローし，除菌後胃癌が24症例発見されたと報告している[3]．除菌後胃癌のリスクは，除菌時の萎縮の範囲により異なり，除菌後

胃癌の年率発生率はC1, 2では0.04％, C3, O1では0.21％, O2, 3では0.61％であった. 除菌時に萎縮が進行している症例では, その後の胃癌発生リスクが高いと意識して, 慎重に内視鏡のフォローを行うことが重要である.

2）除菌後胃癌の臨床的特徴（図4）

除菌後胃癌は, 腸上皮化生, 萎縮を背景とした粘膜に発生する発赤調で陥凹型の分化型癌が多いとされている. また, 腫瘍径は比較的小さなものが多い. 粘液形質は胃型もしくは胃型優位が多く, Ki-67が低値であることから増殖能が比較的低いと報告されている. 除菌後早期に病変の形態が変化し, 平坦化する病変も認める.

3）除菌後胃癌の胃炎様変化（図5）

除菌後胃癌では病巣の表層を非腫瘍上皮（non-neoplastic epithelium: NE）や低異型度上皮（epithelium with low-grade atypia: ELA）がしばしば被覆している. ELAが腫瘍か非腫瘍かについては議論が分かれるところであるが, 周囲の非癌部の腺窩上皮と類似した性質を示し, 内視鏡所見は胃炎様である.

除菌後胃癌の約40％に内視鏡的な胃炎様の変化を認めると報告されており[5], 除菌後胃癌の発見や範囲診断を困難にする要因となっている.

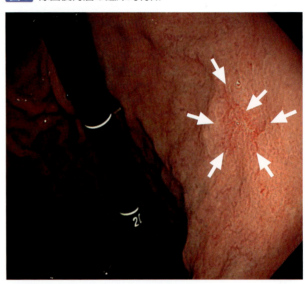

図4 除菌後胃癌の臨床的特徴

体下部後壁に淡い発赤調の陥凹性病変を認める（⇨）. 除菌後胃癌は目立つ発赤ではなく, 周囲よりやや発赤している程度の色調変化の病変が多い.
【M, Post, 0-Ⅱc, 6mm, tub1, T1a（M）】

図5 除菌後胃癌の胃炎様変化（除菌後2年の症例）

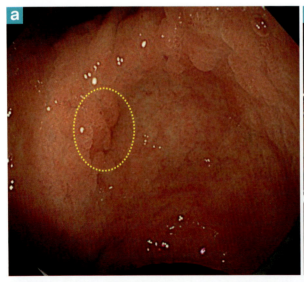

a

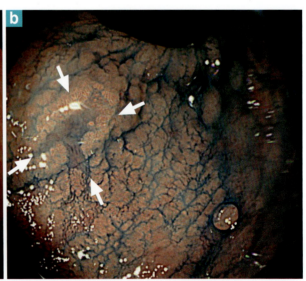

b

背景粘膜は除菌後の発赤陥凹が多発している. 前庭部小彎に不整形の発赤陥凹を認める（黄色点線）.

インジゴカルミン散布により境界はやや明瞭となる（⇨）.

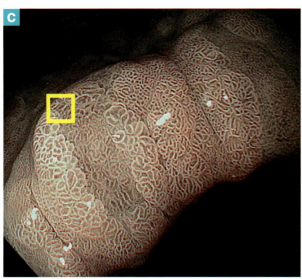
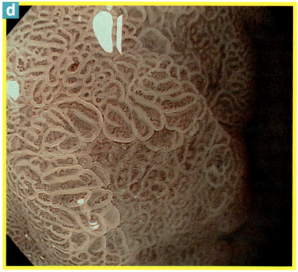

NBI非拡大では陥凹部にdemarcation line（DL）を認める.

病変境界部のNBI拡大像. 病変内はmicrovascular pattern, microsurface patternはともにregularであり，胃炎様の所見である.

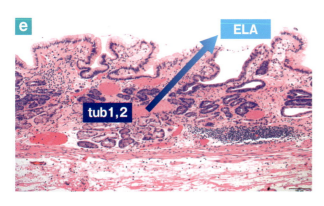

ESD後病理像：粘膜中層にはtub1, 2の癌細胞を認めるが，細胞は表層に向かって連続性に分化していく. 表層では軽度の異型のみとなり，これがELAである. ELAにより内視鏡像が胃炎様の所見を呈する.
【L, Less, 0-IIc, 10mm, tub1, T1a（M）】

4）除菌後胃癌を発見するコツ（図6）

　背景粘膜の多発する地図状発赤および，病変の平坦化，胃炎様変化により，除菌後胃癌は現感染の胃癌よりも発見が困難な症例が存在する.

　NBI非拡大では，除菌後胃粘膜は緑色調となることが多く，褐色調の胃癌が容易に視認できることがある. 胃内を白色光で観察した後に，30秒程度NBI非拡大で胃内を観察することにより，除菌後胃癌の見逃しを防ぐことができた症例を多く経験している.

Point　除菌後胃癌に注意！

- 除菌後胃癌は，淡く発赤した陥凹型の分化型胃癌が多い
- 除菌後胃癌では病巣の表層をNE（非腫瘍性上皮）やELA（低異型度上皮）により被覆されることがあり，胃炎様の内視鏡所見を呈することがある
- NBI非拡大は除菌後胃癌の発見に有用である

図6 除菌後胃癌を発見するコツ（除菌後2年の症例）

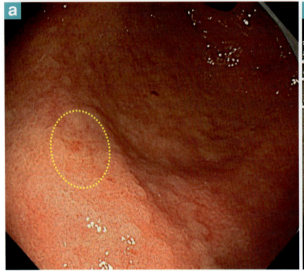 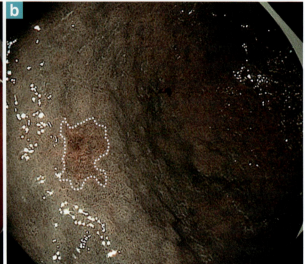

背景粘膜は腸上皮化生粘膜である．白色光では病変（黄色点線）は周囲より若干黄色調の粘膜であるが，背景粘膜との色調差は目立たない．
【L, Ant, 0-Ⅱb, 7mm, tub1, pT1a（M）】

除菌後の腸上皮化生粘膜はNBI非拡大では緑色調となる．一方，胃癌は褐色調を呈することが多く，色のコントラストで病変は容易に発見できる（白点線）．この病変は白色光では気がつかず，NBI非拡大で病変を発見した．

参考文献

1) 春間　賢, 加藤元嗣, 井上和彦, 村上和成, 鎌田智有. 胃炎の京都分類：日本メディカルセンター；2014.
2) Horiuchi Y, Fujisaki J, Yamamoto N, et al. Biological behavior of the intramucosal *Helicobacter pylori*-negative undifferentiated-type early gastric cancer: comparison with *Helicobacter pylori*-positive early gastric cancer. Gastric Cancer 2016; 19(1): 160-5.
3) Ueyama H, Yao T, Nakashima Y, et al. Gastric adenocarcinema of fundic gland type (chief cell predominant type): proposal for a new entity of gastric adenocarcinoma. Am J Surg Pathol 2010; 34(5): 609-19.
4) 武　進, 石木邦治, 水野元夫. *Helicobacter pylori* 除菌後に発見される胃癌. 癌と化学療法 2011；38：353-7.
5) Saka A, Yagi K, Nimura S. Endoscopic and histological features of gastric cancers after successful *Helicobacter pylori* eradication therapy. Gastric cancer 2016; 19(2): 524-30.

6 見落としの少ない内視鏡の操作手順とコツ

▶関連知識：対策型胃がん検診における胃内視鏡検診の目的と意義（P.59）参照

辻　陽介

Key Point

- 胃癌の見落としのない内視鏡検査を行うために，基本的な内視鏡操作・手順に習熟することが大切である
- どのような時に胃癌が見つかる可能性が高いか，胃癌がどういう内視鏡所見を呈するかを知る必要がある

　胃癌は，いまだに本邦で悪性腫瘍死亡者数3位を占める重要な癌であるが，一方，Stage Iで発見された早期胃癌は10年生存率をとっても90％近くに達しており，早期発見・早期治療により胃癌は根治できることはデータからもうかがえる[1]．

　また，「有効性評価に基づく胃がん検診ガイドライン 2014年度版」からは，胃内視鏡検査についても死亡率減少効果を示す相応な証拠があるとして，胃X線検査同様に「対策型検診・任意型検診としての実施を推奨する」と明確に記載されるようになった[2]．

　このような流れを受け，今後，胃癌検診における内視鏡検査の重要性は一層高まっていくことは間違いないと思われる．一方で，胃内視鏡検査においてどのように胃癌を見つけるかについて確立された教育体制があるわけではなく，各々の医師が自助努力で内視鏡検査の質を高めるように日々奮闘している現状がある．

　本稿では，通常の胃内視鏡検査において胃癌を見つけるためのコツについてまとめてみたい．

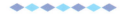

基本的な作法

　まずは図1をご覧いただきたい．これらは早期胃癌の例であるが，実際の胃内視鏡検査においてこのような胃癌にまず気づかなくてはいけないのだが，いかがであろうか？　インジゴカルミンを散布すれば病変はより明瞭にはなるが，インジゴカルミンにせよNBIにせよ，まず白色光で「あやしい！」と思わなければ病変同定には至らないのである．

　かすかな病変を拾い上げていくためには，もちろん一朝一夕では達成できない日々の鍛錬が必要ではあるが，やみくもに内視鏡を振り回しても癌のほうから近づいて来てくれることはない．まずは以下のような基本事項を忠実に実行することで検査の質が大いに変わってくると思われるので，実践してみていただきたい．

図1 早期胃癌の例

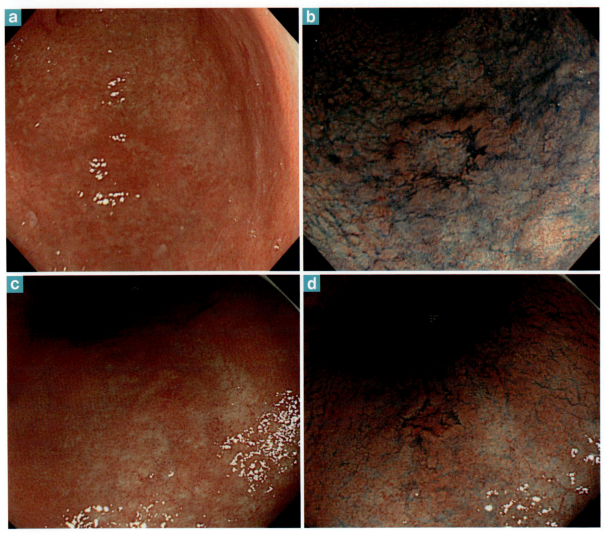

左（a, c）が白色光画像，右（b, d）がインジゴカルミン散布画像.

1）安全で苦痛のない内視鏡検査を行う

「苦しいからもう二度と内視鏡検査を受けたくない」と患者さんに思われてしまうようでは，検診としての継続的な内視鏡検査は成り立たない．梨状窩を丁寧に通過し，胃内での操作もそっと愛護的に行うことは言うまでもなく，日々内視鏡技術を磨く必要があるが，さらに「A．経鼻内視鏡を積極的に活用する」，「B．経口内視鏡と鎮静を活用する」の2法も考慮されよう．

「B」については，鎮静薬のリスクを鑑みると任意型検診においては受診者の希望に応じて慎重に使用することは許容されるが，対策型検診においては推奨されない．いずれにせよ，苦痛のない内視鏡検査を達成するため，日々の努力を惜しまないことである．

2) 観察前によく洗浄する

胃の中が残渣だらけだったり，あるいは泡だらけだったりする写真は，粘膜面が見えず無駄な写真となってしまう（図2）．ガスコン水で丁寧に洗浄してから観察・撮影をすることが大切であるが，その前にまず内服薬の最終内服時間を徹底することが大切である．「午前8時に5種類内服薬を服用しました」という状態では洗浄しても粘膜面はきれいになりきらない．

3) 胃内の撮影をルーチン化する

初心者によく見られることであるが，同じ箇所を何度も撮影していたり，胃の中を行ったり来たりして脈絡なく写真撮影を続けているのを見かけることがあるが，なるべく見落としなく決まった場所を決まった角度で撮影していくように日々トレーニングするべきである．そうすると，自ずと撮影枚数も一定となってくるはずである．図3に一例を示す．最低限必要なショットは20～25枚と想定されるが[3]，必要以上に多くの枚数を撮りすぎないようにすべきである．

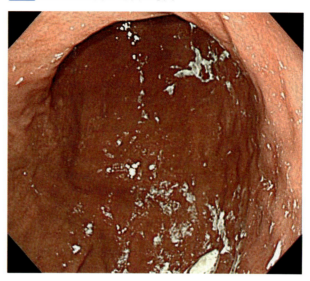

図2 検査前に洗浄が必要な写真

図3 ルーチン化した撮影写真の例

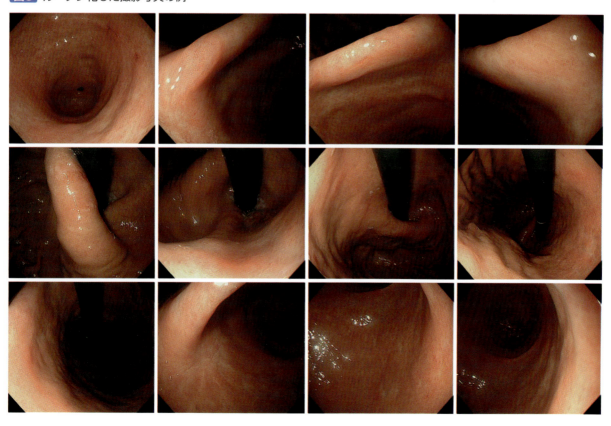

図3の続き

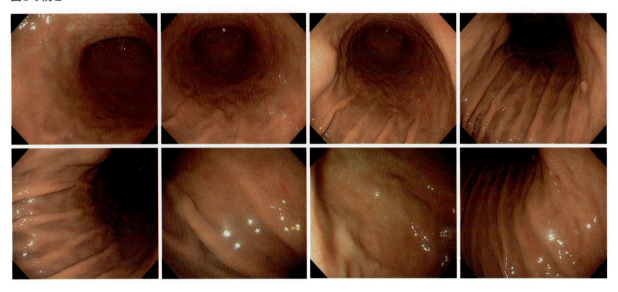

　撮影方法に関連して，観察時の測光に細やかに気配りすることも大切である．通常観察時，「オート測光」モードで観察している方も多いと思われる．「オート測光」は画面中央が白飛び（ハレーション）せず，また鉗子孔からデバイスを出しているときにも明るい画像を得られるが，図4a のように近接した粘膜面が白飛びしてしまう傾向にある．このようなとき，「ピーク測光」を用いると，この現象を回避できる．近接粘膜面が見えていないと結局微小な早期癌を見落とす可能性があるので，この点は覚えておくとよい．

　また，自身の内視鏡観察時間にもぜひ着目していただきたい．胃内を何分かけて観察しているか，意識したことはあるだろうか？　ヨーロッパ内視鏡学会（ESGE）のガイドラインでは初回，あるいは胃に腸上皮化生を有する症例のフォローアップの上部内視鏡検査では，全体で7分以上の時間をかけるように推奨している[4]．一律に胃内を何分見ればよいと決められるものではないと思われるが，丁寧に観察しているかどうかの一つの指標にはなるだろう．

図4 撮影方法（オート測光，ピーク測光）

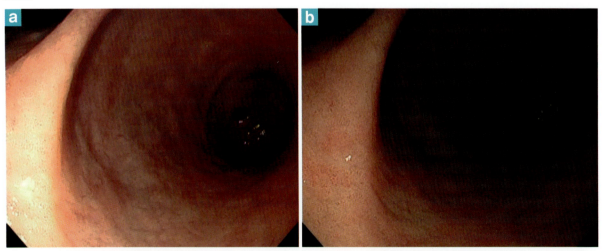

オート測光（近接部分が白飛びしている）． 　　　　ピーク測光（白飛びがなくなっている）．

40

応用編

　胃内視鏡観察を行ううえでの基本的な作法を述べてきたが，早期胃癌を見つけるためにはそれだけでは十分ではない．基本的に，「知らないものは見えない」のであって，どういった胃粘膜所見に胃癌が発生しやすいか，早期胃癌がどういう所見をとるか，できるだけ多く目に焼き付けて頭の引き出しにしまっておくことが一番の早道である．

1）胃癌高リスクの胃粘膜

　ピロリ感染胃粘膜（既感染胃粘膜を含む）を認めたら胃癌リスクが高く，ピロリ未感染胃粘膜では胃癌リスクが低い．まず，これを大前提として胃内の観察に臨むことである．一部例外はあるが，すべての被検者に長時間を割いて検査をすることは実際には難しい．そうすると，次に大事になるのはピロリ感染胃粘膜がどのような所見をとるかを知っておくことである．たとえば，図5～9のような所見を認

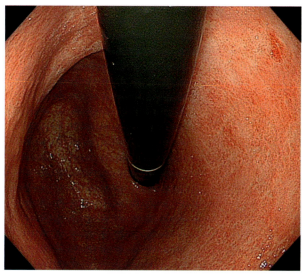

図5　萎縮

固有胃腺の破壊・消退を反映した褪色調の所見である．ピロリ除菌後にも残存する所見．

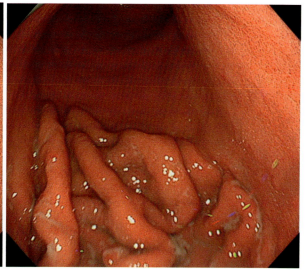

図6　皺襞腫大，白濁粘液

慢性胃炎による浮腫や腺窩上皮過形成を反映した所見．ピロリ現感染を示す所見であり，これらは除菌で改善する．

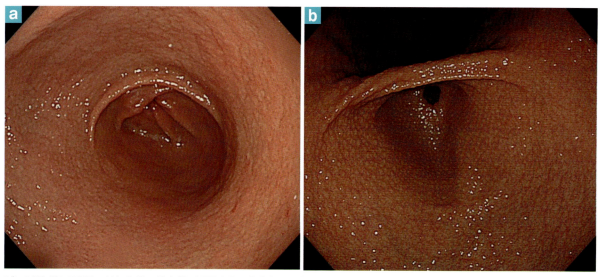

図7　鳥肌胃炎

ピロリ現感染の所見．若年女性の前庭部に好発する．未分化型胃癌のリスク．

めたら「胃癌があるのではないか？」と疑ってかかる必要がある．「地図状発赤」では，時に図10のように早期胃癌が潜んでいることもあるので，油断は禁物である（詳細は「胃炎の京都分類」[5] 参照）．

図8 地図状発赤

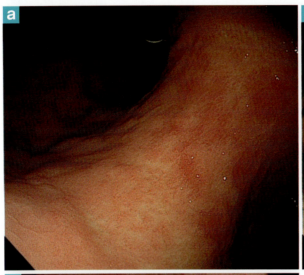

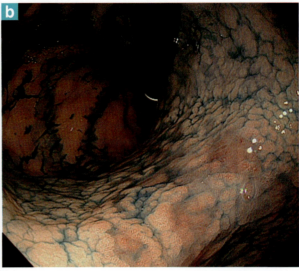

比較的境界明瞭な発赤陥凹．ピロリ除菌後に胃粘膜の「びまん性発赤」が消失し，腸上皮化生の発赤が相対的に目立つことによる．ピロリ既感染の所見．

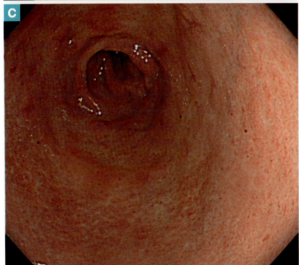

地図状発赤（c）の中にO-Ⅱc型早期胃癌が隠れていることがある（d，⇨）．

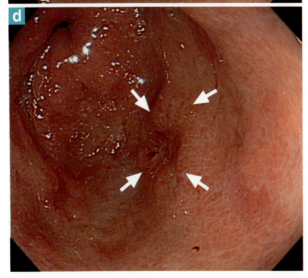

第1章 胃内視鏡検査・診断の基本
1 検査と診断のコツ

図9 腸上皮化生

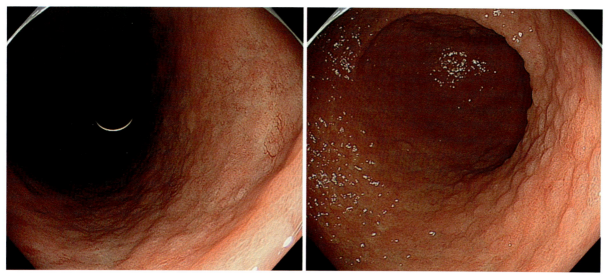

灰白色調の粘膜隆起として観察される．ピロリ現感染〜既感染の所見であり，胃癌の高リスク．

2）早期胃癌を疑う所見

　早期胃癌を通常の白色光観察で見つけ出すには，まず疑わしい所見に精通していなければいけない．こればかりは多くの症例を見ているかどうかがすべてを決するといえるので，カンファレンスや研究会，アトラスなどで多くの画像に接することが大切である．

　詳細は他項に譲るが，図10〜13のような所見を目にしたら，ぜひインジゴカルミンや，NBIなどの画像強調機能を駆使していただきたい．

図10 不整・蚕食像

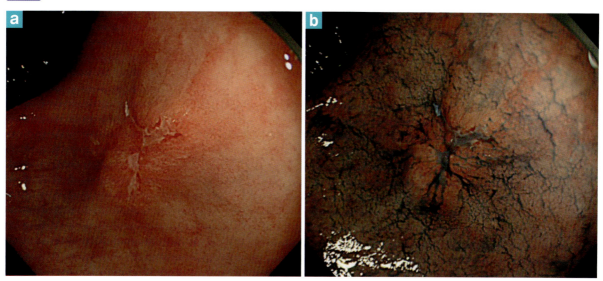

a 萎縮粘膜を背景に，辺縁が不整な棘状を呈する陥凹面を認め，早期胃癌を疑う．

b インジゴカルミン散布で陥凹面はより明瞭となる．

43

図11 色調変化・血管透見消失（1）

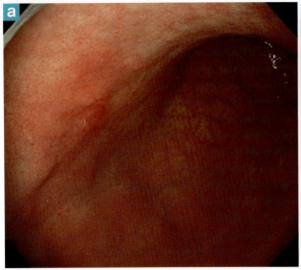
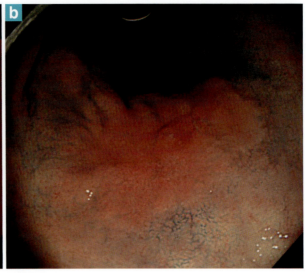

体下部前壁に，発赤調で血管透見の消失した領域を認める．

薄めのインジゴカルミンを散布し，少し待つと0-Ⅱa病変が明瞭に描出される．

図12 自然出血

スコープが接触していなくても自然に血が陥凹内ににじんでいる．

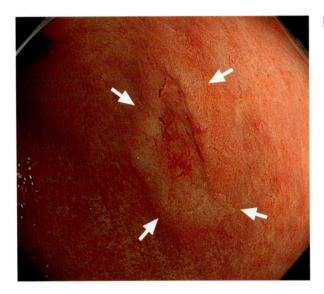

図13 色調変化・血管透見消失（2）

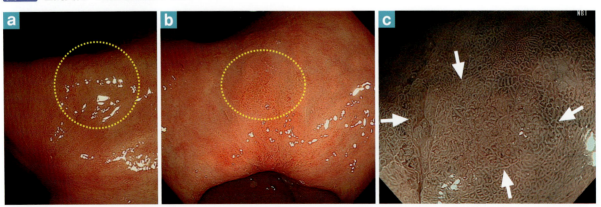

萎縮粘膜内のやや黄色調の微細顆粒領域が，分化型癌発見のきっかけとなることがある．

NBIでbrownishに見えることも一助となる（⇨）．

3) 見通しやすいポイントを押さえる

いわゆる「死角」を意識することで，見落としを減らすことができる．

A. 体下部大彎：図14のように，体部大彎のヒダの間に褪色調の印環細胞癌がひそんでいることがあり，送気してヒダを伸展させないと容易に見逃してしまう可能性がある．

B. 噴門直下：噴門部小彎は，つい遠目で撮影して終わりにしてしまうことが多いが，図15のようにアップアングルをフルにかけ，さらに左右アングルもかけるようにして噴門直下を覗き見ることで陥凹性病変が見つかることがある．

C. 体部後壁：体部後壁は，見下ろし観察でちょうど接線方向になるため，観察が難しい．図16，17に実例を示すが，少し脱気することで病変の凹凸に気がつきやすくなり，またスコープを押し込み気味に反転操作することで病変を正面視することが可能になる．

図14 体部大彎に隠れた印環細胞癌

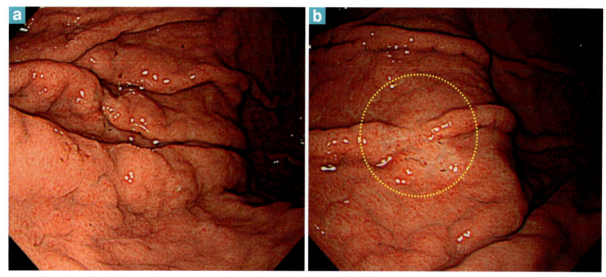

体部大彎に隠れた印環細胞癌（a）は，ヒダを展開させないと認識できない（b）．

図15 噴門直下のO-Ⅱc

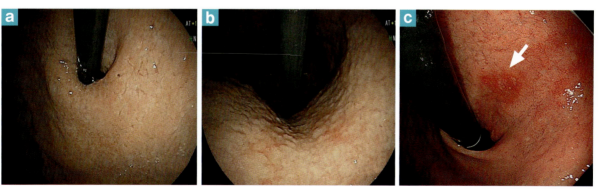

a，b：一見病変がないように思われた．

再検査でしっかりアングルをかけ，噴門直下を覗き込むことでO-Ⅱcが観察された（⇨）．

図16 体部後壁（1）

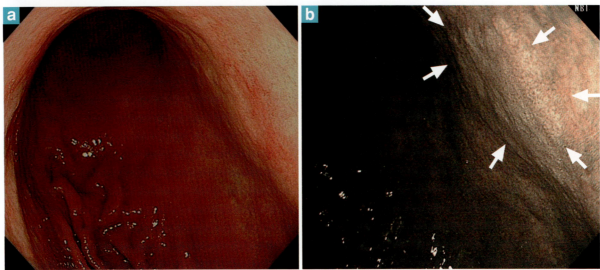

a 接線方向で見づらい.

b 非拡大 NBI の色調変化は有用.

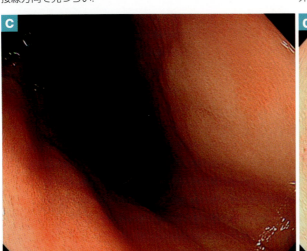
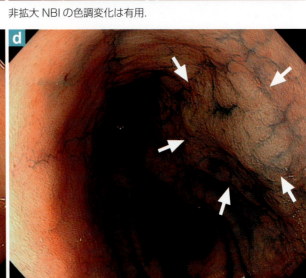

c 同一病変を反転操作にて正面視することで見やすくなる.

d 軽く脱気し，インジゴカルミンを散布すると視認しやすくなる. Ⅱc が観察された.

図17 体部後壁（2）

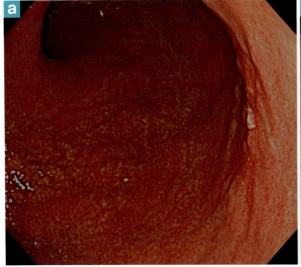
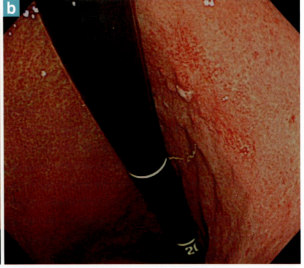

a 接線方向で見づらい.

b 内視鏡をやや押し込んで反転し，軽く脱気することで病変を正面視できた.

4）病変が一つとは限らない

　早期胃癌を発見すると，ついそちらに気を取られてしまい他部位の観察がおろそかになりがちとなる．
　図18は，前庭部前壁の早期胃癌0-Ⅱcの治療目的に紹介となった症例で，2ヵ月後の術後フォローアップの内視鏡時，ESD瘢痕の大彎側に別の0-Ⅱcが発見された．同時性多発胃癌の頻度は，定義によっても変わるが10〜20％とされており[5]，病変を一つ見つけても気を抜かずに別病変がないか目をこらす必要がある．

図18 同時性多発胃癌

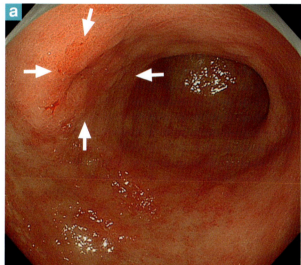
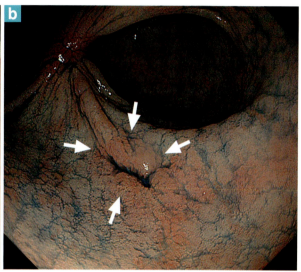

a：前庭部前壁の早期胃癌のESD術前内視鏡．
b：ESD後2ヵ月でのフォローアップ内視鏡でESD瘢痕大彎側に別の0-Ⅱcが認められた．

参考文献

1）公益財団法人がん研究振興財団．がんの統計 '17, 2017.
2）国立がん研究センター，がん予防検診研究センター．有効性評価に基づく胃がん検診ガイドライン2014年度版，2015.
3）Yao K, Nagahama T, Matsui T, Iwashita A. Detection and characterization of early gastric cancer for curative endoscopic submucosal dissection. Dig Endosc 2013; 25(1): 44-54.
4）Bisschops R, Areia M, Coron E, et al. Performance measures for upper gastrointestinal endoscopy: a European Society of Gastrointestinal Endoscopy (ESGE) Quality Improvement Initiative. Endoscopy 2016; 48(9): 843-64.
5）春間 賢，加藤元嗣，井上和彦，村上和成，鎌田智有．胃炎の京都分類：日本メディカルセンター；2014.
6）小林正明，成澤林太郎，佐藤祐一ほか．内視鏡治療後における異時性多発胃癌の発生リスクは永続しない．Gastroenterological Endoscopy 2012；54：1498-1505.

7 拡大観察の基礎知識

▶関連知識：早期胃癌典型例でのNBI・BLI画像の比較（P.62）参照

中西宏佳，土山寿志

> **Key Point**
> - VS classification system をもとにした早期胃癌診断の単純化アルゴリズム（MESDA-G）を理解する
> - きれいな最大倍率での画像を得ること，適切な解剖学的指標を用いることが，診断技術習得の第一歩となる

　胃における拡大内視鏡の中心はNBI併用拡大内視鏡（magnifying narrow-band imaging: M-NBI）である．M-NBIによる胃癌の診断体系として，八尾らはVS（vessel plus surface）classification system（VSCS）を構築し，早期胃癌に対する極めて高い診断能を有することを証明した[1,2]．

　近年，早期胃癌の拡大内視鏡による診断アルゴリズム（Magnifying Endoscopy Simple Diagnostic Algorithm for Early Gastric Cancer: MESDA-G）が日本消化器内視鏡学会，日本消化管学会，日本胃癌学会，世界消化器内視鏡学会でコンセンサスを得て発表された（**図1**）[3]．MESDA-Gの骨格をなすVSCSについて，診断の実例を交えて解説する．

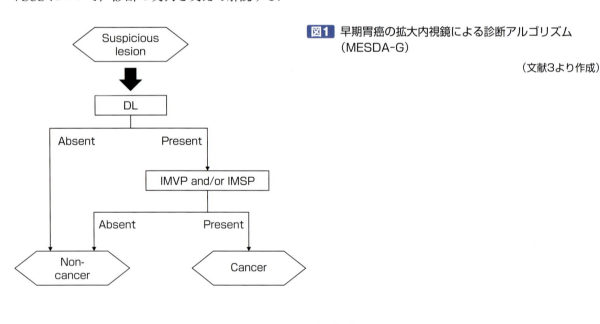

図1 早期胃癌の拡大内視鏡による診断アルゴリズム（MESDA-G）

（文献3より作成）

M-NBIでの観察環境

　胃癌の内視鏡診断におけるM-NBIのエビデンスのほとんどは毛細血管レベルまで分解可能な最大倍率で構築されたことを再認識すべきである．常に観察環境を一定に保ち，きれいな最大倍率の画像を得

第1章　胃内視鏡検査・診断の基本

1 検査と診断のコツ

ることが診断能の向上に寄与する.

1）拡大観察用黒フード（Black soft hood）

粘膜表面とスコープの先端の距離を一定に保つことができ，最大倍率で焦点のあった画像を安定して得ることができる．Black soft hood の突出長は，最大倍率観察時の焦点距離である2 mm となる.

2）ビデオプロセッサーのNBI設定

構造強調：Bモード レベル8，色彩強調：モード1.

3）浸水法

浸水下での観察は，ハレーションがなくなる，最大倍率でもピントが合いやすい，分解能が上がる，フードが滑りやすく出血が少ないなどメリットが多い[4]．そのため，最大倍率観察時は可能な限り浸水下で観察をしている．なお，生理食塩水を用いると胃粘膜の粘液除去効果が期待できる.

VSCS で用いる解剖学的指標

M-NBI で視覚化される胃粘膜の解剖学的構造は，微小血管構築像，表面微細構造の2つに大きく分類され，それぞれ以下の解剖学的指標を用いる[1,5].

1）V：微小血管構築像：microvascular（MV）pattern

1．上皮下毛細血管：subepithelial capillary（SEC）（**図2, 3**）
2．集合細静脈：collecting venule（CV）
3．微小血管：microvessel（MV）

2）S：表面微細構造：microsurface（MS）pattern

1．腺窩辺縁上皮：marginal crypt epithelium（MCE）（**図2, 3**）
2．腺開口部：crypt opening（CO）（**図2**）
3．窩間部：intervening part（IP）（**図2, 3**）
4．Light blue crest（LBC）：
Uedo ら[6] によって報告された NBI でのみ観察される所見で，上皮の表層を縁取る青白い線と定義される．組織学的には腸上皮化生表面にある刷子縁のマーカーである.
5．白色不透明物質：white opaque substance（WOS）：
Yao ら[7] によって報告された，Vが視認できない現象を引き起こす白色物質の拡大内視鏡所見である．WOS の正体は上皮内，上皮下に集積した微小な脂肪滴である．腸上皮化生，腺腫あるいは腸型の粘液形質を有する癌に存在する.

49

図2 正常な体部腺粘膜の M-NBI 像

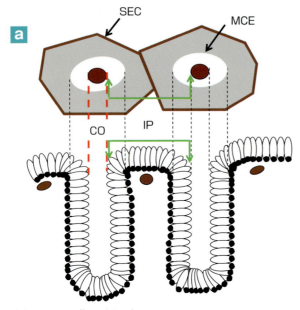
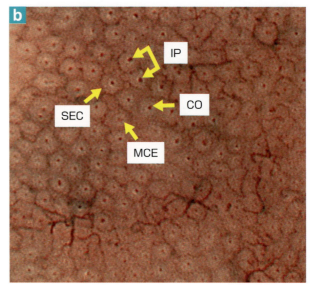

上段：M-NBI 像のイラスト
下段：対応する胃粘膜断面像のイラスト．

実際の M-NBI 像：類円形の CO は茶色に，CO を縁取る MCE は白色に，IP の多角形の SEC はこげ茶色に視覚される．

SEC：subepithelial capillary, MCE：marginal crypt epithelium, CO：crypt opening, IP：intervening part.

図3 慢性胃炎のある幽門腺粘膜の M-NBI 像

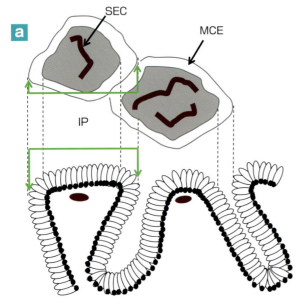
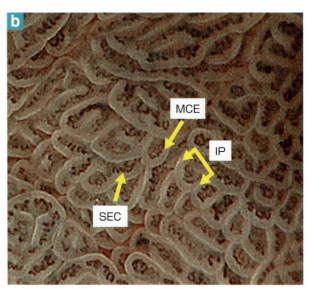

上段：M-NBI 像のイラスト
下段：対応する胃粘膜断面像のイラスト

実際の M-NBI 像：コイル状の SEC はこげ茶色に，SEC を取り囲む多角形の MCE は白色に視覚されている．なお，ここでは CO は視認されない．

SEC：subepithelial capillary, MCE：marginal crypt epithelium, IP：intervening part.

VSCSで用いる各所見の判定

1）DLの判定（図4）

判定は，present/absent で行う．病変部と非病変部の間で，ＶまたはＳが急峻に変化し明瞭な境界線が認識される場合に present と判定する．ＶやＳが徐々に変化する場合は，absent と判定する．

図4 Demarcation line（DL）

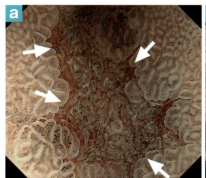
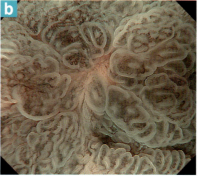

Present DL（⇨）.　　　　　　　　　Absent DL.

2）Ｖの判定（図5）

判定は regular/irregular/absent いずれかで行う．個々の微小血管の形態および互いの形態（形状・分布・配列）について判定し，irregular の所見を認めれば irregular MV pattern，認めなければ regular MV pattern と総合的に判定する．表層の透過性が低下しＶが視認できない場合は，absent MV pattern と判定し，Ｓを解析する．

互いの微小血管の形態の判定のコツは次の通りである．形状では，どれ一つとして同じ微小血管パターンが存在しない場合に不均一と判定する．分布では，内視鏡画像を4分割し，微小血管の密度が対称性か非対称性を判定する．配列では，微小血管パターンの幾何学的中心について，それらの方向性が直線的であるか否か，あるいは間隔が均一か否かによって，規則的か不規則かを判定する．なお，癌における微小血管の特徴に関する検討では，微小血管の拡張，蛇行，および口径不同は癌のみならず胃炎にも多く認められ，多変量解析では形状不均一にのみ有意差を認めている[8]．

図5 Microvascular（MV）pattern

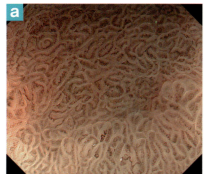
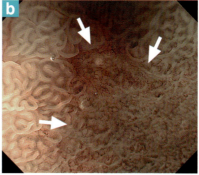
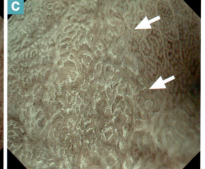

Regular MV pattern.　　　Irregular MV pattern. demarcation line（DL, ⇨）　　　Absent MV pattern. WOSのためＶが視認できない．DL（⇨）.

3）Sの判定（図6）

　判定は regular/irregular/absent いずれかで行う．個々のSの形態および互いの形態（形状・分布・配列）について判定し，irregular の所見を認めれば irregular MS pattern，認めなければ regular MS pattern と総合的に判定する．Sが視認できない場合は，absent MS pattern と判定し，Vで解析する．互いのSの形態の判定のコツは，前述のVの判定のコツと同様である．

　なお，図6の白点線で示した部分は白色球状外観 White globe appearance（WGA）である．Doyama ら[9,10]によって報告された，M-NBI 観察中に認める，上皮直下に存在する1mm以下の白色の球状物体と定義される．組織学的には著明に拡張した腺管内部に壊死物質が貯留するという intraglandular necrotic debris に対応し，癌に特異的な組織学的マーカーである[11]．Regular/irregular/absent と判定するものではないが，DL がある病変における WGA の存在は，腺腫や胃炎などの非癌から，癌をかなり高い確率で鑑別診断し得る補助所見である．

図6 Microsurface (MS) pattern

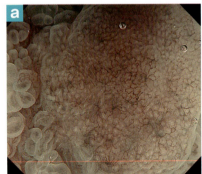
a
Regular MS pattern.

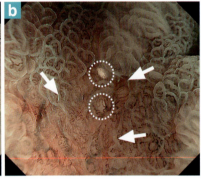
b
Irregular MS pattern, demarcation line (DL, ⇨). White globe appearance (WGA, 白点線).

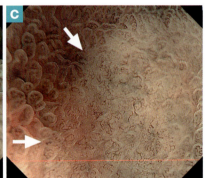
c
Absent MS pattern, DL (⇨).

VSCS による癌の診断基準

（1）Irregular MV pattern with a DL
（2）Irregular MS pattern with a DL

　V，S，および DL を別々に独立して判定し，上記の（1）あるいは（2）のうちどちらか一方でも認めれば癌と診断し，いずれも認めない場合は非癌と診断する．

> **Point　VSCS による胃病変の質的診断能**
> - VSCS を用いた M-NBI の診断能は，すべての肉眼型において優れた成績が得られた[12]
> - ただし未分化型でのエビデンスは乏しく，特に粘膜中層にのみに癌巣が存在し粘膜表層に露出していない未分化型癌は M-NBI 診断の限界例である

第1章 胃内視鏡検査・診断の基本
1 検査と診断のコツ

MESDA-G による診断の流れ（図1）

MESDA-G は，エビデンス[1, 2, 12, 13] に基づいた効率のよい診断アルゴリズムであり，VSCS の各所見を次のように用いる．

通常内視鏡（conventional white light image: C-WLI）で疑わしい病変（suspicious lesion）を見つけたら，M-NBI に切り替え，まず病変部と非病変部の間に明瞭な DL が存在するかどうかを探す．DL が absent と判定した場合は，V と S を判定せずに非癌と診断できる．DL が present と判定した場合は，次に V と S を判定する．Irregular MV pattern あるいは irregular MS pattern のうち，どちらか一方でも認めれば癌と診断し，いずれも認めない場合は非癌と診断する．

M-NBI 最大倍率の基本テクニック

まず M-NBI での観察前に蛋白分解酵素阻害薬プロナーゼおよび消泡剤ジメチコンを使用し，粘膜表面をよく洗浄する．また，M-NBI での観察の際には，胃内の空気を少なめにしておくとよい．胃壁が十分に伸展された状態では，接触させたスコープのわずかな移動で出血をきたすことがある．M-NBI に切り替え，病変に近づいたらフードの一端を病変の外の正常粘膜に接触させ，最大倍率で病変を観察し始める．ここで浸水法を用いる．スコープの前方送水機能を活用したり，鉗子口から注射器でゆっくりと注入したりして，スコープ先端を粘膜表面から浮かせた状態で移動させて粘膜を損傷しないよう注意し，全周の DL を追っていく．鮮明な画像を得るために，送水と吸引で粘膜との距離を微調整する．大きな病変などではあらかじめ胃内に生理食塩水を充満しておくとよい．なお，浸水下でのマーキングは問題なく施行可能であり，DL が難解な症例では ESD 時に浸水下観察でしっかり DL を同定しつつ同時にマーキングを実施している．

病変へのアプローチ法として，八尾が提唱するアップアングル・テクニック（順視，胃体部小彎・前後壁），プルバック・テクニック（反転，胃体部小彎・前後壁），スウィング・ザ・スコープ・テクニック（順視，後壁），カウンタークロックワイズ（反時計回転）テクニック（順視，大彎〜前庭部前壁）という4つの基本テクニック[14] を習得するとよい．

M-NBI 診断の実際：症例提示

症例 1 （図7）

体下部大彎に20mm 大の発赤と褪色が不規則に混在する領域を認める．不均一な色調やヒダの集中が1点ではないことから，C-WLI では癌を疑ったが，境界は不明瞭であった（図7a）．M-NBI では，まず低倍率で確実に非腫瘍と考えられる領域から徐々に関心領域に向けて観察を進めていったが，DL は認めなかった．MESDA-G ではこの時点で非癌と診断できる．関心領域の M-NBI 最大倍率の VSCS は regular MV pattern plus regular MS pattern without DL である（図7b）．病理組織学的には腸上皮化生を伴った慢性萎縮性胃炎と診断された．

症例 2 （図8）

体上部後壁に，20mm 大の発赤調でわずかに陥凹した領域を認める．不均一な色調から C-WLI では癌を疑ったが境界は不明瞭であった（図8a）．M-NBI では，V および S が急峻に変化し，容易に DL が認識できた．DL の内側には V および S の irregularity を認め，VSCS は irregular MV pattern plus irregular MS pattern with a DL で，高確信度で癌と判断した（**図8b**）．病理組織学的に中分化管状腺癌であった．

図7 症例1

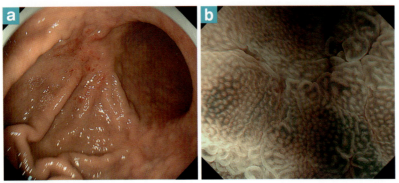

C-WLI 像　　　　　　　　　　　M-NBI 像：最大倍率

図8 症例2

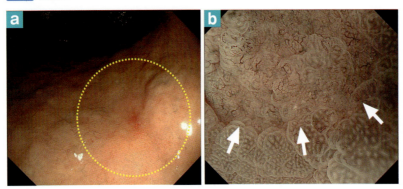

C-WLI 像．病変（黄色点線）　　　M-NBI 像：最大倍率，DL（⇨）

参考文献

1) Yao K, Anagnostopoulos GK, Ragunath K. Magnifying endoscopy for diagnosing and delineating early gastric cancer. Endoscopy 2009; 41(5): 462-7.
2) Ezoe Y, Muto M, Uedo N, et al. Magnifying narrowband imaging is more accurate than conventional white-light imaging in diagnosis of gastric mucosal cancer. Gastroenterology 2011; 141(6): 2017-25.
3) Muto M, Yao K, Kaise M, et al. Magnifying endoscopy simple diagnostic algorithm for early gastric cancer (MESDA-G). Dig Endosc 2016; 28(4): 379-93.
4) 八尾建史，長浜 孝，松井敏幸．胃粘膜微小血管構築像をターゲットにした胃拡大内視鏡観察手技．Gastroenterol Endosc 2008；50：1145-53．
5) 八尾建史，松井敏幸，岩下明徳．胃拡大内視鏡：日本メディカルセンター；2009．
6) Uedo N, Ishihara R, Iishi H, et al. A new method of diagnosing gastric intestinal metaplasia: narrow-band imaging with magnifying endoscopy. Endoscopy 2006; 38(8): 819-24.
7) Yao K, Iwashita A, Nambu M, et al. Nature of white opaque substance in gastric epithelial neoplasia as visualized by magnifying endoscopy with narrow-band imaging. Dig Endosc 2012; 24(6): 419-25.
8) Kanesaka T, Uedo N, Yao K, et al. A significant feature of microvessels in magnifying narrow-band imaging for diagnosis of early gastric cancer. Endosc Int Open 2015; 3(6): E590-6.
9) Doyama H, Yoshida N, Tsuyama S, et al. The "white globe appearance" (WGA): a novel marker for a correct diagnosis of early gastric cancer by magnifying endoscopy with narrow-band imaging (M-NBI). Endosc Int Open 2015; 3(2): E120-4.
10) Yoshida N, Doyama H, Nakanishi H, et al. White globe appearance is a novel specific endoscopic marker for gastric cancer: A prospective study. Dig Endosc 2016; 28(1): 59-66.
11) Watanabe Y, Shimizu M, Itoh T, Nagashima K. Intraglandular necrotic debris in gastric biopsy and surgical specimens. Ann Diagn Pathol 2001; 5(3): 141-7.
12) Yao K, Doyama H, Gotoda T, et al: Diagnostic performance and limitations of magnifying narrow-band imaging in screening endoscopy of early gastric cancer: a prospective multicenter feasibility study. Gastric Cancer 2014: 17; 669-79.
13) Yamada S, Doyama H, Yao K, et al. An efficient diagnostic strategy for small, depressed early gastric cancer with magnifying narrow-band imaging: a post-hoc analysis of a prospective randomized controlled trial. Gastrointest Endosc 2014; 79(1): 55-63.
14) 八尾建史．動画で学ぶ胃拡大内視鏡テクニック：日本メディカルセンター；2012．

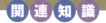
ピロリ感染と胃発癌

山下太郎, 磯本 一

　胃癌は, 日本人において, 癌罹患率2位・癌死亡率3位の疾患である（2016年）. この小稿では, 1990年代に胃癌のリスク因子として確立したピロリ感染と胃発癌の関わりについて, 現状における知見の概略を紹介する[1].

DNA メチル化異常

　ピロリ除菌によって胃癌の発生リスクが低下するという前向き比較研究の報告がなされ, 2013年にピロリ感染慢性胃炎に対する除菌療法が保険適応となり, ピロリ除菌は広く普及してきている.

　ピロリ感染は慢性胃炎を惹起し胃発癌となるが, その過程においてエピジェネティックな変化が重要と考えられている. すなわち, ピロリ陽性の胃癌では, 遺伝子のプロモーター CpG island（CpGI）領域のメチル化亢進（DNA メチル化異常）が高頻度に認められるが, 胃粘膜のメチル化異常の程度が, 異時性多発胃癌のリスクに相関することが示されており[2], DNA メチル化異常が胃癌発癌において重要な役割を果たしている.

　また, ピロリ感染による慢性胃炎は腸上皮化生をもたらすが, 特に CD10 陰性・MUC5AC 陽性の不完全型腸上皮化生は胃発癌母地のリスクが高い. 不完全型腸上化生腺管においては, 完全型腸上皮化生腺管や非化生腺管と比較し DNA メチル化が亢進している.

　DNA メチル化異常による発癌促進の機序は, ミスマッチ修復遺伝子などの癌抑制遺伝子の遺伝子発現の低下や, E-Cadherin（*CDH1*）の発現低下などにより epithelial-mesenchymal transition（EMT）が亢進する機序が考えられてきた.

　一方, 胃癌においても TP53 変異などの遺伝子変異が一定の割合で認められるが, ピロリ感染による慢性胃炎浸潤細胞・胃上皮細胞から IL-1β が産生され, 胃上皮細胞内で nitric oxide 産生が亢進し, さらに NF-κB の活性化により activation-induced cytidine deaminase（AID）の発現が誘導されて TP53 の点突然変異が誘発される[3].

DNA メチル化異常による変化

　胃癌のリスク因子として, ピロリ感染の寄与が確立し, かつ除菌によって発癌が抑制されることから, ピロリ感染・除菌による DNA メチル化状態の変化が想定される.

　ピロリ感染胃粘膜（非癌）と正常胃粘膜の比較解析により, ピロリ感染胃粘膜では, p16・*LOX*（lysyl oxidase）・*CDH1*・*MLH1*（MutL homolog 1）・*MSH2*（MutS protein homolog 2）などの癌抑制遺伝子の DNA メチル化異常に伴う発現低下が報告されている[4].

一般的に，DNA メチル化を促進する遺伝子群として，DNA methyltransferases（DNMT）が知られている．胃癌において *DNMT* 遺伝子群の高発現はリンパ節転移や予後不良に相関することが知られているが，ピロリ感染による胃上皮細胞の *DNMT* 遺伝子群の変動に関する様々な報告がある．

CagA 蛋白による発癌メカニズム

ピロリ感染による胃発癌においては，日本を含む東アジアに多く存在する‘東アジア型’CagA 蛋白陽性 *H. pylori* 株が，‘欧米型’CagA 株に比べて発癌リスクが有意に高いことが示されており，CagA 蛋白による発癌メカニズムが研究されてきた．

CagA によって RAS/ERK（extracellular signal-regulated kinases），JNK（c-Jun NH$_2$-terminal kinases）/AP-1（activator protein 1）経路や，STAT3（signal transducers and activator of transcription 3）経路が活性化することが知られている．

胃上皮細胞においてリン酸化 CagA が SHP2（tyrosine-protein phosphatase non-receptor type 11）を活性化し，RAS 経路の亢進をもたらすほか，リン酸化非依存的に増殖因子受容体 Met（proto-oncogene, receptor tyrosine kinase）と結合するという報告があり，同受容体を介して PI3（phosphatidylinositol-3 kinase）/Akt（v-Akt murine thymoma viral oncogene）経路や STAT3 経路を活性化し，細胞増殖やアポトーシス抑制，EMT を惹起する可能性がある．

EZH2遺伝子の活性化

また，ヒストンのメチル化を促進する EZH2（enhancer of zeste homologue 2）遺伝子の活性化が報告されている．

EZH2 はヒストン H3 コア蛋白の27番目のリジンを認識してメチル化し遺伝子発現を抑制する．ピロリ感染胃粘膜で，EZH2 発現亢進が報告されており[5]，癌抑制遺伝子 RUNX3（Runt related transcription factor 3）の不活性化等に寄与している．またリン酸化 STAT3 が *EZH2* 遺伝子発現亢進，DNMT による CpGI メチル化を促進している可能性がある[6]．

miRNA の発現異常

DNA の CpGI メチル化の亢進によるエピジェネティックな変化は，癌抑制遺伝子の発現低下のみならず，癌抑制の働きを持つ microRNA（miRNA）の発現低下にも寄与していることが報告されている．

たとえば，ピロリ感染によって let-7・miRNA-34a/b/c・miRNA-101・miRNA-200・miRNA-204・miRNA-375などの癌抑制に働く miRNA の発現が低下していることが報告されており[7]，RAS 系活性化，p53経路の不活化，WNT 経路活性化，EMT 促進，アポトーシス抑制，細胞周期回転の亢進などをもたらし，胃癌発癌ならびに進展に寄与する可能性が示唆された．

TCGA project の報告

近年，胃癌における遺伝子変異・DNA メチル化異常・遺伝子増幅の全体像の解析として，The Cancer Genome Atlas（TCGA）project の報告がなされた[8]．

胃癌は，①EBウイルス陽性群，②マイクロサテライト不安定性（MSI）を特徴とし，*MLH1* 遺伝子不活化を認める群③ diffuse type の組織型を特徴とし，*CDH1*，*RHOA*（Ras homolog gene family, member A）の遺伝子変異やメチル化異常を認め，ゲノム安定型の群④ intestinal type の組織型を特徴とし，TP53の遺伝子変異やRAS系の増幅の頻度が高く，染色体数の異常を高頻度に認める群に分けられるとしている．

未分化型癌に相当する diffuse type の組織型の胃癌では，*CDH1* 遺伝子変異やメチル化異常によって，E-cadherin の機能低下，EMT の進展に寄与していると考えられる．

形態・粘液形質・分子異常の関連

旧来分化型癌を粘液形質によって胃型・腸型・混合型に分類してきた．

早期胃癌の形態・粘液形質・分子異常の関連についての研究では，胃型粘液形質を示す乳頭腺癌においては，*MLH1* 遺伝子不活化に伴ってMSIが高頻度に認められ，腸型の高異型度癌においては，TP53変異や染色体不安定性の指標であるLOH（Loss of Heterozygosity）が高頻度に認められると報告されている．

一般に，TP53変異と染色体不安定性との関連が知られており，腸型の高異型度癌においては，TP53変異が driver gene mutation となっている可能性がある．その他，CD10陽性の完全型腸上皮化生粘膜を背景とした腸型腺腫や低異型度腺癌の発生においては *APC*（adenomatous polyposis coli）遺伝子変異・欠失が多く認められており，*APC* 遺伝子変異により腸型腺腫が発生し，引き続いて他の遺伝子変異やエピジェネティック異常の蓄積が発癌に寄与する可能性が考えられている．

また，近年その概念が確立しつつある胃底腺型胃癌においては，Wnt 系活性化・*GNAS*（guanine nucleotide-binding protein G subunit alpha isoforms short）遺伝子変異が高頻度に認められると報告されている．胃底腺型胃癌の発癌においては，ピロリ感染との関わりは示されていない．

現状で想定される胃癌の組織別発癌の概略図を示した（図1）．

図1 胃癌の組織別発癌の概略図

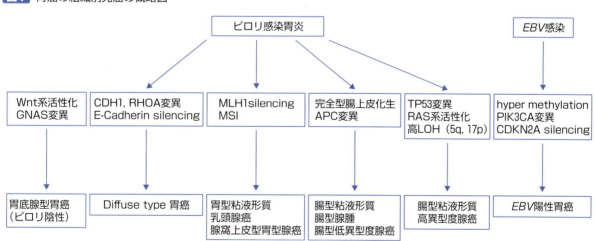

出典「山下太郎，菓 裕貴，磯本 一．H. pylori 感染と胃癌発癌—DNA メチル化異常を中心として．消化器内視鏡 2017；29(7)：1226，東京医学社」より許諾を得て改変のうえ転載

除菌後の DNA メチル化異常

ピロリ除菌によって，DNA メチル化異常や miRNA の発現異常はある程度改善するが，除菌後も残存する異常があることが知られており[7-9]，除菌後胃癌に関係している可能性がある．

除菌後胃癌リスクの予測・階層化という観点から，除菌後のメチル化異常のレベルの推移と異時性胃癌の関与を調べる前向き研究が開始された[10]．

発癌に寄与するエピジェネティックな状態が，除菌によってどの程度回復し，除菌後胃癌とどのように関係するか，その過程の解明は，除菌後胃癌リスクのさらなる低下や，広く慢性炎症発癌の予防法の検討につながる可能性もあり，今後の研究の進展が期待される．

参考文献

1）山下太郎，菓　裕貴，磯本　一．*H. pylori* 感染と胃癌発癌－DNA メチル化異常を中心として．消化器内視鏡 2017；29（7）：1224-27.

2）Asada K, Nakajima T, Shimazu T, et al. Demonstration of the usefulness of epigenetic cancer risk prediction by a multicenter prospective cohort study. Gut 2015; 64（3）: 388-96.

3）牛島俊和，服部奈緒子，山下　聡．胃発癌の分子機構．日本消化器病学会雑誌 2016：113；1868-77.

4）Niwa T, Tsukamoto T, Toyoda T, et al. Inflammatory processes triggered by *Helicobacter pylori* infection cause aberrant DNA methylation in gastric epithelial cells. Cancer Res 2010; 70（4）: 1430-40.

5）Cai GH, Wang K, Miao Q, et al. Expression of polycomb protein EZH2 inmulti-stage tissues of gastric carcinogenesis. J Dig Dis 2010; 11（2）: 88-93.

6）Pan YM, Wang CG, Zhu M, et al. STAT3 signaling drives EZH2 transcriptional activation and mediates poor prognosis in gastric cancer. Mol Cancer 2016; 15（1）: 79.

7）Matsushima K, Isomoto H, Inoue N, et al. MicroRNA signatures in *Helicobacter pylori*-infected gastric mucosa. Int J Cancer 2011; 128（2）: 361-70.

8）The Cancer Genome Atlas Research Network. Comprehensive molecular characterization of gastric adenocarcinoma. Nature 2014; 513（7517）: 202-9.

9）Leodolter A, Alonso S, González B, et al. Somatic DNA Hypomethylation in *H. pylori*-Associated High-Risk Gastritis and Gastric Cancer: Enhanced Somatic Hypomethylation Associates with Advanced Stage Cancer. Clin Transl Gastroenterol 2015; 6: e85.

10）中島　健，前田将宏，森　源喜ほか．ESD 後除菌後胃癌と DNA メチル化異常．胃と腸 2016：51（6）；805-13.

関連知識

対策型胃がん検診における胃内視鏡検診の目的と意義

濱島ちさと

　2016年の厚生労働省の指針変更に伴い，胃内視鏡検査を対策型検診として実施することが可能となった[1]．その背景は，日韓の症例対照研究により，胃内視鏡検診による胃がん死亡率減少効果が確認され，その結果に基づき，「有効性評価に基づく胃がん検診ガイドライン」が改訂されたことにある[2]．

胃内視鏡検診の目的

　胃内視鏡検診の目的は，胃がん死亡率減少である．特に対策型検診は公共政策として行われることから，限られた資源を有効活用しつつ利益を最大化する必要がある．このためには，利益不利益バランスの検討が必要となる[2]．

　がん検診の最大の利益は，がん死亡率減少効果だが，不利益には，偽陽性，偽陰性，過剰診断，偶発症などがある．特に，偽陽性や過剰診断は不要な検査や治療を誘発する深刻な問題となる．利益はあるレベルで一定に留まる一方で，検診が継続すれば，不利益はさらに増加し，最終的には利益と不利益の差が縮小し，がん検診の真の利益は失われる（図1）[3]．利益と不利益の差を最大化するには，適切な対象に適切な精度や頻度で検診が提供されなくてはならない．

　胃内視鏡検診固有の不利益として，偶発症，感染がある．ただし，これらはリスクマネジメントの徹底により最小化することが可能である．胃内視鏡検診の精度管理については，消化器がん検診学会が「対策型検診のための胃内視鏡検診マニュアル」を公開している[4]．

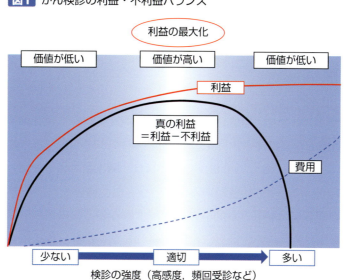

図1　がん検診の利益・不利益バランス

（文献3より一部改変）

ようやく胃内視鏡検診では科学的根拠が固まったばかりだが，今後は過剰診断をはじめとする不利益の研究を行い，真に効果的な検診システムの構築の検討が必要となる．

胃内視鏡検診の評価プロセス

　適切ながん検診の第1歩は，科学的根拠の明確な検診を選択することにある．がん検診のアウトカム・評価指標は様々あるが，確実なのは対象となるがん死亡率である．しかし，がん検診の評価過程は，一足飛びではなく，段階を経て評価される．新技術へのがん検診導入まで評価の過程は**表1**に示したとおり，診療の評価から無症状者を対象としたがん検診独自の評価まである[5]．特に，検診の感度・特異度を算出することは，検診への応用性を検討する上では重要なステップとなる．感度は利益に直結する一方で，特異度は不利益に繋がる．すなわち，両者のバランスが取れていない状態（感度は高いが，特異度が低すぎるなど）では，がん検診としての応用は困難である．

　「有効性評価に基づく胃がん検診ガイドライン2005年度版」公開時には，わが国における評価研究は，感度・特異度の算出までに留まっており，胃がん死亡率を検討した研究は中国の研究1件であり[6]，この研究からは胃内視鏡検診の有効性は確認できなかった[7]．すなわち，胃内視鏡検診の評価は**表1**の最終段階に到達していなかった．2014年度版では，国内の感度・特異度の研究に加え，胃がん死亡率減少効果も証明されたことで，最終段階の評価に至った．

　一方，胃内視鏡検診の評価に用いられた研究デザインは，コホート研究や症例対照研究などの観察研究のみである．科学的根拠の信頼性を考えると，胃内視鏡検診の評価は脆弱であり，今後も評価研究を継続する必要がある．

段階	分類	研究の対象	期待される成果
Phase 1	探索的研究	患者 （特定のサンプル）	臨床利用できる測定法の開発
Phase 2	臨床的測定法の 妥当性検証	患者	患者対象の感度・特異度
Phase 3	遡及的・縦断的研究	健常者	無症状者対象の 感度・特異度
Phase 4	検診の前向き研究	健常者 （検診受診者）	検診の実行可能性
Phase 5	がん対策としての 検証	健常者 （検診受診者）	罹患率・死亡率減少効果

2005年までの評価

検診導入に向けての評価

表1 内視鏡検診導入までの過程

（文献5より改変）

ABC検診の可能性

　ABC検診を1次スクリーニングとして応用するためには，**表1**と同様の評価の過程が求められる．しかし，すべての評価を行う前に，その価値があるかということも検討されなくてはならない．

　現在，ガイドラインの評価には利益と不利益の両者が求められ，このバランスがとれている方法が推奨される[8]．利益・不利益バランスの評価方法には議論があるものの，多くのガイドラインではたとえ利益があっても不利益が大きい場合には，公共政策としての推奨を見送っている．がん検診では健常者に不必要な検査や負担を強いることになることから，特異度が低い方法は適切ではない．ABC検診では，

第1章 関連知識
1 検査と診断のコツ

感度・特異度の算出も十分ではないが，特異度の代替指標である要精検率が20％以上と極めて高い[9]．すなわち，胃がんは発見できても，そのためには多くの健常者が「がん疑い」のラベリングを受け，精密検査を増加させ，さらに受診者の負担・費用を強いることになる．このため，不利益の観点からは1次スクリーニングとして容認しがたい．

一方で，将来予測の観点から健康教育としての応用も期待されているが，予測モデルとしても同様の問題がある．近年，臨床応用のための予測モデルにおいても，感度・特異度の両者が一定以上であり，両者のバランスが取れていることが条件となっている[10]．胃がん発症予測モデルとしての，ABC検診は感度97.2％，特異度21.1％であり，この結果からも予測モデルとして用いるには限界がある[11]．

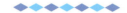

胃内視鏡検診の目的は胃がん死亡率であり，その利益を最大化することが常に考慮されなくてはならない．今後は過剰診断をはじめとする不利益の研究を行い，真に効果的な検診システムの構築の検討が必要となる．

参考文献

1) 厚生労働省．がん予防重点健康教育及びがん検診実施のための指針．平成20年3月31日付け健発第0331058号厚生労働省健康局長通知別添．2016.
2) 国立がん研究センター．がん予防・検診研究センター：有効性評価に基づく胃がん検診ガイドライン2014年度版．2015.
3) Harris RP, Wilt TJ, Qaseem A. A value framework for cancer screening: advice for high-value care from the American College of Physicians. Ann Intern Med 2015; 162(10): 712-7.
4) 日本消化器がん検診学会．対策型検診のための胃内視鏡検診マニュアル：南江堂；2017.
5) Pepe MS, Etzioni R, Feng Z, et al. Phases of biomarker development for early detection of cancer. J Natl Cancer Inst 2001; 93(14): 1054-61.
6) 平成17年度 厚生労働省がん研究助成金がん検診の適切な方法とその評価法：の確立に関する研究班（主任研究者 祖父江友孝）．有効性評価に基づく胃がん検診ガイドライン．2005.
7) Riecken B, Pfeiffer R, Ma JL, et al. No impact of repeated endoscopic screens on gastric cancer mortality in a prospectively followed Chinese population at high risk. Prev Med 2002; 34(1): 22-8.
8) Institute of Medicine. Clinical Practice Guidelines We Can Trust: The National Academies Press; 2011
9) Watabe H, Mitsushima T, Yamaji Y, et al. Predicting the development of gastric cancer from combining *Helicobacter pylori* antibodies and serum pepsinogen status: a prospective endoscopic cohort study. Gut 2005; 54(6): 764-8.
10) Steyerberg EW, Vickers AJ, Cook NR, et al. Assessing the performance of prediction models: a framework for traditional and novel measures. Epidemiology 2010; 21(1): 128-38.
11) Hamashima C, Sasazuki S, Inoue M, et al. Receiver operating characteristic analysis of prediction for gastric cancer development using serum pepsinogen and *Helicobacter pylori* antibody tests. BMC Cancer 2017; 17(1): 183.

関連知識

早期胃癌典型例での NBI・BLI 画像の比較

八木信明

原理の違い

画像強調内視鏡（image-enhanced endoscopy: IEE）である Narrow Band Imaging（NBI）と Blue LASER Imaging（BLI）を用いた拡大内視鏡診断は，早期胃癌の存在診断，範囲診断，組織型予測に臨床上非常に有用と考えられる．この2つの観察法は光デジタル法に分類されるが，その原理には大きな違いがある．

NBI はフィルターを通してヘモグロビンによる光の吸収特性を持つ415nm 付近と540nm 付近に狭帯域化した照明光を用いて粘膜表層の毛細血管を強調すると同時に，比較的短波長の光によりコントラストのある表面構造を描出することができる[1]．

一方で BLI はフィルターを用いず2種類のレーザー光源と白色蛍光体を組み合わせた照明を用いるもので，450nm の白色光用レーザーと410nm の BLI 用レーザー（短波長狭帯域光）を組み合わせて，白色光用レーザー光の比率を高めた BLI-bright モードと BLI 用レーザー光の比率を高めた BLI モードの2種類のモードが設定されている．BLI モードでは近接画像で表層の粘膜模様や表層血管を観察することにより癌の範囲診断や質的診断に有用であり，BLI-bright モードでは明るさが向上し，遠景からの観察も容易となっているため，病変拾い上げ観察への有用性が期待される[2]．

内視鏡診断能の違い

早期胃癌の内視鏡診断において NBI 拡大観察が白色光観察より優れているとする報告は散見される[3]．一方で土肥らは BLI 拡大観察が白色光観察より早期胃癌診断において優れていることを報告している[4]．

NBI 拡大観察と BLI 拡大観察の早期胃癌の内視鏡診断能に違いはあるのだろうか？　この疑問に対して我々も参加した「胃癌診断における NBI と BLI の多施設前向き比較試験」の結果を参考に解説したい[5]．

京都府立医科大学，広島大学，北海道大学で，胃腫瘍に対する胃 ESD 予定患者を対象に両検査法の診断能を前向きに比較検討した．対象104病変の BLI-bright，BLI，NBI の拡大観察画像を非連結匿名化し，中拡大観察画像から病変の demarcation line（DL），強拡大観察画像から microvascular pattern（MVP）と microsurface pattern（MSP）を各施設のエキスパート3人が個別に診断し，vessel plus surface classification system（VSCS）を用いて評価した．

その結果は，BLI-bright，BLI，NBI の拡大観察による VSCS を用いた早期胃癌診断能は98.1%，97.1%，98.1%と全く同等であった．つまり，VSCS を用いた早期胃癌の診断は BLI 拡大観察で NBI 拡大観察と同様に可能であることが示された．

一方で DL と irregular MVP の検出率には有意差はなかったが，irregular MSP については BLI 拡大観察で NBI 拡大観察に比して有意に高率に認められた．特に NBI 拡大観察で absent MSP と診断され

るものがBLI拡大観察でirregular MSPと診断される症例が多かった．この現象は組織学的には中分化型腺癌で認められることが多いとされる．この機序に関しては①BLIモードは狭帯域光のみならず白色光用レーザーも照射されているのでMSPの描出に有利である可能性や②狭帯域光の波長幅が狭いことが短い腺管の描出能の向上に関係している可能性が報告されている[6]．

この報告ではNBIはEVIS LUCERA SPECTRUM systemとGIF-H260Z，BLIはLASEREO systemとEG-L590ZWを用いた比較研究であり，NBI，BLIとも後継機種として最新システムとスコープが臨床応用されており，これらによる比較検討が待たれる．

症例提示

症例1

症例1は高分化型腺癌，0-Ⅱa，8mmの粘膜内癌でBLI，NBIともにDL（＋），irregular MVP，irregular MSPですべて一致している（図1）

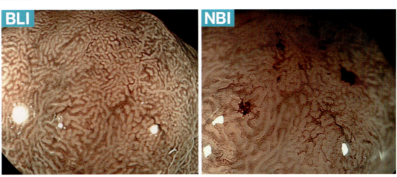

図1 症例1（tub1，type0-Ⅱa，8mm，depth m）

EG-L590ZW
irregular MVP
irregular MSP

GIF-H260Z
irregular MVP
irregular MSP

症例2

症例2は印環細胞癌，0-Ⅱc，6mmの粘膜下層微小浸潤でBLI，NBIともにDL（＋），irregular MVP，absent MSPですべて一致している（図2）．

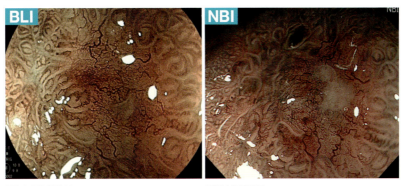

図2 症例2（sig，type0-Ⅱc，6mm，depth sm1，400μm）

EG-L590ZW
irregular MVP
absent MSP

GIF-H260Z
irregular MVP
absent MSP

症例3 症例4

症例3と症例4は高分化型腺癌と中分化型腺癌の混在病変で0-Ⅱc，大きさはそれぞれ20mmと13mmの粘膜内癌でBLIとBLI-brightではirregular MSPであるが，NBIではabsent MSPである（図3，4）．

図3 症例3（tub1+tub2，type0-Ⅱc，20mm，depth m）

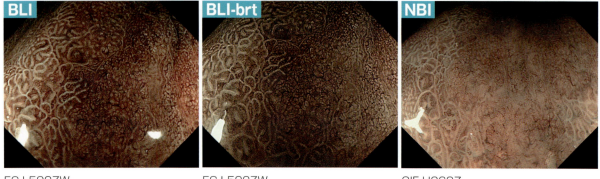

EG-L590ZW
irregular MVP
irregular MSP

EG-L590ZW
irregular MVP
irregular MSP

GIF-H260Z
irregular MVP
absent MSP

図4 症例4（tub1+tub2，type0-Ⅱc，13mm，depth m）

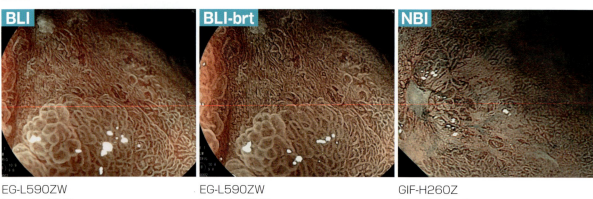

EG-L590ZW
irregular MVP
irregular MSP

EG-L590ZW
irregular MVP
irregular MSP

GIF-H260Z
irregular MVP
absent MSP

症例 5

症例5は中分化型腺癌，0-Ⅱc，20mmの粘膜内癌でBLIではirregular MSP，NBIではabsent MSPを呈している（図5）．

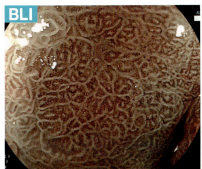

図5 症例5（tub2，type0-Ⅱc，20mm，depth m）

EG-L590ZW
irregular MVP
irregular MSP

GIF-H260Z
irregular MVP
absent MSP

◆◆◆◆◆◆◆

最後にNBI拡大観察とBLI拡大観察はVSCSを用いた早期胃癌の内視鏡診断においていずれも同等の診断能を有し，臨床的に有用である．しかし，症例によってはその診断原理に起因してMSPの見え方に違いがあることも理解しておく必要がある．いずれにしても現在，早期胃癌の内視鏡診断におけるIEEとしてのBLI/NBI拡大観察の有用性は高く，内視鏡医としてIEE拡大観察を含めた的確な検査方法を習得する必要性があることを強調して本稿を終えたい．

参考文献

1) 田尻久雄．消化器内視鏡NBI症例集．オリンパスメディカルシステムズ；2010．
2) 八木信明，内藤裕二ほか．胃癌の内視鏡検査・診断 BLI（blue LASER imaging）．日本臨牀72（増刊号1）2014；266-71．
3) Yao K, Anagnostopoulos GK, Ragunath K. Magnifying endoscopy for diagnosing and delineating early gastric cancer. Endoscopy 2009; 41(5): 462-7.
4) Dohi O, Yagi N, Majima A, et al. Diagnostic ability of magnifying endoscopy with blue laser imaging for early gastric cancer: a prospective study. Gastric Cancer 2017; 20(2): 297-303.
5) Dohi O, Yagi N, Yoshida S, et al. Magnifying Blue Laser Imaging versus Magnifying Narrow-Band Imaging for the Diagnosis of Early Gastric Cancer: A Prospective, Multicenter, Comparative Study. Digestion 2017; 96(3): 127-34.
6) Kimura-Tsuchiya R, Dohi O, Fujita Y, et al. Magnifying Endoscopy with Blue Laser Imaging Improves the Microstructure Visualization in Early Gastric Cancer: Comparison of Magnifying Endoscopy with Narrow-Band Imaging. Gastroenterol Res Pract 2017; 8303046

第1章 胃内視鏡検査・診断の基本

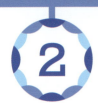
検査前のポイント

1 今だから必要な検査前の問診

後藤田卓志

> **Key Point**
> - 上部消化管内視鏡検査の目的を明確にするために，疾患を推察するためにも「OPQRST」に従った問診が重要
> - ピロリ菌の除菌歴・検査歴について確認する
> - 抗血栓薬服用の有無や服用薬の種類および量を確認する

　検査をオーダーするのは医師である．つまり，何らかの目的をもって行うのである．目的には，症状の原因を究明するための検査と，除外診断を含めて念のための検査とがある．さらに，上部消化管内視鏡検査では胃のみではなく咽頭や食道，十二指腸も観察できる．したがって，疾患と症候に関する問診も重要となる．また，高齢化時代に特有な基礎疾患を有する患者にも注意が必要である．

一般的な問診
　問診のチャンスは2回ある．外来受診時に医師が行うものと，検査当日に看護師あるいは検査医が行うものである．つまりリスク回避のチャンスが2回ある．それでもスイスチーズの穴を2つ共すり抜けてしまう場合があるので，侵襲的な検査であることを十分に理解したうえでの問診が肝要である．
　医師が行う検査前の問診の目的には，あり得る疾患の可能性を推論するものと，検査に対するリスクの洗い出しの2つがある．
　前者は，一般的な内科診療と同じである．まずは主訴の確定が重要である．次に現病歴の聴取である．主訴に対しては，いわゆる"OPQRST"での聴取を心がける．

- O：発症様式（Onset）
- P：増悪・寛解因子（Palliative/Provoking factors）
- Q：症状の性質（Quality/Quantity）
- R：場所・放散（Region/Radiation）
- S：随伴症状（Associated Symptoms）
- T：時間経過（Time course）

　問診は診断推論においては非常に大切で，Sir William Osler は "Listen to your patient, he is telling you the diagnosis" と伝えている．

第1章 胃内視鏡検査・診断の基本

2 検査前のポイント

嗜好や既往歴，家族的も重要な問診事項である．問診を通して目的をもった検査が重要である．外来担当医以外が検査をする場合を想定して，注意すべき事項や明確な検査目的を検査依頼票に明記しておくと親切である．たとえば，飲酒・喫煙歴が長い中年男性であれば，胃癌どころではなく咽頭や食道の入念な観察も必要になってくる．食道癌・咽頭癌は胃癌との併発頻度が高いことも知っておくべきである．

検査に対するリスク管理として，鎮痙剤や鎮静剤の使用が禁忌あるいは躊躇する既往歴の有無の聴取は検査担当者への情報として重要である．若い女性の場合には，妊娠の可能性や授乳中であるかどうかの確認も忘れずに行う．これらの情報に関しては，検査当日に看護師が再度確認することで思わぬ穴を埋めることができる．

検査後の忘れ物として多い義歯や補聴器の有無も最終確認で拾い上げることができる．帰宅後中のリスク回避として，車・バイク・自転車での来院や使用の可能性についても確認しておく必要がある．これらの直前の問診項目は，各施設で患者直筆のチェックシートの運用を行っていると思うが，検査後も保存しておくべきである．

今だから必要な問診

上部消化管内視鏡検査を取り巻く現状として，ピロリ感染者の激減と既感染者（除菌後）の増加による疾患頻度の変化，超高齢社会，ストレス社会などが挙げられる．

特にピロリ胃炎に対する除菌の有無や感染検査の有無の確認は，胃癌診療にあたっては極めて重要な情報である．胃癌リスクが全く異なるうえに，発生する部位や肉眼所見，組織型が異なるため注目するべき（＝探すべき）所見が違うからである．

超高齢社会において，抗血栓薬服用者は増加している．『抗血栓薬服用者に対する消化器内視鏡診療ガイドライン』[1, 2] では，抗血小板薬に加えて経口抗凝固薬服用下（INRのチェックは必須）でも粘膜生検の施行は可能となっているが，服用の継続を知ったうえでの粘膜生検と服用自体を知らずに行ってしまった粘膜生検とでは結果が同じでも意味には大きな違いがある．最近の電子カルテでは，必須事項として抗血栓薬服用の有無や休薬・継続指示を記載しないとオーダーできないものもある．機能として追加しておくのもリスク管理のうえでは有用である．

現代はストレス社会といわれている．そのため，抗うつ薬や睡眠導入剤を服用している患者も多い．一方で検査にあたっては鎮静剤の使用を希望する患者が増えており，場合によってはベンゾジアゼピン受容体拮抗剤を使用することがある．ベンゾジアゼピン系薬剤と三（四）環系抗うつ薬を服用している患者では，ベンゾジアゼピン系薬剤の作用低下に伴い抗うつ薬の中毒症状（自律神経系症状等）が顕在化することがある．

上記は，本邦における上部消化管内視鏡検査の大きな目的である胃癌リスクの層別化とそれに伴う観察時の注目点，検査時や検査後のリスク管理に非常に重要な問診ポイントである．

参考 文献

1）藤本一眞，藤城光弘，加藤元嗣ほか．抗血栓薬服用者に対する消化器内視鏡診療ガイドライン．Gastroenterol Endosc 2012；54：2075-102.

2）加藤元嗣，上堂文也，掃本誠治ほか．抗血栓薬服用者に対する消化器内視鏡診療ガイドライン 直接経口抗凝固薬（DOAC）を含めた抗凝固薬に関する追補2017．Gastroenterol Endosc 2017；59：1547-58.

2 ▶ 標準的な前処置法（咽頭麻酔や鎮痙剤の使用適応まで）

後藤田卓志

Key Point

- ●適切な前処置は病変の見落としを防ぐ
- ●粘膜の洗浄回数が減ることで，結果的に検査時間が短くなり，患者苦痛の軽減につなげられる
- ●前投薬の適切な投与や副作用を理解し，偶発症に適切に対処できる準備と事前の説明が重要

検査前日の指導

上部消化管内視鏡検査で胃粘膜を観察する（本質的には病変を探す）うえで，食物残渣は検査精度の低下と嘔吐反射に伴う誤嚥を招いてしまうため，胃内を空にする必要がある．前日は午後9時までに食事を済ますようにして以降絶食の指導を行う．

また，過去の検査で食物残渣が残存していた場合や胃内容物の排出機能低下が疑われる症例（胃の手術既往，糖尿病罹患歴がある場合は，手術による神経損傷や末梢神経障害に伴う蠕動機能低下を認める）に対しては，可能な限り早く食事を済ませておくように指示する．

胃内の消泡と粘液除去

胃粘膜の観察において粘液の除去は必須である．検査15分ほど前にジメチルポリシロキサン40〜80mg を約10mL の水に溶かして内服する方法が一般的である．

また，蛋白分解酵素であるプロナーゼを使用することで，さらに胃粘液を強力に除去することが可能である．プロナーゼはアルカリ性溶液で十分な効能を発揮するため重炭酸ナトリウムを溶解する．

プロナーゼは40℃前後が至適温度で当施設ではガスコンドロップ2％，プロナーゼ MS20,000単位，重曹1g を80mL の水に溶解したものを検査前に内服している．ただし，プロナーゼ溶液は常温で保存すると約24時間で活性が半減するため保存する場合は不活化防止のため冷蔵する必要がある．

咽頭麻酔

1）麻酔投与前の留意点

経口上部消化管内視鏡検査において咽頭麻酔は，挿入・観察の観点でも，苦痛を軽減する目的でも非常に重要である．

施設ごとに麻酔方法は異なるが，リドカイン濃度2％ビスカスとリドカイン濃度8％のスプレー（図1）を用いることが一般的である．ただし使用前にリドカイン中毒やアナフィラキシーショックの既往がないことを必ず確認してから行う．

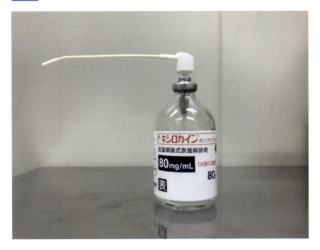

図1 8%キシロカインスプレー

2) 麻酔の手順と留意点

　リドカインビスカスは5 mL（リドカイン塩酸塩として100mg）を咽頭内に保持してもらい数分後に飲み込んでもらう．リドカインスプレーは咽頭に1〜5回の噴霧（8〜40mg）をして数十秒後に飲み込んでもらう．噴霧する場合，吸気と噴霧のタイミングに注意が必要である．軽く息止めをしたうえでの噴霧が望ましい．

　リドカインビスカスとスプレーの選択に関して，咽頭麻酔効果は同等であるが，患者の苦痛度の低さや患者受容度の点ではスプレーが優れていると報告がある[1]．

　リドカインの投与上限は200mgとされている．通常の咽頭麻酔で200mgに達することはないと考えるが，リドカインゼリーをスコープに塗布して検査を行う場合には注意が必要になる．

3) 重大な副作用

　リドカイン塩酸塩には重大な副作用として中毒症状，アナフィラキシーショックが報告されている．発生頻度としては明確な調査が行われていないため不明であるが，決して多いものではない．中毒症状としては軽症なものでは頭痛，悪心，嘔吐ではあるが，重症例では呼吸停止，心停止になり，全身の痙攣をきたすことがある．

　初期対応としては気道確保，呼吸の安定化を行う．また，心停止を起こした場合には，ただちに胸骨圧迫を開始して心肺蘇生を行う．痙攣時にはジアゼパムの投与で痙攣の停止に努めることが重要である．そのため，内視鏡室には必ず救急カートを準備しなければならず，物品の不足がないことを十分に確認してから日々の診療にあたる必要がある．

　心肺蘇生に備えた救急カートにはアドレナリン，アトロピンをはじめとした一般的な循環作動薬や気管挿管，補助換気に必要な喉頭鏡やバックバルブマスクなどを装備しておく（図2）．

鼻腔麻酔

　経鼻内視鏡を行う際には，咽頭麻酔の他に鼻腔内をスコープが通る際の痛みを緩和する目的で前処置を行う．

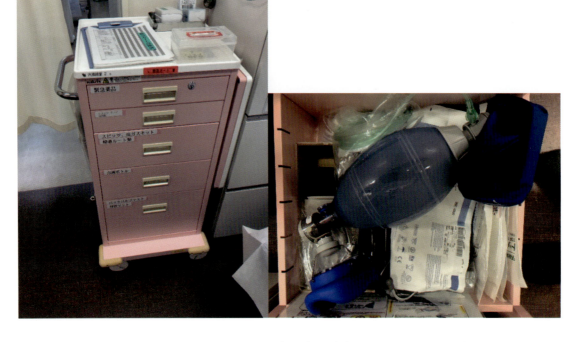

図2 救急カート（左），常備物品（右）

　まず，ナファゾリンをジャクソン型スプレーで鼻腔内に散布する．これにより鼻腔粘膜の血管を収縮させて鼻腔内の浮腫の改善と鼻出血予防になる．その後にリドカイン濃度2％ビスカスを鼻腔内に投与して吸い込むように指示して咽頭に流れ着いた時点で嚥下してもらう．

　経鼻内視鏡は鼻の通りの良いほうを患者に言ってもらい挿入するが，実際に挿入すると鼻中隔の変形や狭窄などがあり挿入困難になる場合がある．そのため両側の鼻腔に前処置を行うことを忘れないようにする．

　その後，あらかじめリドカインゼリーを塗布しておいた16Frネラトンカテーテルを挿入予定の鼻腔内に挿入する．16Frネラトンカテーテルは，ほぼ経鼻スコープと同径であり，16Frネラトンカテーテルが挿入できない場合は，経口内視鏡に変更する可能性があることを患者に説明する．

鎮痙剤の使用基準

1）使用禁忌の基礎疾患

　上部消化管内視鏡による検査・治療に際して，蠕動運動による病変の確認や安定した内視鏡操作が困難である場合は鎮痙剤の投与を検討する．特に前庭部では蠕動による収縮運動が強い場合には粘膜の観察が不十分になることがある．

　当院における一般的な検査では，鎮痙剤は使用していない．ほとんどの場合，蠕動運動が検査を困難にすることがないからである．検査中に必要と判断したときのみミンクリアを散布して対応している．

　主な鎮痙剤としてはブチルスコポラミン臭化物，グルカゴンが使用されているが，両薬剤ともに基礎疾患があると使用できない．ブチルスコポラミン臭化物は抗コリン作用があるため緑内障，前立腺肥大，心不全，不整脈を基礎疾患に持つ患者に対しては原則使用しない．

第1章 胃内視鏡検査・診断の基本

2 検査前のポイント

2）緑内障患者について

　緑内障は原発開放隅角緑内障，正常眼圧緑内障，原発閉塞隅角緑内障などの分類が厳密にされている．抗コリン作用による眼圧の上昇を引き起こすのは多くが閉塞隅角緑内障の場合である．そのため，特に大腸 ESD のように長時間の内視鏡治療が予測され，蠕動抑制を必要とする症例では緑内障の既往歴があった場合には，あらかじめ眼科受診を勧め，抗コリン薬の使用が可能かどうかを確認することでブチルスコポラミン臭化物の投与を行うことのできるケースもある．

　一方で，眼科受診歴がない場合や診断がされていない患者に対して抗コリン薬を投与してしまうこともある．急性緑内障発作は視力の異常を訴える他に急激な頭痛を主訴に医療機関を受診することが多い．身体所見としては眼球結膜の充血，角膜の白濁化，散瞳があり失明のリスクがあるため直ちに専門医の受診を手配する．

　グルカゴンも同様に急激な血糖上昇を招く可能性があるため糖尿病を基礎疾患にもつ患者には原則として投与はしない方針と当院ではしている．

3）鎮痙剤2剤の選択について

　作用持続時間の観点から第一選択をブチルスコポラミン臭化物として，基礎疾患の有無によりグルカゴンを第二選択薬剤とする．

4）ミンクリア（l-メントール製剤）

　上記2剤は，静脈注射または筋肉内注射を行うため患者への侵襲がある一方でミンクリア（l-メントール製剤）の経内視鏡的散布が蠕動抑制に効果がある．

　ミンクリアの作用機序としては，胃粘膜上にある電位依存性L型カルシウムチャネルに結合することでCaイオンの細胞内への流入が遮断され，膜電位の発生が消失し，平滑筋を弛緩させると考えられている[2]．

　ミンクリア散布法は，内視鏡挿入後に前庭部に散布することで平均24秒程度で蠕動抑制を得ることができる[3]．

　ミンクリアは本薬剤に対する過敏症を有する患者を除いて使用できる非常に使用しやすい薬剤であり，胃内に直接散布するため非侵襲的であるにもかかわらず，ESD などの内視鏡治療においての蠕動抑制効果が十分であると報告がある[4]．

参考 文献

1）水野順子．上部消化管内視鏡検査の咽頭麻酔におけるリドカインビスカスとリドカインスプレーの麻酔効果と麻酔苦痛度の比較検討．福島医学雑誌 2011；61（1）．

2）今川 敦，竹内圭子 吉田泰成ほか．胃 ESD におけるミントオイル散布法の有用性と安全性の検討．Gastroenterological Endscopy 2012；54（12）：3783-89．

3）Hiki N, Kaminishi M, Yasuda K, et al. Antiperistaltic effect and safety of L-menthol sprayed on the gastric mucosa for upper GI endoscopy: a phase Ⅲ, multicenter, randomized, double-blind, placebo-controlled study. Gastrointest Endosc 2011; 73（5）: 932-41.

4）Fujisiro M, Kaminisi M, Hiki N, et al. Efficacy of spraying l-menthol solution during endoscopic treatment of early gastric cancer: a phase Ⅲ, multicenter, randomized, double-blind, placebo-controlled study. J Gastroenterol 2014; 49（3）: 446-54.

3 抗血栓薬服用者に対する消化器内視鏡診療ガイドライン（追補2017を含む）を考慮した生検

▶ 関連知識：内視鏡施行医の抗血栓薬に関するリスクマネジメント（P.90）参照

細江直樹

Key Point

● 抗血栓薬が，特に理由もなく漫然と投与されていることもあるため，処方医や専門医に確認し，常に血栓症のリスクと抗血栓薬続行による出血のリスクを考えながら，抗血栓薬続行の可否を考慮すべきである

● 抗血栓薬を内服したまま生検を行う際には，患者本人に，生検の必要性，リスク，ベネフィットを十分に説明し，患者からの同意を得た場合にのみ生検を行う

　わが国における超高齢社会の到来に伴い，抗血小板薬，抗凝固薬を服用し，内視鏡検査を受ける患者の割合は非常に高くなっている[1]．

　抗血小板薬内服者では血小板凝集能などが，また，抗凝固薬内服患者では血液凝固能が抑制されることで出血傾向が生じる．このため，2012年に『抗血栓薬服用者に対する消化器内視鏡ガイドライン』[2]が策定される前は，内視鏡検査，処置を行う際には抗血小板薬，抗凝固薬の中止が行われてきた．

　しかしながら，抗血小板薬，抗凝固薬休薬に伴う心血管イベントおよび脳血管イベントの重要性から，2012年7月，日本消化器内視鏡学会が日本循環器学会，日本神経学会，日本脳卒中学会，日本血栓止血学会，日本糖尿病学会と合同で『抗血栓薬服用者に対する消化器内視鏡ガイドライン』[2]（以下，ガイドライン）を作成し，発表した．

　その後に，上市された多くのDOAC（direct oral anticoagulants，NOAC novel/non-vitamin K oral anticoagulants と同義）に関して，その休薬期間などに混乱が生じたことと，経口抗凝固薬（ワルファリン・DOAC）休薬の代替療法としてヘパリン置換が2012年のガイドラインでは抗血栓症リスクを低減することで推奨されたが，ヘパリン置換の出血リスクが次第と明らかとなってきたこともあり，2017年にガイドラインの追補が発表された[3]．

　本稿では，抗血栓薬内服患者において，早期胃癌診断の際に必要な生検をどのように行っていけばよいか，ガイドラインに基づき，2017年の追補の内容も含めて解説する．

◆◆◆◆◆◆◆◆

「抗血栓薬服用者に対する消化器内視鏡ガイドライン」における内視鏡的粘膜生検

1）ガイドラインにおける分類上の扱い

　ガイドラインでは，消化器内視鏡検査・治療を，出血リスクの低いものから高いものまで，①上・下部消化管内視鏡，超音波内視鏡などの通常消化器内視鏡，②内視鏡的粘膜生検（超音波内視鏡下穿刺吸引術を除く），③出血低危険度の消化器内視鏡（バルーン内視鏡，マーキング，ステント留置，内視鏡的乳頭バルーン拡張術など），④出血高危険度の消化器内視鏡（ポリペクトミー，内視鏡的粘膜切除術，

第1章 胃内視鏡検査・診断の基本

② 検査前のポイント

内視鏡的粘膜下層剥離術など）の4つに分類した.

　内視鏡的粘膜生検は，2番目に低い出血リスクカテゴリーに分類されており，ガイドラインのステートメント3に下記のように記載されている.

> 　内視鏡的粘膜生検は，アスピリン，アスピリン以外の抗血小板薬，抗凝固薬のいずれか1剤を服用している場合には休薬なく施行してもよい．ワルファリンの場合は，PT-INRが通常の治療域であることを確認して生検する．2剤以上を服用している場合には症例に応じて慎重に対応する．生検では抗血栓薬服薬の有無にかかわらず一定の頻度で出血を合併する．生検を行った場合には，止血を確認して内視鏡を抜去する．止血が得られない場合には，止血処置を行う[2].

2）代表的な抗血小板薬

　代表的な抗血小板薬を，**表1**にまとめた．ガイドラインに記載されている抗血小板薬に加え，ガイドライン発表以降に発売された抗血小板薬を加えたが，後発品（ジェネリック）の記載は参照しやすさを優先し，記載を省いたので適宜他文献を参照していただきたい.

一般名	商品名
アスピリン・ダイアルミネート配合 A81mg	バファリン81mg
アスピリン（腸溶錠100mg）	バイアスピリン
チクロピジン（チエノピリジン誘導体）	パナルジン
クロピドグレル（チエノピリジン誘導体）	プラビックス
シロスタゾール	プレタール
イコサペンタエン酸	エパデール
塩酸サルポグレラート	アンプラーグ
ベラプロストナトリウム（プロスタグランジン I2誘導体製剤）	ドルナー プロサイリン ケアロードLA ベラサスLA
リマプロストアルファデスク（プロスタグランジン E1誘導体製剤）	オパルモン プロレナール
トラピジル	ロコルナール
ジラゼプ塩酸塩水和物	コメリアン
ジピリダモール	ペルサンチン ペルサンチンL
オザグレルナトリウム	注射用カタクロット キサンボン
プラスグレル	エフィエント
チカグレロル	ブリリンタ

表1 主な抗血小板薬　　　　　　　　　（文献2より一部改変）

3）出血に対するリスク

　上記のようにガイドラインでは抗血小板薬に関しては，アスピリンもしくは，アスピリン以外の抗血小板薬1剤であれば休薬なく生検を施行してよいとされている．2剤以上を服用している場合には，症例に応じて慎重に対応すると記載されている.

73

慎重に対応するという意味は，抗血栓薬を処方している医師と相談し，血栓症のリスクと内視鏡処置に伴う出血リスクを十分考慮し，可能であれば，アスピリンもしくはシロスタゾール単剤への変更，もしくは，血栓症のリスクが高く2剤以上を服用したままで生検を行う場合は，止血を十分に確認して内視鏡を抜去し，止血が得られない場合には，止血処置を十分に行うということである．

4）安全性に関する報告

これらの安全性については，ガイドライン発表前後で本邦から抗血栓薬を休止しせずに施行した粘膜生検の報告がされている．

Ono ら[4]が行った前向き観察研究では，生検後2週間以内の重篤な出血と，生検後の出血時間を測定している．抗血小板薬，抗凝固薬を休薬せずに施行した粘膜生検101回のうち，生検後2週間以内の重篤な出血は認められず，生検後の出血時間は，抗血小板薬，抗凝固薬のいずれか1剤を服用している場合と2剤以上で有意差はなく，ワルファリン内服とワルファリン非内服間でも有意差を認めなかったと報告している．

Fujita ら[5]，また Ara ら[6]は，抗血栓薬内服により内視鏡的粘膜生検後の出血リスクは増加しなかったと報告している．また，この2つの研究では，生検後出血症例の生検個数を検討しているが，生検個数が多い症例が出血を起こしているわけではなかった．

5）代表的な抗凝固薬

抗凝固薬に関しては，**表2**に代表的なものをまとめた．DOAC への対応が少し異なるので，DOAC 以外と DOAC に分けて記載した．

ガイドラインには抗凝固薬のいずれか1剤を服用している場合には休薬なく施行してもよいと記載されているが，PT-INR が通常の治療域であることを確認して生検すると記載されている．

具体的には，PT-INR が3.0以上では消化管出血のコントロールが不良になる[7]といわれており，検査1週間以内に測定した PT-INR が3.0を超えている場合には，生検は避けた方がよいとガイドラインには記載されている．

6）DOAC に関して

DOAC に関しては2017年の追補に以下のように記載されている．

> DOAC 服用時の粘膜生検や出血低危険度の消化器内視鏡は，DOAC の休薬なく施行してもよい．ただし，服薬時間から推定した血中濃度のピーク期を避けて処置を施行することが望ましい[3]．

DOAC は投与後0.5～5時間で血中濃度がピークとなり，効果発現が極めて早く，また半減期は約12時間前後と短い．したがって血中濃度のピーク期を避け，抗凝固活性が低下した血中濃度のトラフ期（服用から2～4時間後以降）に生検などの処置を行うほうが望ましいとされている．

具体的には朝の内服を処置後に遅らせる，もしくは朝に内服している場合には午後の遅めの時間に生検を行うなどである．

第1章 胃内視鏡検査・診断の基本
2 検査前のポイント

一般名	商品名
〈DOAC※以外〉	
ワルファリンカリウム	ワーファリン ワルファリンカリウム ワルファリンK
ヘパリンナトリウム	ノボ・ヘパリン ヘパリンナトリウム 透析用ヘパリンNa
ヘパリンカルシウム	カプロシン ヘパリンカルシウム
ダルテパリンナトリウム	フラグミン ダルテパリンNa
パルナパリンナトリウム	ローヘパ透析用
アルガトロバン水和物	スロンノン ノバスタン
〈DOAC※〉	
エドキサバン	リクシアナ
ダビガトラン エテキシラートメタンスルホン酸製剤	プラザキサ
リバーロキサバン	イグザレルト
アピキサバン	エリキュース
エドキサバン	リクシアナ

表2 主な抗凝固薬

※ DOAC：direct oral anticoagulants

（文献2，3より一部改変）

抗血栓薬服用者に対する診断・粘膜生検の実際

実際に抗血栓薬服用者の早期胃癌症例を提示し，診断・生検の流れを説明する．

症 例 （図1）

70歳代，女性．心房細動に対しDOAC（ダビガトラン）内服，狭心症があり低用量アスピリンを内服中．検診で早期胃癌を疑う病変があり紹介となった．

診断・粘膜生検の実際

本症例はDOACと抗血小板薬の2剤内服症例であり，血栓症のリスクは比較的高いことが予想され，ガイドラインに沿う形でDOACと抗血小板薬の2剤内服したまま慎重に粘膜生検を行うことが予想された．しかしながら，抗血栓薬処方医には，事前にDOACと抗血小板薬休薬の可否についてコンサルトした．処方医からはやはり血栓症のリスクが高いとの返事をもらい，結果として，治療時にはDOACと抗血小板薬の休薬を行い，生検時には2剤内服のまま慎重に粘膜生検を行う方針とした．

このようにガイドラインには抗血栓薬を休薬なく生検を施行してもよいとの記載はあるが，抗血栓薬が，特に理由もなく漫然と投与されていることもあるため，処方医や専門医に確認し，常に血栓症のリスクと抗血栓薬続行による出血のリスクを考えながら，抗血栓薬続行の可否を考慮すべきである．

抗血栓薬を内服したまま生検を行う際には，患者本人に以下①〜④点を十分に説明し，患者からの同意を得た場合にのみ生検を行うべきである．

①術前の範囲診断や質的診断のために生検が必要なこと
②抗血栓薬を中止した場合のリスク
③抗血栓薬を内服していない場合でも生検による出血の危険があること
　さらに最近の研究では，抗血栓薬内服をしていても出血の危険が通常よりもそれほど高まらないのではないかといわれていること
④（しかしながら）現在わかっていない部分もあり，生検後には止血を確認し慎重に対応すること

本症例の術前の内視鏡像を**図1a～c**に示す．通常内視鏡画像（**図1a**）では，前庭部小彎に約30mmの扁平隆起性病変が観察できる．拡大NBI（Narrow-band imaging）観察（**図1b**）では，微小血管構築像（microvascular pattern）の異常と，表面微細構造（microsurface pattern）の異常が領域性（⇨が境界線，demarcation line：DL）をもって観察できる．この所見は悪性を疑う所見であり，内視鏡観察のみで，生検は行わず，治療内視鏡を行うという方法も考えられる．大腸や食道の場合，生検による瘢痕により，治療困難になることがあり，生検は行わず治療を行うことがあるが，胃に関しては，生検を施行したりしなかったり，主治医の判断によって異なっている．いずれにせよ，無駄な治療を回避するための正確な診断が必要なことと，生検を行わない場合は患者に十分に説明し同意を得ることが必要である．

本症例は，最終的に生検を施行した．抗血栓薬により易出血性であることから観察が困難になることも，注意すべき点である（**図1c**）．前述したように生検の個数によって後出血が増えるという明確なエビデンスはないが，粘膜生検は，病変を代表する中心の軽度陥凹した部位から一箇所施行した．生検結果は高分化型腺癌であった．

本症例のように，範囲が明瞭な場合，陰性生検は必要ないが，範囲診断が不明瞭な場合，陰性生検を行うこともある．最大でも，前壁，後壁，口側，肛門側の最大4点生検までになるべく収まるように陰性生検を行うようにしている．

図1 症例：早期胃癌（0-Ⅱa）（70歳代，女性）

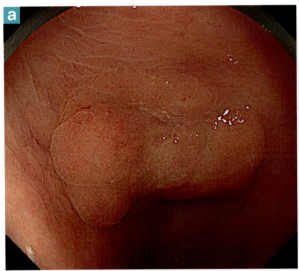

前庭部小彎に約30mmの扁平隆起性病変を認める．

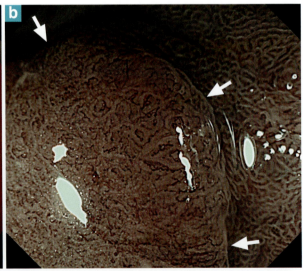

NBI拡大観察ではmicrovascular patternとsurface patternの異常が領域性（⇨）をもって観察できる．

第1章 胃内視鏡検査・診断の基本
2 検査前のポイント

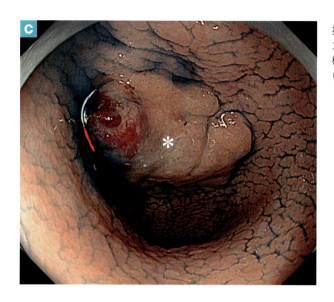

拡大観察によるスコープ接触のため出血をきたした．インジゴカルミンを散布すると病変の範囲が明瞭に観察できる．粘膜生検は，病変の中心の軽度陥凹した部位から一箇所施行した（＊）．

◆◆◆◆◆◆◆

　消化器内視鏡診療ガイドライン（追補2017を含む）に基づいた抗血栓薬服用者に対する粘膜生検の実際を解説した．今後，抗血栓薬服用患者はさらに増加することが予想され，さらに明確なエビデンスが確立され，そのエビデンスをもとに安全な内視鏡診断，治療が普及することを期待したい．

参考文献

1) Miyanaga R, Hosoe N, Naganuma M, et al. Complications and outcomes of routine endoscopy in the very elderly. Endosc Int Open 2018; 6(2): E224-9.
2) 藤本一眞，藤城光弘，加藤元嗣ほか．抗血栓薬服用者に対する消化器内視鏡診療ガイドライン．Gastroenterol Endosc 2012；54：2075-102.
3) 加藤元嗣，上堂文也，掃本誠治ほか．抗血栓薬服用者に対する消化器内視鏡診療ガイドライン 直接経口抗凝固薬（DOAC）を含めた抗凝固薬に関する追補2017. Gastroenterol Endosc 2017；59：1547-58.
4) Ono S, Fujishiro M, Kodashima S, et al. Evaluation of safety of endoscopic biopsy without cessation of antithrombotic agents in Japan. J Gastroenterol 2012; 47(7): 770-4.
5) Fujita M, Shiotani A, Murao T, et al. Safety of gastrointestinal endoscopic biopsy in patients taking antithrombotics. Dig Endosc 2015; 27(1): 25-9.
6) Ara N, Iijima K, Maejima R, et al. Prospective analysis of risk for bleeding after endoscopic biopsy without cessation of antithrombotics in Japan. Dig Endosc 2015; 27(4): 458-64.
7) Choudari CP, Rajgopal C, Palmer KR. Acute gastrointestinal haemorrhage in anticoagulated patients: diagnoses and response to endoscopic treatment. Gut 1994; 35(4): 464-6.

4 鎮静について—消化器内視鏡学会ガイドラインに準拠して—

後藤田卓志

Key Point

- ●鎮静剤の種類，適切な使用量，副作用や禁忌，問題発生時の対応などを熟知した適切な使用が求められる
- ●内視鏡診療に関わるスタッフと連携し，鎮静の基準やルール，緊急事対応マニュアルの作成が求められる
- ●検査後の看視システムや帰宅チェックリストなどの運用も各施設で作成すべきである

内視鏡検査における鎮静剤の必要性

内視鏡検査の際，患者はできる限り苦痛のない検査を希望しており，検査医は病変を見逃すことなく安全に検査をしたいと考えている．

鎮静を使用することにより，患者の不安や苦痛を軽減し，安全に内視鏡検査を行えることや，内視鏡検査に対する満足度や再検査の希望率が高いことが報告されている[1]．また，鎮静剤の使用は，長時間の内視鏡検査では検査の完遂率や診断の質の向上にも有効であるとの報告もある[1, 2]．

したがって，患者から希望する場合，もしくは術前の精密内視鏡検査や治療などのために内視鏡施行時間が長くなる場合に，検査の質と安全性を向上させるために鎮静の使用が望ましい場合がある．

一方で，高齢者や細径スコープの使用，経鼻内視鏡検査では，鎮静を併用しなくても許容内の内視鏡検査が可能であることも示されている[3, 4]．

内視鏡鎮静における管理と注意点

鎮静剤使用の適応（条件）として，第一に，患者が希望していること，もしくは十分なインフォームド・コンセントのもとに患者の同意が得られていることがある．鎮静剤を使用するにあたって，その患者の全身状態，既往歴，内服薬，アレルギー歴，過去の鎮静剤使用歴などを聴取し適応を判断する．

鎮静を使用することによる偶発症として，呼吸抑制，循環抑制，除脈，不整脈，前向性健忘，脱抑制，吃逆がある．特に米国麻酔科学会による麻酔リスク分類（**表1**）における高危険群（クラスⅢ以上），高齢者，呼吸機能の低下した者では，予想以上に血中酸素飽和度が低下することがあり注意が必要である．

内視鏡検査における適切な鎮静深度は，中等度鎮静（意識下鎮静），すなわち問いかけまたは触覚刺激に対して意図して反応でき，呼吸循環機能と気道防御反射は維持されている状態が良いとされる[5]．

また，術中・術後のモニタリング，酸素吸入器や救急カートの配備など十分な事前の準備と医療環境設営が重要である．加えて直接的な患者観察も重要であり，実際に施行医よりも介助者のほうが適切な患者監視，および呼吸循環偶発症への対処ができるとされている[2]．

第1章　胃内視鏡検査・診断の基本
2　検査前のポイント

　過鎮静となった場合には，フルマゼニルや塩酸ナロキソンなどの拮抗薬が呼吸循環抑制を回避し全身状態を確認するために有用である．

クラスI	健常者
クラスII	活動を制限されない程度の軽症疾患（高血圧や合併症のない糖尿病など）を有する患者
クラスIII	活動を制限されない程度の中等症／重症疾患（狭心症や合併症のある糖尿病など）を有する患者
クラスIV	たえず生命の危険がある重症疾患（心不全や末期腎不全）を有する患者
クラスV	24時間以内に死亡する危険性のある患者
クラスVI	脳死患者

表1 米国麻酔科学会による麻酔リスク分類

内視鏡鎮静時の使用薬剤の特徴

　内視鏡検査・治療時に使用する薬剤を消化器内視鏡学会の鎮静におけるガイドライン[6]をもとに**表2**にまとめた．

　使用薬剤の選択に関して海外を中心にいくつかの無作為比較試験が行われており，ベンゾジアゼピン系薬剤が上部消化管内視鏡検査において有効である報告が多い[7]．最近一部の施設で使用されるようになったプロポフォールは，ミダゾラムとの比較では患者満足度に点では見解は定まっていないないものの，回復時間はプロポフォールが有意に短いと報告されている[1]．

催眠鎮静薬	ベンゾジアゼピン系薬剤： 　ジアゼパム（セルシン，ホリゾン） 　ミダゾラム（ドルミカム） 　フルニトラゼパム（サイレース，ロヒプノール） 　デクスメデトミジン塩酸塩（プレセデックス） 抗ヒスタミン薬：ヒドロキシジン（アタラックス）
麻薬性鎮痛薬	塩酸ペチジン（オピスタン） フェンタニル（フェンタネスト）
拮抗性鎮痛薬	ペンタゾシン（ソセゴン）
静脈麻酔薬	プロポフォール（ディプリバン注）
拮抗薬	フルマゼニル（アネキセート） 塩酸ナロキソン（ナロキソン）

表2 鎮静薬まとめ

　各薬剤の特徴については以下の通りである．

1）ベンゾジアゼピン系鎮静薬

　ベンゾジアゼピン系鎮静薬ではジアゼパム，ミダゾラム，フルニトラゼパムが内視鏡鎮静に使用される．半減期はミダゾラムが最も短く（半減期3～4時間），次いでフルニトラゼパム（半減期7時間），ジアゼパム（半減期35時間）である．

　ベンゾジアゼピンは，肝臓で代謝され，催眠作用，鎮静作用，抗不安作用，健忘作用，抗痙攣用，筋弛緩作用を有する．呼吸への影響は中枢神経抑制が用量依存性にみられ，投与速度が速いほど呼吸抑制は早期に強く起こる．慢性の呼吸器疾患を有する患者では，より強い呼吸抑制が早期から起こるので注意が必要である．循環系への影響は非常に少ないとされる．

本剤は抗コリン作用も有するため，緑内障や重症筋無力症患者には禁忌である．また，過剰投与による過鎮静が疑われた場合には，必要に応じて拮抗薬（フルマゼニル）の投与を考慮する．

2) α2アドレナリン受容体完全アゴニスト：デクスメデトミジン塩酸塩（プレセデックス）

鎮静作用，鎮痛作用，交感神経抑制作用がある．使用方法としては，本剤200μg/2mLを生理食塩水にて希釈し200μg/50mLとして，最初の10分間初期負荷として，シリンジポンプを用いて6μg/kg/hにて投与し持続静注し，維持投与速度は0.2〜0.7μg/kg/hを目安とし適宜増減する．呼吸系については安全な薬物であるが，血圧低下，徐脈，冠動脈痙攣など循環系に関しては注意を要する．

3) 麻薬性鎮痛薬：塩酸ペチジン（オピスタン）

モルヒネと同様にオピオイド受容体作動薬で中枢性鎮静作用を示し，鎮痛効果はモルヒネの1/5〜1/10である．その分モルヒネと比較し副作用も軽度である．半減期は4時間．1回35mg〜50mgを静脈内に注射する．拮抗薬はナロキソンである．

4) 拮抗性鎮痛薬：ペンタゾシン（ソセゴン）

強力な鎮痛作用と弱いオピオイド拮抗作用を有する．ペンタゾシンの鎮痛作用はモルヒネのおよそ1/2〜1/4の効力を持つ．15〜30mgの静注で中等度の鎮痛作用が生じる．

5) 静脈麻酔薬：プロポフォール（ディプリバン注）

覚醒の質がよく，悪心・嘔吐が少ない．肝臓で主に代謝される．投与量は0.5〜2.0mg/kg静注する．半減期は7時間である．副作用は呼吸抑制，低血圧，静注時の血管痛などがある．また，血管外漏出で組織壊死の報告もあり，多量に漏出した際は皮膚科受診などの対策も必要である．

6) 拮抗薬

拮抗薬としては，フルマゼニル（アネキセート），塩酸ナロキソンが用いられている．

A．フルマゼニル（アネキセート）

ベンゾジアゼピン系薬剤に対して拮抗作用を示す特異的拮抗薬である．鎮静，健忘，呼吸抑制に拮抗効果を示す．肝臓ですみやかに代謝されるため半減期は約50分である．0.2mgを用い，必要に応じて0.1mg追加する（総投与量1.0mgまで用いる）．効果持続時間は短く，再鎮静が起こることがあり注意が必要である．また，てんかんなどの治療薬としてベンゾジアゼピン系薬剤を服用している患者に用いると，てんかん発作が現れることがある．

B．塩酸ナロキソン（ナロキソン）

合成麻薬拮抗薬である．モルヒネ，ペンタゾシンなどの拮抗性鎮痛薬による呼吸抑制に拮抗する．オピオイド受容体において競合的に拮抗することにより，呼吸抑制などの副作用を改善する．半減期は64分である．0.2mg1回を用い，効果が不十分であれば，2〜3分間隔で0.2mgを1〜2回追加投与する．副作用は肺水腫，胸部苦悶感，血圧上昇，心室性不整脈などがある．

第1章 胃内視鏡検査・診断の基本

2 検査前のポイント

当院における鎮静剤使用の実際

1）検査前

　当院では，内視鏡の同意書とは別に鎮静の同意書を作成している（**図1**）．内視鏡をオーダーした医師が，年齢や既往歴，過去のアレルギー歴，内服薬などをもとに使用の可否を判断し，鎮静を行うことのメリット，デメリット，および注意点（当日の乗り物の運転禁止やリカバリー時間の関係で帰宅が遅くなること）をしっかりと説明し同意を得た場合にのみ鎮静下で内視鏡を行っている．経口内視鏡で患者が鎮静を希望した場合と拡大内視鏡観察など検査時間が長い場合に鎮静を用いることが多い．また，以前の検査で嘔吐反射や体動により観察が不十分であった場合には鎮静の使用を勧めることもある．

2）検査時

　鎮静時は，患者に対し血圧測定およびパルスオキシメータによる血中酸素飽和度のモニター管理をし，必ず1名の看護師が患者の状態を観察している．パルスオキシメータにて血中酸素飽和度が90％以下になった場合は，まず呼びかけ刺激により呼吸を促し，改善がなければ経鼻的酸素投与を行う．場合によっては拮抗薬の使用や検査の中止も選択肢である．

3）検査終了後

　検査終了後はリカバリーベッドに移動し（**図2**），引き続きモニターにて管理をして，バイタルサインに変化がないかを確かめる．検査後30分が経過した段階で，当院独自のチェック表，①呼びかけに対してはっきりと応えることができる，②手足を自由に動かせ，ふらつきなく歩ける，③酸素なしで SpO_2 ≧92％を維持できる，④収縮期血圧90mmHg 以上を維持できる，などの項目をすべて満たしたことを確認したうえで帰宅させることとしている（**図3**）．

内視鏡検査で使用している鎮静剤および使用方法

　通常のスクリーニング検査では非拡大経口内視鏡を使用している．薬剤はベンゾジアゼピン系薬剤の中でも半減期の短いミダゾラムを使用している．1 mg／2 mL のミダゾラム注射液を生理食塩水に希釈し1 mg／10mL としたのちに体重や年齢を考慮して2～3 mL を静脈ルートの確保した後に投与している．医師の指示が「ミダゾラムを2ね！」などと言った場合に，単位が「mL」なのか「mg」なのか怪しい場合があるため，1 mL＝1 mgとすることで指示ミスや受け手の勘違いによる投与ミスをなくすためである．いずれにしても，鎮静剤の投与は医師が自ら行い，指示を出す場合は単位までしっかり伝えるべきである．なお，体動があったり苦痛を訴える場合は1～2 mL ずつ追加投与している．

　前述の帰宅チェック表を満たさない場合や高齢者で転倒の危険性が高い患者などではフルマゼニルを投与している．フルマゼニルは通常0.5mg／5 mL の半量を緩徐に静注したのちに，残りの半量をつながっている生理食塩水100mL に混注している．ベンゾジアゼピン系鎮静薬とフルマゼニルの半減期の違いによる再鎮静予防目的である．

　ミダゾラムを5 mg 投与しても嘔吐反射や体動がある場合に限り，ペンタゾシン15mg／1 mL を半量から全量併用している．経鼻内視鏡では苦痛を訴えることが少ないため基本的には鎮静剤は使用していない．

図1 鎮静の説明・同意書の例

(ID:　　　　　)

〒101-8309
東京都千代田区神田駿河台1丁目6番
日本大学病院
電話番号：03（3293）1711（代表）

一般の診療行為に関する説明・同意書（書式Ａ：文書）

私は，患者　　　　　　　　　　　　　殿（　　　歳　　　カ月，病歴番号：　　　　　　　　　　）
に関して，下記の診療について，次のように説明いたしました.

検査・処置の名称：**内視鏡診療時の鎮静薬投与**

説明の内容
1　現在の病名，病状について：

2　当該診療の目的と方法（麻酔等も含む）について：
〈目的〉内視鏡検査を行う際の不安，苦痛や不快感を軽減するために鎮静処置を行います.
上部消化管内視鏡検査・治療，下部消化管内視鏡検査・治療，内視鏡的逆行性胆管膵管造影検査・治療，超音波内視鏡検査，小腸内視鏡検査等による精密検査や治療を行います. 鎮静薬使用では，下記の偶発症の危険性が増える可能性があります. 当院では鎮静薬を希望されない方には鎮静薬使用を行っていませんが，検査時の苦痛が強く鎮静薬使用を希望される方は，下記の説明を読んで危険性を理解して同意を頂ければ，鎮静薬を使用し検査にのぞんで頂くことも可能です.
〈方法〉検査の準備の後，末梢静脈ルート確保（点滴）を行います. 原則日本消化器内視鏡学会のガイドラインに沿って鎮静薬を選択し，その使用量を経静脈投与します. 検査中に，血圧測定や血中酸素飽和度を測定する器械（パルスオキシメーター）を指先に装着し，測定を行います（そのためマニキュアやつけ爪をしている方は，外して頂きます）. 検査終了後，眠気やふらつきに応じて鎮静薬の拮抗薬を投与します. 目が覚めた後も鎮静薬の影響が残ることがあり，落ち着くまで院内で経過をみて頂く必要があります.

3　当該診療の予想される効果と不利益（危険性，合併症）について：
〈効果〉内視鏡検査時の鎮静（意識がぼーっとしたり，眠くなったりします）. 鎮静薬の効果には個人差があり，鎮静効果の少ない方もおられます.
〈不利益〉学会の全国調査によると，鎮静に関連する合併症（偶発症）の頻度は0.0013％で，主なものはアナフィラキシーショック，呼吸抑制，循環抑制，徐脈，不整脈，健忘（検査前後の記憶がなくなる），脱抑制（感情や欲求が抑えられなくなる）や吃逆等が挙げられます. 死亡例は0.000024％と報告されています. 鎮静薬の効果は数時間持続するので，検査当日は自動車，バイクや自転車の運転はお控え下さい.
また点滴により注射部位の内出血，炎症，静脈炎や血管痛等がみられることがあります.

4　当該診療方法以外の可能な診療方法とその利害得失について：
長時間安定した鎮静を必要とする場合には，全身麻酔を選択することがあります.

5　当該患者の疾患の将来予測（予後）について：
検査の結果をもとに，診断，治療方針を検討します.

6　緊急時の処置に関する同意について：
病状に合わせた医学的処置を行います. 緊急時は医師に御一任下さい.
合併症（偶発症）：呼吸抑制，循環抑制，アナフィラキシーショック等が起きた場合には最善の処置や治療を行います. 点滴，薬剤投与，酸素投与，入院，気管内挿管や蘇生処置等が必要となることがあり得ます.

7　その他：
鎮静薬は全ての方に使用可能ではありません.
① 鎮静薬は呼吸抑制や循環抑制を引き起こす可能性があるため，呼吸器疾患や循環器疾患で治療を受けられている方は鎮静薬を用いた内視鏡をお受け頂けない場合があります.
② 緑内障，重症筋無力症，HIV感染症の薬を飲んでいる方は，薬の相互作用のため鎮静薬を投与できないことがあります.
③ 妊娠中，授乳中の方（母乳への移行が報告されています）.

第1章 胃内視鏡検査・診断の基本
2 検査前のポイント

図2 当院のリカバリーベッド

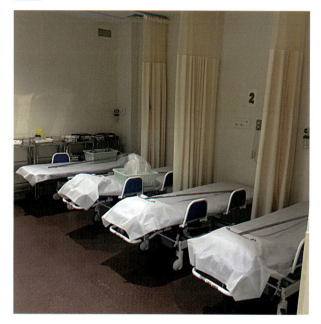

図3 鎮静剤使用患者における帰宅基準チェック表の例

帰宅基準チェック表	
観察項目	チェック
①呼びかけに対してはっきりと応えることができる	
②手足を自由に動かせ，ふらつきなく歩ける	
③酸素投与なしで，$SpO_2 \geqq 92\%$を維持できる	
④収縮期血圧が90mmHg以上を維持できる 　または鎮静前値まで回復する	
⑤抜針している	

・施行医（　　　　　　　　医師）

・担当看護師（　　　　　　　　）

・使用薬剤
　ミダゾラム（　　　　　　）mL
　フルマゼニル使用　□あり
　ヨード使用　　　　□あり

・基礎疾患に伴う症状　□あり

検査終了時間（　　：　　）
〈特記事項〉

参考文献

1) McQuaid KR, Laine L. A systematic review and meta-analysis of randomized, controlled trials of moderate sedation for routine endoscopic procedures. Gastrointest Endosc 2008; 67(6): 910–23.
2) Cohen LB, Delegge MH, Aisenberg J, et al. AGA Institute review of endoscopic sedation. Gastroenterology 2007; 133(2): 675–701.
3) Abraham N, Barkun A, Larocque M, et al. Predicting which patients can undergo upper endoscopy comfortably without conscious sedation. Gastrointest Endosc 2002; 56(2): 180–9.
4) Garcia RT, Cello JP, Nguyen MH, et al. Unsedated ultrathin EGD is well accepted when compared with conventional sedated EGD: a multicenter randomized trial. Gastroenterology 2003; 125(6): 1606–12.
5) Yoshizawa T, Miwa H, Kojima T, et al. Low-dose flunitrazepam for conscious sedation for EGD: a randomized double-blind placebo-controlled study. Gastrointest Endosc 2003; 58(4): 523–30.
6) Obara K, Haruma K, Irisawa A, et al. Guideline for sedation in gastroenterological endoscopy. Dig Endosc 2015; 27(4): 435–49.
7) Lee MG, Hanna W, Harding H. Sedation for upper gastrointestinal endoscopy: a comparative study of midazolam and diazepam. Gastrointest Endosc 1989; 35(2): 82–4.

5 経鼻内視鏡と経口内視鏡の選択について

▶ 関連知識：偶発症と対応（P.92）参照

河原祥朗

> ### Key Point
>
> ● 経鼻（細経）内視鏡の性能が向上してきている
> ● 画像解像度の向上のみならず鉗子口経も拡大し，ストレスなくスクリーニング検査が行えるようになってきた
> ● LCI などの IEE も使用可能となり，早期胃癌の拾い上げ能の向上が期待できる

　従来，経鼻内視鏡は経口内視鏡に比べ解像度・診断能が劣るため，早期胃癌の拾い上げを目的としたリスクの高い患者群のスクリーニング検査や精査には不向きとされてきた．そのため主に検診目的で，特に以前の経口内視鏡が苦痛であった患者などを中心に用いられてきた．

　しかしながら，近年では経鼻内視鏡の画像解像度が飛躍的に向上してきており，スクリーニングにおける癌の発見・診断率は経口内視鏡検査と比べて遜色ないとの結果も報告されてきている[1].

　「有効性評価に基づく胃がん検診ガイドライン　2014年度版」で内視鏡検査が推奨グレードBとなり，対策型胃がん内視鏡健診で経鼻内視鏡の必要性が今後増加することが予想される．

　このような状況を背景とし，本稿では早期胃癌をターゲットとした内視鏡検査における経鼻内視鏡と経口内視鏡の選択についてのポイントを解説する．

◆━◆━◆━◆━◆

経鼻内視鏡のメリット・デメリット

　経鼻内視鏡は直径約 5 ～ 6 mm であり，通常の経口内視鏡の約半分であることが大きな利点である．経鼻的に挿入することで舌根に内視鏡が触れないため嘔吐反射が少なく，経が細いため咽頭から食道へ挿入する際も被検者の苦痛が少ないのが特徴である．加えて，経鼻内視鏡検査は心肺機能へのストレスが少ないことが報告されている[2].

　一方，径が細いため通常の経口内視鏡に比べ性能が劣る点が多くある．解像度が低く画像が明瞭でない，水切れが悪い，鉗子口が細いため吸引が悪い，胃内の洗浄に時間がかかるなどの多くのデメリットがある．またすべての被検者が経鼻ルートで挿入できるわけでなく，特に顔の小さい女性など約10%では挿入不能と報告されている．また挿入時に鼻血，鼻腔内の痛みなどが生じることもあり，すべての被検者が楽に検査を受けられるというわけでもない．

経口内視鏡のメリット・デメリット

　経口内視鏡は画質，操作性，吸引洗浄などの面では圧倒的に経鼻内視鏡より優れている．さらに機種によっては拡大機能が使用できるため，近年有用性が報告されている IEE（画像強調内視鏡）をより有

第1章　胃内視鏡検査・診断の基本

2　検査前のポイント

効に使用できるなどのメリットがある．

　一方で直径約10mm程度であり，挿入時にスコープが舌根に触れるため嘔吐反射をきたしやすく，咽頭通過時に被検者の苦痛を伴うことも多い．

　そのため苦痛を軽減するために被検者によっては鎮静剤を使用する必要がある．鎮静剤を使用する場合，検査時に呼吸循環のモニタリングが必要であり，検査後しばらく安静が必要になるため，効率の面からスクリーニングなどには不向きと思われる．

前処置法

　当院での経口内視鏡の前処置は被検者に検査直前に，消泡剤（バリトゲンドロップ5 mL＋炭酸水素ナトリウム1 g：1包＋プロナーゼMS20000単位＋1包＋蒸留水80mL）を飲用させる．その後，仰臥位で8％キシロカインスプレーを2～3回咽頭の奥に噴霧し，5秒程度含んだ後飲み込んでもらう．これを2～3回繰り返している．

　経鼻内視鏡検査における前処置は，上述の経口上部内視鏡に準ずるが，キシロカイン咽頭麻酔の代わりに下記の血管収縮薬の点鼻，鼻腔麻酔を行っている．

前処置の流れ

①被検者に仰臥位になってもらい左右の鼻腔にトラマゾリン0.118％点鼻薬を片側0.15mLずつ点鼻する．これにより，鼻腔粘膜の血管を収縮させ，浮腫を軽減させることで鼻腔を広げ，鼻出血を予防する．

②点鼻5分後にネブライザーポンプスプレーを用いて4％キシロカイン液を左右の鼻腔に3～5回噴霧する（以前行っていたスティック法は現在行っていない）．

経鼻（細系）内視鏡の進化とIEEの応用

　近年，NBI（Narrow Band Imaging），BLI（Blue Laser Imaging），など，いわゆる第二世代のIEEの臨床導入によって拡大IEEによる消化管癌の質的・量的診断精度の向上が報告され，さらにスクリーニング検査に拡大IEEを併用することにより，生検によらない腫瘍と非腫瘍の鑑別診断能も向上しつつあるが，拡大機能のない経鼻内視鏡によるスクリーニング検査でIEEを使用する機会は少ない．

　近年，図1に示すように経鼻（細径）内視鏡も徐々に進化している．画質はかなり改善され，鉗子口径も2.4mmに拡大されたことで，吸引洗浄もストレスなく行うことが可能であった．さらに最新機種ではIEEもBLI，LCIに対応した．

　最近，我々はLCI（Linked color imaging）は非拡大でも早期胃癌の拾い上げ診断に有用であることを報告した[3]．そのデータを踏まえ，最近は経鼻（細径）内視鏡を用いたスクリーニング検査にもLCIを用いて早期胃癌の拾い上げに積極的に活用している．

図1 経鼻内視鏡進化の歩み

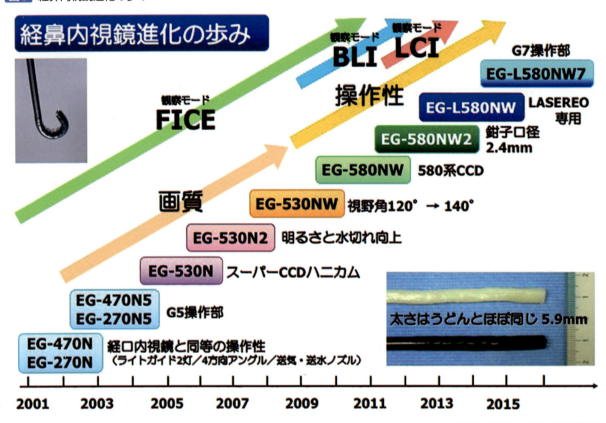

（提供：富士フイルム株式会社）

	EG-L580NW7 経鼻挿入可タイプ	EG-L600WR7 汎用タイプ	EG-L600ZW7 光学拡大タイプ
視野角度（°）	140	140	標準：140 近接：56
観察範囲（mm）	3-100	2-100	標準：3-100 近接：1.5〜2.5
先端部分（mm）	5.8	9.2	9.9
軟性部分（mm）	5.9	9.3	9.8
湾曲角度（°）U／D L／R	210／90 100／100	210／90 100／100	210／90 100／100
鉗子口径（mm）	2.4	2.8	2.8
有効長（mm）	1,100	1,100	1,100
全長（mm）	1,400	1,400	1,400
鉗子方向			

表1 上部内視鏡スペック表

（提供：富士フイルム株式会社）

第1章 胃内視鏡検査・診断の基本
2 検査前のポイント

LCIを用いた経鼻内視鏡にて早期胃癌の拾い上げが可能であった症例を提示する．

症例（図2）

60歳代，女性．肝硬変にて他院でフォロー中，貧血精査目的で紹介．富士フイルム社製のEG-L580NWにてスクリーニング検査を施行．

図2 症例（60歳代，女性）

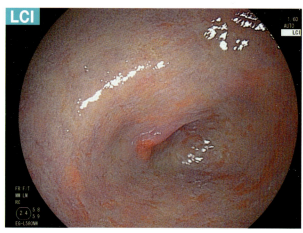

LCIによる観察で幽門部前壁に周囲より発赤の強い領域を認めた．

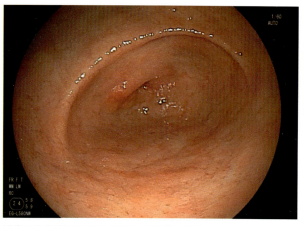

通常の白色光観察では同部位は不明瞭である．

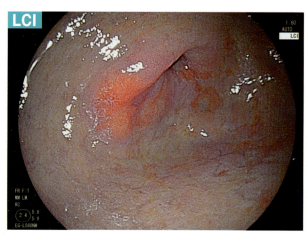

近接すると，一部に小さなびらんを伴う境界明瞭な平坦でやや中央の陥凹した発赤病変として観察された．

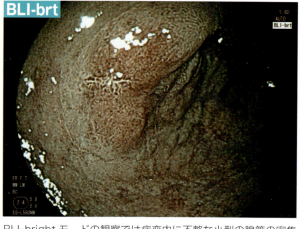

BLI-brightモードの観察では病変内に不整な小型の腺管の密集が観察され，高分化型腺癌が疑われた．

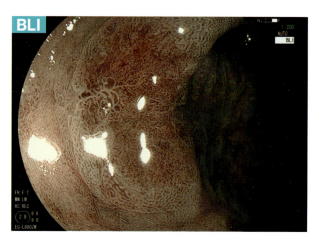

拡大内視鏡EG-L600ZWにスコープを変更し，同部位をBLIで拡大観察した．
明瞭なdemarcation line（DL），IMVPを認め，悪性病変と考え生検施行，高分化型腺癌と診断された．

経鼻内視鏡と経口内視鏡の使い分け

上述したような，それぞれの内視鏡の特徴を踏まえると，早期胃癌をターゲットとした場合，経鼻内視鏡はスクリーニング目的，経口内視鏡は拡大併用で精査目的に用いるのが現実的選択と考える．

内視鏡検診の時代を迎え，今後胃癌スクリーニングのための内視鏡検査はさらに増加すると思われる．検診は定期的に受けることが重要であり，初回の内視鏡検査で被検者に検査に対する恐怖や苦痛な印象を植え付けてしまうと，次回から検診を受けてもらえない可能性もある．そのため特に前回の内視鏡検査で苦痛が強かった被検者や検査の不安が強い被検者などには積極的に経鼻（細径）内視鏡を用いるべきと考える．

一方，拡大内視鏡を併用した経口内視鏡による検査は早期胃癌の精密検査には必須である．詳細は別項で述べられるので割愛するが，IEEと拡大を用いた経口内視鏡による内視鏡検査は良悪性の鑑別などの質的診断，内視鏡治療を念頭においた範囲診断に絶大な効果を発揮する．拾い上げに関しても，改良されたとはいえ経鼻（細径）内視鏡よりは画質などの面からも有利と考えられる．そのため，内視鏡検査に慣れた被検者，ピロリ菌感染など胃癌のリスクの高い患者などに対してはスクリーニングに用いることも検討すべきである．

細系内視鏡（経鼻内視鏡）を使った経口観察

経鼻内視鏡は上述したように嘔吐反射や苦痛が少ない反面，経鼻ルートで挿入できない被験者がいること，前処置が比較的煩雑であり，検診施設などで多くの患者を検査する場合では効率が悪いなどの問題点がある．

我々はその問題点を解決する方法として特殊なマウスピース（エンドリーダーラージタイプ）を開発し，その有用性を報告してきた（図3）．

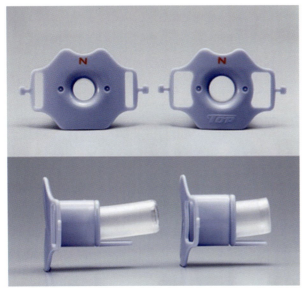

図3 エンドリーダー：スタンダードタイプ（左）とラージタイプ（右）の比較

エンドリーダーラージタイプは舌圧子一体型のマウスピースで，舌を押さえ，上向きに角度をつけた円形状のガイドチューブを用いることで内視鏡部が舌根に触れない工夫がなされている（図4）．

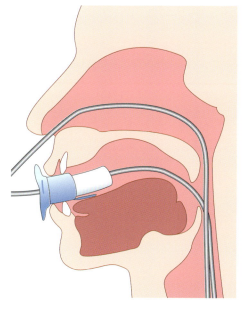

図4　経鼻ルートとエンドリーダーを用いた挿入ルート

さらにスタンダードタイプのエンドリーダー問題点であった長すぎるガイドチューブを短縮し，唾液を用意に排出でき，太めの内視鏡でも仕様できるなどの新たな工夫がなされている．

このマウスピースを用いて細径内視鏡を経口的に挿入することで，経鼻ルートと同様に嘔吐反射，挿入時の苦痛の軽減を図りながら効率のよいスクリーニング内視鏡検査が可能となる．そのため最近，当施設においては主にこの方法を用いてスクリーニング検査を行っている．

近年，経鼻（細径）内視鏡の性能は大きく進化した．LCIなどのIEEと併用することで早期胃癌のスクリーニングには十分活用できる．挿入経路も経鼻ルートにこだわらず，経口ルートも用いることで患者の苦痛，負担が少なくより効率的なスクリーニング検査が可能となる．

参考文献

1) Kawai T, Yanagizawa K, Naito S, et al. Evaluation of gastric cancer diagnosis using new ultrathin transnasal endoscopy with narrow-band imaging: preliminary study. J Gastroenterol Hepatol 2014; 29(4): 33-6.
2) Ai ZL, Lan CH, Fan LL, et al. Unsedated transnasal upper gastrointestinal endoscopy has favorable diagnostic effectiveness, cardiopulmonary safety, and patient satisfaction compared with conventional or sedated endoscopy. Surg Endosc 2012; 26(12): 3565-72.
3) Kanzaki H, Takenaka R, Kawahara Y, et al. Linked color imaging (LCI), a novel image-enhanced endoscopy technology, emphasizes the color of early gastric cancer. Endosc Int Open 2017; 5(10): E1005-13.

関連知識

内視鏡施行医の抗血栓薬に関するリスクマネジメント

日山　亨, 日山恵美, 田中信治, 吉原正治

　2012年に公表された「抗血栓薬服用者に対する消化器内視鏡診療ガイドライン（以下，抗血栓薬ガイドライン）」[1] は，それまでの，原則，内視鏡前に抗血栓薬を休薬する出血予防に重きを置いたものから，原則，抗血栓薬を継続する血栓予防に重きが置かれたものになった．また，2017年には直接経口抗凝固薬（DOAC）に関する追補[2] も公表されている．

　抗血栓薬内服患者に内視鏡を行う場合，内視鏡をオーダーする医師が抗血栓薬の内服状況を確認し，抗血栓薬ガイドラインに沿った指示をし，そして，患者に抗血栓薬関連のリスクについての説明をしている場合もあるだろう．しかし，必ずしもすべての消化器内科医が抗血栓薬ガイドラインの詳細を理解しているとはいえないこと，また，他科の医師がオーダーする場合は，抗血栓薬に関する説明も含めて，内視鏡施行側に任されていると考えるべきであることからすると，内視鏡施行側が，抗血栓薬の内服状況を（再）確認し，抗血栓薬に関する指示を出すべきであると考えられる．また，それでもなお，初診時に内服薬の詳細がわからないなど，検査当日に初めて抗血栓薬を内服していることが判明する場合もあるだろう．

　本稿では，内視鏡施行医の抗血栓薬に関するリスクマネジメントに関して述べる．

◆◆◆◆◆◆◆◆

事前に抗血栓薬服薬状況が確認でき，指示可能な場合

　通常の内視鏡の場合，抗血栓薬継続が原則となる．そのため，抗血栓薬内服患者に対しては，抗血栓薬を休薬しないことを伝える．

　ここで，抗血栓薬服用していたことが一因となって生検などで大量出血を生じてトラブルとなり，訴訟に至った場合を考えてみる．これまでに公刊された関連する訴訟事例は1つしか見受けられず[3]，しかも，抗血栓薬ガイドライン公表前であるため，参考にならない．これまでの診療ガイドラインが関係した消化器内科疾患関連訴訟事例を見てみると，行われた医療が診療ガイドラインに沿っていた事例はすべて，医療機関側勝訴（担当医師に過失なし）とされている[3]．内視鏡により大量出血した場合，これまでの裁判所の判断から考えると，診療ガイドラインに沿っていた以上，医療水準を満たす医療が行われていたと判断されるであろう．

　もっとも，担当医に過失がなかったと判断されるためには，内視鏡手技に問題がなく，検査前の問診と検査の偶発症に関する説明が十分になされていたことが必須である．患者に対して，抗血栓薬を内服している以上，出血のリスクが高くなっており，場合によって止血処置が必要となることなどを説明すべきである．特に，エホバの証人の患者の場合，輸血拒否が考えられるので，出血リスクが高くなっていることに関しては必ず説明すべきものと思われる．

第1章 関連知識

2 検査前のポイント

内視鏡当日に初めて抗血栓薬服薬状況が確認できた場合

抗血栓薬を服用し，継続していた場合

　抗血栓薬を服用し，継続していた場合は，抗血栓薬ガイドラインに沿っていることから，出血のリスクが高くなっており，場合によって止血処置が必要となることなどについて説明しておけばよい．

抗血栓薬を服用していたが，内視鏡のために休薬していた場合

　問題となるのは抗血栓薬内服患者が内視鏡のために休薬した状態で受診した場合である．患者が以前の検査経験から自己判断で休薬した場合や，内視鏡をオーダーした医師が以前のガイドラインの知識で，患者に休薬の指示を出していた場合も考えられる．可能であれば，抗血栓薬を再開し，後日，あらためて内視鏡を施行するというのが望ましいのは言うまでもない．しかし，そのまま，内視鏡を実施することが多いのが現実であるだろう．ここで重要なのは，その患者の脳血栓症等の発症リスクの評価である．若年者で全身状態に特に問題のない患者であれば，そのまま，通常通りの内視鏡実施で問題はないであるだろう．それに対して，高齢であったり，心疾患等を有していたりするなど脳血栓症等の発症リスクが高い患者の場合には，内視鏡前後に補液を行うなど脱水予防に配慮すべきである．

　脳血栓症等のリスクが低いと判断して，もしくは，高リスクと判断して補液を行って，内視鏡を実施したにもかかわらず，脳血栓症を発症しトラブルとなり訴訟に至った場合，裁判では内視鏡の必要性，その手技，補液の種類，量などが争点となり得ると思われる．

◆◆◆◆◆◆◆

　忘れてならないのは，休薬していた抗血栓薬の再開の指示である．再開の指示の出し忘れなど，再開時期に遅れがあり脳血栓症等を発症した場合には，内視鏡施行医の責任が問われる可能性が考えられる．

参考 文献

1）藤本一眞，藤城光弘，加藤元嗣ほか．抗血栓薬服用者に対する消化器内視鏡診療ガイドライン．Gastroenterol Endosc 2012；54：2075-102.
2）加藤元嗣，上堂文也，掃本誠治ほか．抗血栓薬服用者に対する消化器内視鏡診療ガイドライン直接経口抗凝固薬（DOAC）を含めた抗凝固薬に関する追補2017．Gastroenterol Endosc 2012；59：1547-58.
3）広島地裁呉支部平成13年11月30日判決．裁判所ホームページ裁判例情報［http://www.courts.go.jp/app/files/hanrei_jp/984/007984_hanrei.pdf］

関連知識
偶発症と対応

結城美佳

経鼻内視鏡と鼻出血

経鼻内視鏡検査は患者の受容性の高さのみでなく，呼吸循環動態への影響の少なさがそのメリット[1]であり，超高齢社会を迎え，併存疾患のある高齢者へも安全に施行できることから検査機会の増加が予想される．しかしそのような患者では抗血栓療法が行われている場合も多く，鼻出血が懸念される．

当院で行った経鼻内視鏡検査と鼻出血リスクに関する前向き検討[2]において，抗血栓療法は鼻出血リスクを高めることはなく，若年・女性が鼻出血の有意な因子であった（**図1**）．抗血栓療法を要するような基礎疾患を有する例には呼吸循環動態への負荷が小さく，鼻出血のリスクも少なく安全に行えることから，むしろ経鼻内視鏡はオススメの検査といえる．

鼻出血をさせない経鼻内視鏡のコツとしては，鼻腔が狭い症例では特に鼻腔麻酔に時間をかけて丁寧に（プリビナ噴霧後鼻孔がしっかり開くのには5分以上かかる）行うこと，スコープはゆっくり挿入し，無理をしないこと，検査中も右手の指を鼻孔近くに沿え，内視鏡と鼻腔の角度を意識し愛護的に操作することである．

実際は経鼻内視鏡による鼻出血はキーゼルバッハ部位からではなく，挿入ルートとなる中・下鼻甲介の刺激による出血が多いため，たとえ出血したとしても数分間の鼻翼の圧迫により止血が得られ，基本的に耳鼻科的処置を必要としない．

図1 年齢別の抗血栓療法内服と鼻出血

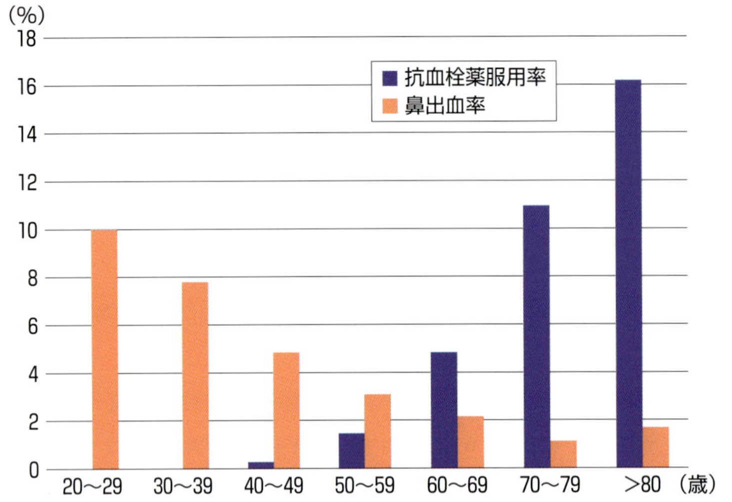

（文献1より作成）

第1章 関連知識

2 検査前のポイント

出血と血栓症

内視鏡治療はもちろん，通常検査でも生検や内視鏡の接触による出血などの偶発症が報告されている．

2012年の「抗血栓薬内服者に対する消化器内視鏡診療ガイドライン」[3]以降，特に抗血栓療法中の患者での内視鏡生検はもちろん，内視鏡治療も行われるケースが多くなっている．

抗血栓療法と内視鏡生検の検討がいくつか報告[4]されているが，抗血栓療法による出血リスク増加はさほど有意ではなく，内視鏡に伴う出血よりも抗血栓薬の休薬による血栓症のほうが重篤で，場合によっては後遺症や致命的となる危険がある．抗血栓療法中の患者に対する生検を行う場合は，経口内視鏡であっても経鼻内視鏡用のカップが小さな生検鉗子の使用も考慮する．特に腫瘍性病変は易出血性であるため，不要な生検は避ける．抗血栓療法の有無によらず，仮に早期癌に対する生検後に出血した場合，不用意にクリッピング止血や焼灼止血を加えてしまうと，同部に線維化をきたし内視鏡治療する段になって苦労する羽目になるので注意が必要である．

生検による出血の場合，まずは使用した生検鉗子を用い，カップを開いた状態で出血部位に押し当て圧迫止血を試みる．たいていの場合は数分の圧迫で止血を得ることができる．内視鏡治療の後出血に関してはヘパリン化が有意なリスク因子とする報告があり，その場合は治療翌日に限らず1週間以上経過してからの出血などもあるため，治療内視鏡後の厳重な経過観察と適宜止血術を行う．

症例ごとに適切な抗血栓薬の休薬・再開などについて配慮し，他科との連携も重要である．

鎮静について

鎮静薬や鎮痛薬を投与して内視鏡検査中の患者の不安や苦痛を軽減する意識下鎮静法（conscious sedation）を行う場合がある．特に治療内視鏡では通常内視鏡検査時より長時間となることもあり，鎮静と鎮痛が必要となる．鎮静が深くなりすぎると呼吸・循環系が不安定となることから，パルスオキシメータや心電図および血圧などの術中モニタリングは不可欠で，適宜点滴確保や酸素投与，さらには拮抗剤や酸素マスク，救命カートを準備して行う．

また，血圧低下や酸素濃度低下よりも先行して二酸化炭素濃度が上昇することが報告されており，呼気二酸化炭素濃度の測定が有効であるが，そもそも鎮静法による内視鏡の際は必ず術者以外に患者の状態をモニタリングするスタッフを配置し，呼吸状態を視診で観察することが重要である．

内視鏡治療後も再度鎮静深度が深くなる場合もあるので，鎮静法による内視鏡をする施設では必ずリカバリールームを用意し，術後の管理も責任をもって行う．仮に鎮静法による呼吸・循環系へのトラブルが生じた場合は，すみやかに拮抗薬を含め適切な薬剤投与などを行う．鎮静法による内視鏡を行う場合，偶発症への対応ができる設備とスキルが必須である．

参考文献

1）Yuki M, Amano Y, Komazawa Y, et al. Unsedated transnasal small-caliber esophagogastroduodenoscopy in elderly and bedridden patients. World J Gastroenterol 2009; 15(44): 5586–91.
2）Kobayashi Y, Komazawa Y, Yuki M, et al. Use of anticoagulant or antiplatelet agents is not related to epistaxis in patients undergoing transnasal endoscopy. Endosc Int Open 2018; 6(1): E104–10.
3）藤本一眞，藤城光弘，加藤元嗣ほか．抗血栓薬服用者に対する消化器内視鏡診療ガイドライン．Gastroenterol Endosc 2012；54：2075–102.
4）Yuki T, Ishihara S, Yashima K, et al. Bleeding Risk Related to Upper Gastrointestinal Endoscopic Biopsy in Patients Receiving Antithrombotic Therapy: A Multicenter Prospective Observational Study. Curr Ther Res Clin Exp 2017; 84: 32–6.

第2章

胃内視鏡検査・診断
トレーニング問題

第2章ではクイズ形式で症例ごとに内視鏡画像を呈示する.

　胃癌はただ漫然と見ていても見つけられない. 言い換えれば「あるはずの胃癌」を探す行為である. 胃粘膜を観ていると胃癌が診えてくる. 胃粘膜を「観る」ことは第1章を熟読して理解してほしい. その理解をもとに常に考えながら実際の胃内視鏡検査を行っていただきたい.
　しかし,「診る」は残念ながら一朝一夕では成就しない. いくら経験を重ねても毎回驚かされるのが胃の病変である. 言い換えれば, 胃癌の診断は内視鏡を握っている限り永遠に新しい事実を取得することができる極めて楽しい学問といえる.

　海外の講演で胃癌の診断を説明するために, "Eyes can only see what the brain knows." と説明したことがある. 中国の先生から, その真理は王陽明（1472-1529）の「心外無理　心外無物　心外無事」だと言われた. ここで言う「心」は今風に言えば「something great」のようなものだと思われる. 同様のことを, ゲーテ（1749-1832）も "Man sieht nur das, was man weiß.（You only see what you know.）" と伝えている. 個人的には, この something great に AI が何処まで迫れるか興味深いところである.

　個人で経験できる症例には限りがある. それを補うために, 誰かが経験した症例共有することで自分の頭のデータベースを増やすことができる. さあ, 自分が内視鏡を握っていると思って真剣に "観て" "診て" ほしい.

胃内視鏡検査・診断
トレーニング問題の進め方

　本書のトレーニング問題は，表（問題），裏（解答）の作りになっている．まず問題ページで提示された症例をよくみて考えてから，裏の解答ページを確認するように読み進めてほしい．

　なお，問題として提示する症例は，病変が指摘された時の内視鏡画像を提示した．再検査時のきれいな画像（チャンピオン画像）ではないのは，そのほうが実臨床に近いと判断したからである．

問題

1. 背景の胃粘膜からピロリ感染の有無を考える
2. 萎縮の程度を評価する
3. 粘膜の異常所見の拾い上げを行う
4. 拾い上げた異常所見が，なぜ胃癌であるか（また，胃癌でないか），その理由を考える

解答

● 粘膜の異常所見が，どの写真にみえていたか確認する
● どのような背景粘膜に，どのような肉眼型・組織型の病変があったのか，解説や追加写真をもとに理解する

※問題写真6点は，通常観察（白色光）を基本としているが，症例によっては色素画像・強調画像が含まれる場合がある
※解答に掲載する問題写真は，解説に必要なもののみとしている
※問題文4（異常所見の胃癌判定）に対する解説について，すべてが胃癌の症例ではなく胃癌以外も含めているので記載していない場合がある

第2章　胃内視鏡検査・診断トレーニング問題

症例 1

- 50歳代，男性
- EG-580NW2（富士フイルム）

Q
1. ピロリ菌感染の有無
2. 萎縮の程度
3. 異常所見はどこか？
4. 異常所見の胃癌判定

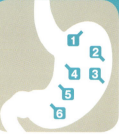

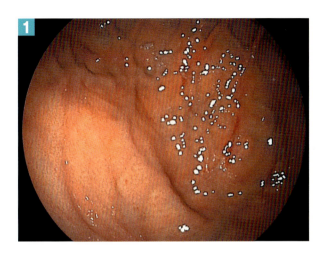

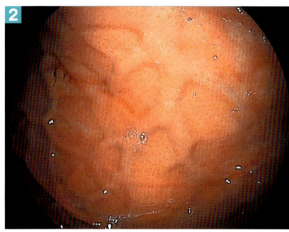

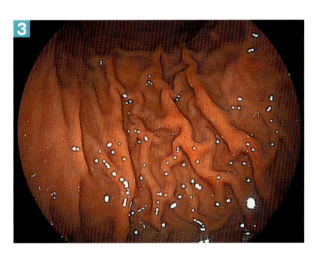

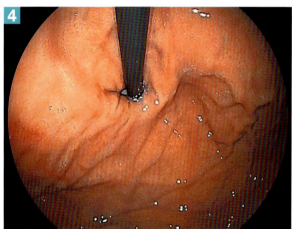

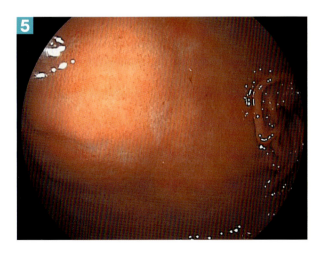

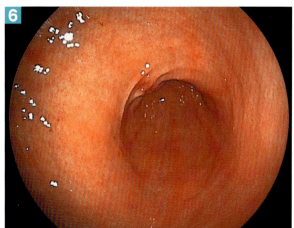

【出題者】外山雄三，長浜隆司

> 症例 1
> 解答　●ピロリ菌陰性のO-IIbの未分化型癌

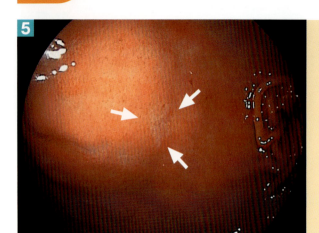

1. ピロリ未感染の胃粘膜
2. 胃全体に稜線状発赤を認め，萎縮はない
3. 胃角部前壁を中心とした見下ろし画像の観察にて，褪色の色調変化を認める（5，→）
4. 通常の白色光観察では，病変内には凹凸はなく，わずかな褪色の色調変化を認める

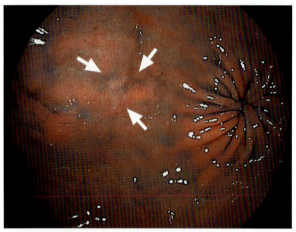

インジゴカルミン散布では，褪色粘膜の視認がしにくくなる（⇨）．

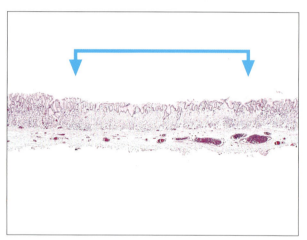

腫瘍部（→）と隣接する非腫瘍性粘膜との高低差を認めない．

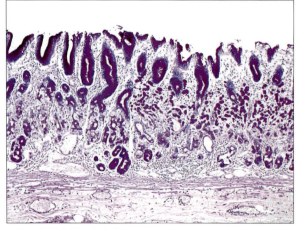

表層は非腫瘍性の腺窩上皮に覆われ，印環細胞癌の粘膜固有層のみの浸潤と胃底腺の破壊像を認める．

診断結果

早期胃癌
6×4mm, O-IIb, pT1a（M）, sig

Point

- 未分化型癌のO-IIbは表層を非腫瘍性粘膜で覆われていることが多く，平坦な病変のため色調変化のみで病変を拾い上げる必要がある
- インジゴカルミン散布では時に視認困難となることも多く，白色光観察での胃底腺領域におけるわずかな褪色の色調変化に注意すること，各領域をできる限り正面視する観察が重要である

第2章　胃内視鏡検査・診断トレーニング問題

症例 2

- 50歳代，女性
- GIF-Q260（オリンパス）

Q
1. ピロリ菌感染の有無
2. 萎縮の程度
3. 異常所見はどこか？
4. 異常所見の胃癌判定

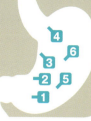

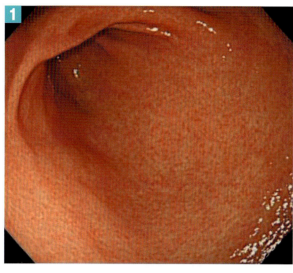
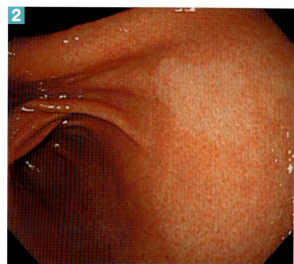
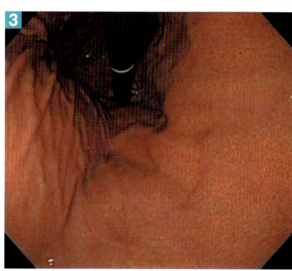
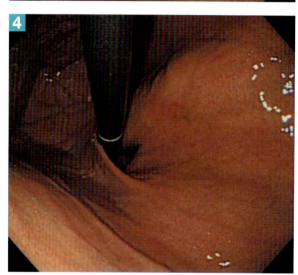
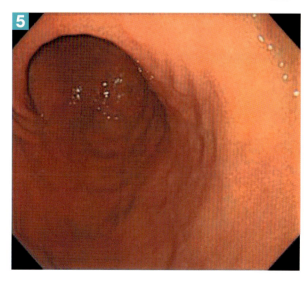
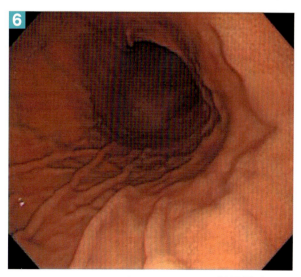

【出題者】土肥　統

症例 2 解答　●HNPCC（遺伝性非ポリポーシス性大腸癌）家系に見つかったⅡc with sig

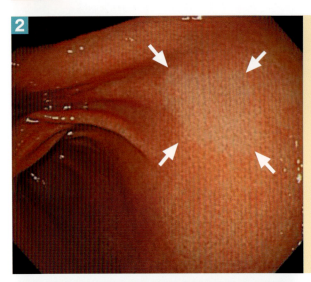

1. RAC陽性で背景粘膜に萎縮性変化を認めないピロリ未感染胃粘膜（ピロリ抗体3U/mL未満）
2. 萎縮は認めない
3. 前庭部後壁に褐色調病変を認める（2, ⇨）
4. ピロリ未感染胃の前庭部で褐色調病変を見つけた場合は，未分化型癌を疑う．背景の炎症がないため，比較的境界明瞭となる

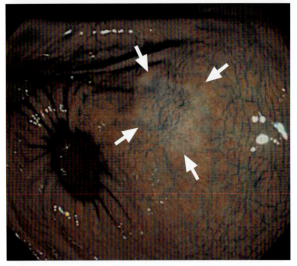

インジゴカルミン散布では，ほぼ高低差のない表面陥凹性病変として観察される（⇨）．

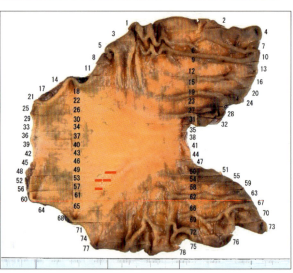

切除標本：ESD適応拡大病変の可能性もあったが，患者希望により手術を施行．

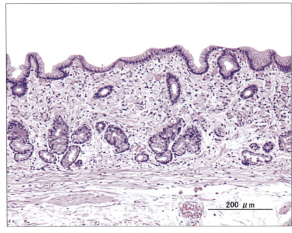

粘膜中層から深層に印環細胞癌の増生を認める．

診断結果

早期胃癌
19×7mm, O-Ⅱc, pT1a（M）, sig

Point

● HNPCCは大腸癌，子宮体癌，小腸癌，腎盂癌，尿管癌を発症するリスクが高く，日本人では胃癌の発症も多いため全身スクリーニングが必要である

▶関連知識：Eカドヘリン遺伝子異常胃癌（P.219）参照

第2章 胃内視鏡検査・診断トレーニング問題

症例 3

- 40歳代，女性
- GIF-Q260（オリンパス）

Q
1. ピロリ菌感染の有無
2. 萎縮の程度
3. 異常所見はどこか？
4. 異常所見の胃癌判定

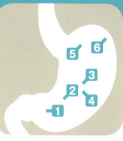

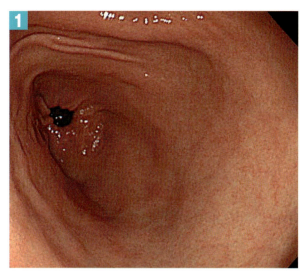
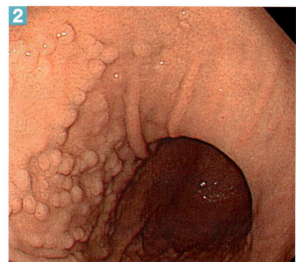
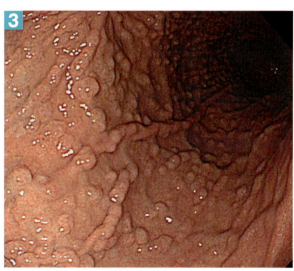
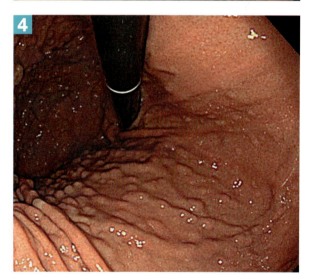
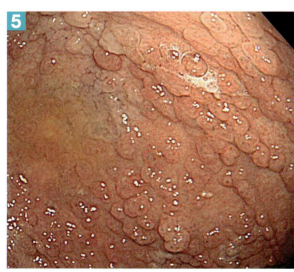
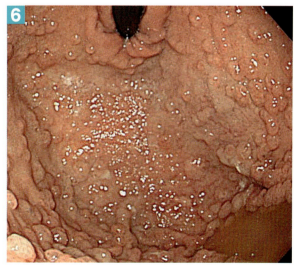

【出題者】松村晋矢

| 症例 3 解答 | ●多発する胃底腺ポリープの中で褪色調を呈する高分化管状腺癌
●FAP（家族性大腸腺腫症）で全結腸切除後 |

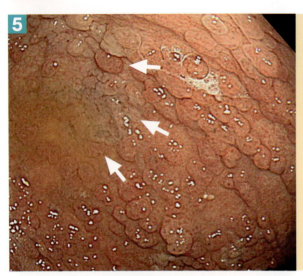

1. 萎縮性変化を伴わず，ピロリ未感染と考える（ピロリ抗体3U/mL未満）
2. 萎縮は認めない
3. 胃底腺領域に胃底腺ポリープが多発．穹窿部の見下ろし画像に褪色調領域を認める（5，⇨）．褪色調領域の近接画像（6）で周囲の胃底腺ポリープと比較して不整形のポリープを認める
4. 比較的境界明瞭な褪色調領域であり，かつ周囲の胃底腺ポリープと異なる陥凹性病変を有することから胃癌を考える

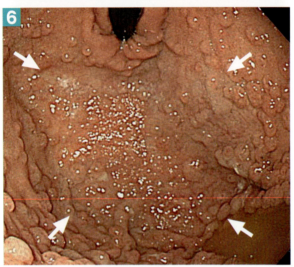

見上げ画像：褪色調領域として認識可能（⇨）．

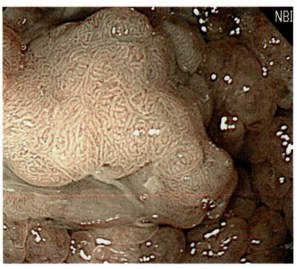

褪色調領域のポリープのNBI＋拡大観察．管状模様の粘膜構造であり，周囲の粘膜とは明らかに異なる．

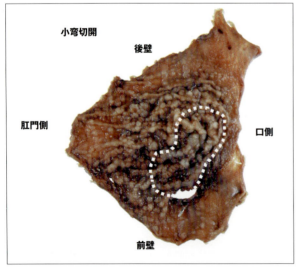

噴門側胃切除術の切除標本（点線内に腫瘍細胞を認めた）．

診断結果

早期胃癌
70×44mm, 0-Ⅱa, pT1a（M）, tub1

Point

● FAPの胃には胃底腺ポリープが多発するが，高分化型腺癌は褪色調に見えることが多いため，ポリープよりも褪色調病変に注目すべきである

第2章 胃内視鏡検査・診断トレーニング問題

症例 4
- 60歳代，男性
- EG-L600ZW7（富士フイルム）

Q
1. ピロリ菌感染の有無
2. 萎縮の程度
3. 異常所見はどこか？
4. 異常所見の胃癌判定

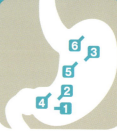

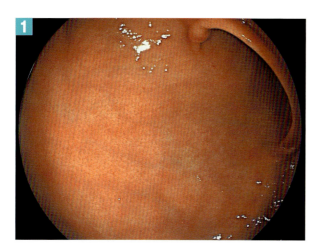

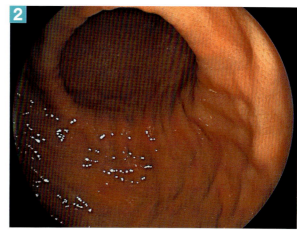

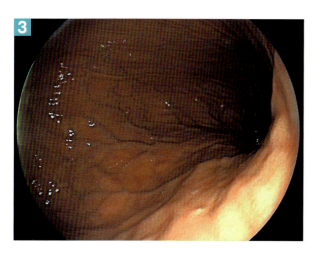

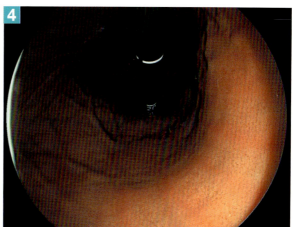

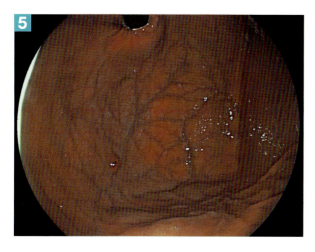

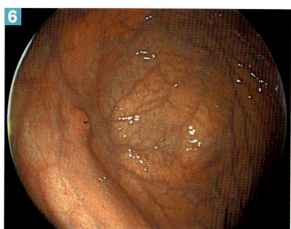

【出題者】石田紹敬

症例4 解答 ●胃型腺癌（胃底腺型胃癌）

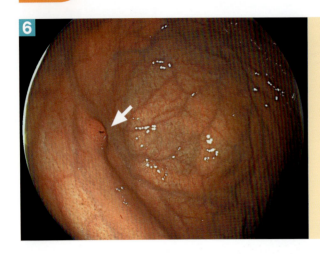

1. 胃体部にびまん性発赤のないピロリ未感染胃粘膜（ピロリ抗体3U/mL未満）を認める
2. C1の萎縮のない胃粘膜
3. 穹窿部の見下ろし画像で，大彎後壁寄りに境界明瞭な隆起性病変を認める（5, 6, ⇨）
4. ピロリ未感染で，発赤調の隆起性病変がある場合は，胃底腺型胃癌を考慮する

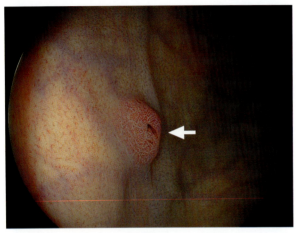

LCIでは発色の強調された隆起性病変として観察される（⇨）．

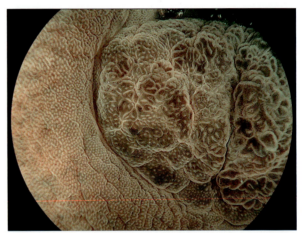

BLI拡大観察では腺開口部，窩間部は開大しているが，明らかな異常血管は認めない．

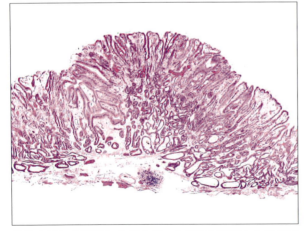

粘膜中層から深層に主座を持つ主細胞に類似した腫瘍でMUC5AC（+），MUC6（+），pepsinogen-I（+）であり，胃底腺型胃癌と診断した．

診断結果

早期胃癌
10×10mm, 0-IIa, pT1a（SM）, gastric type（胃底腺型胃癌）

Point

- ピロリ未感染で胃底腺ポリープとは異なる隆起性病変を認めた場合には胃型腺癌を疑う

第2章 胃内視鏡検査・診断トレーニング問題

症例 5
● 70歳代，女性
● GIF-H260Z
（オリンパス）

Q
1. ピロリ菌感染の有無
2. 萎縮の程度
3. 異常所見はどこか？
4. 異常所見の胃癌判定

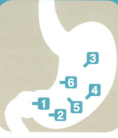

1
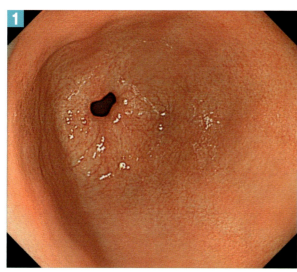

2
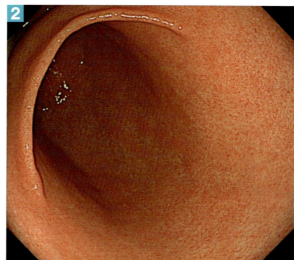

3
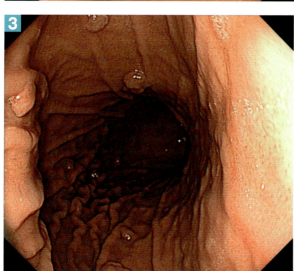

4
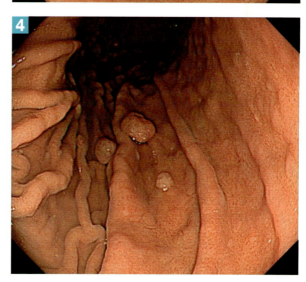

5
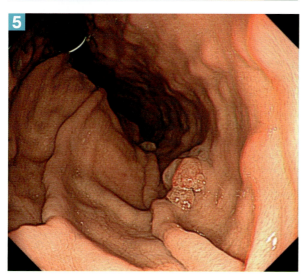

6
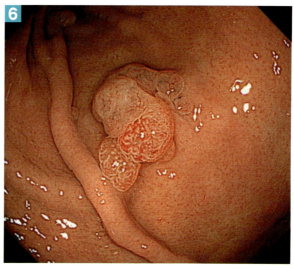

【出題者】北江博晃

症例 5 解答	● 胃底腺ポリープから発生した高分化型腺癌
	● 胃底腺ポリープ表面の一部が発赤不整を呈し発見された

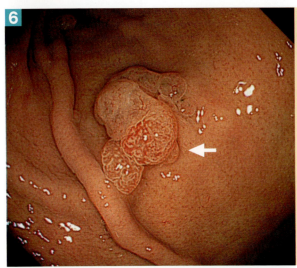

1. 胃体部にびまん性発赤のないピロリ未感染胃粘膜（ピロリ抗体3U/mL未満）を認める
2. C1の萎縮のない胃粘膜
3. 多発する胃底腺ポリープを認め，体下部の見上げ画像で，ポリープの一部に発赤を認める（5, 6, ⇨）
4. 体下部小彎前壁寄りのポリープのみ表面一部に発赤不整を認める
* PPI内服中であり，ポリープの増大に関与している可能性がある

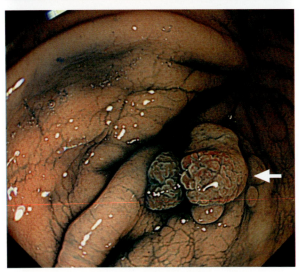

インジゴカルミン散布にて，発赤部粘膜模様の不整が強調される（⇨）．

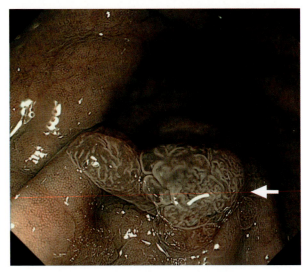

NBI拡大観察では，発赤部はBrownishに強調され，粘膜模様の不整を認める（⇨）．

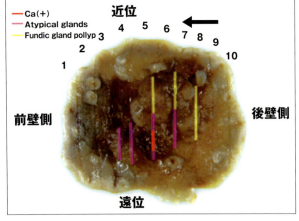

切除標本：拡張腺管を伴う胃底腺ポリープの発赤部に一致して，異型腺管と高分化型腺癌を認める．

診断結果

早期胃癌
13×9mm（Ca：3×2mm），0-Ⅰa, pT1a（M）, tub1

Point

● 胃底腺ポリープを認める場合には，粘膜面の発赤や不整粘膜の有無に着目し，常に悪性の可能性を念頭においた検査を行うことが重要である

第2章 胃内視鏡検査・診断トレーニング問題

症例 6

- 70歳代，女性
- GIF-H260Z（オリンパス）

Q
1. ピロリ菌感染の有無
2. 萎縮の程度
3. 異常所見はどこか？
4. 異常所見の胃癌判定

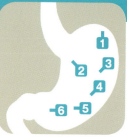

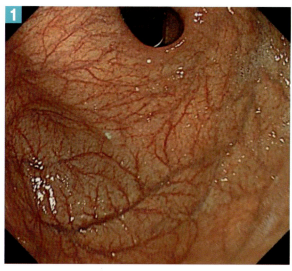
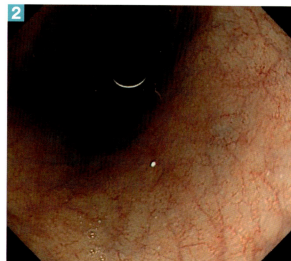
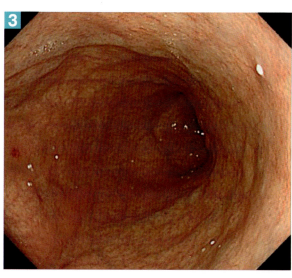
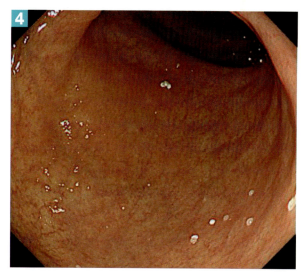
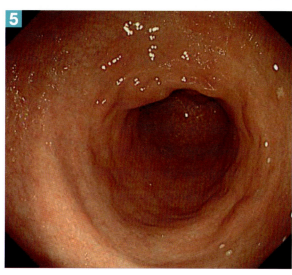
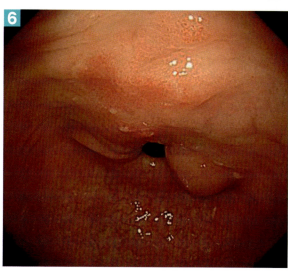

【出題者】江崎 充

症例6 解答 ●自己免疫性胃炎に合併した高分化型腺癌

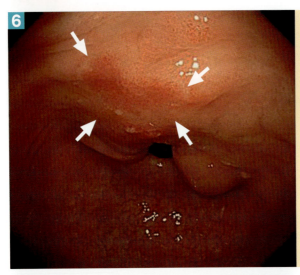

1. ピロリ未感染(ピロリ抗体3U/mL未満)．体部〜穹窿部に粘膜の萎縮が目立つが，前庭部には萎縮が乏しい．いわゆる逆萎縮の所見であり，自己免疫性胃炎と考える
2. 胃体部有意の逆萎縮
3. 幽門前部の見下ろし画像（6，⇨）で，小彎に発赤調の陥凹を認める
4. 境界明瞭な発赤調の不整形陥凹として視認

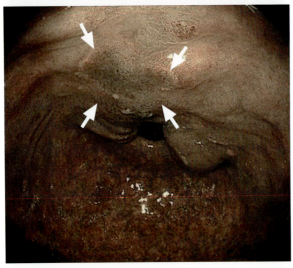

NBI観察では，色調の変化から境界明瞭な病変として認識可能（⇨）．

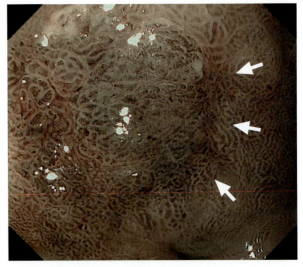

NBI併用拡大観察では，辺縁にdemarcation line（DL）を認識でき（⇨），内部に不整な表面微細構造を伴う．

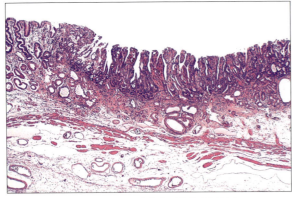

陥凹部の粘膜内に境界明瞭な高分化型腺癌を認める．

診断結果

早期胃癌
17×12mm，0-IIc，pT1a（M），tub1
クロモグラニン染色にて，ECL細胞陽性
（自己免疫性胃炎を合併）

Point

- 胃体部優位な萎縮（逆萎縮）を呈する背景粘膜に注目する必要がある
- 自己免疫性胃炎を背景に分化型腺癌が発生する場合があることを認識する

第2章　胃内視鏡検査・診断トレーニング問題

症例 7
- 70歳代，男性
- EG-L600ZW7（富士フイルム）

Q
1. ピロリ菌感染の有無
2. 萎縮の程度
3. 異常所見はどこか？
4. 異常所見の胃癌判定

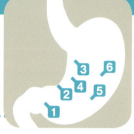

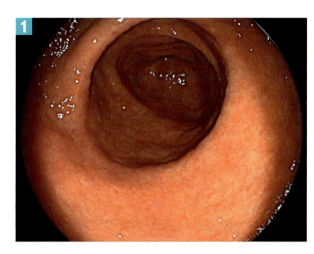
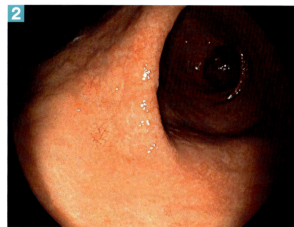
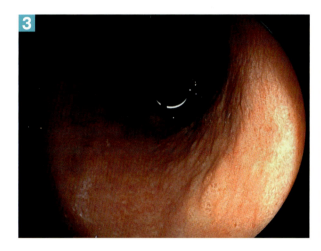
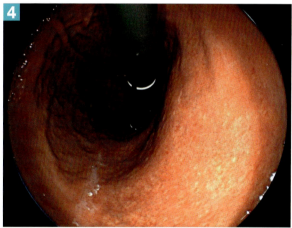
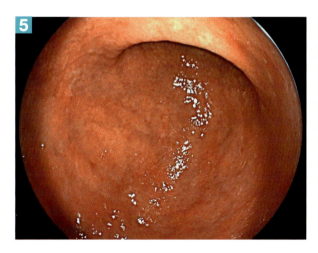
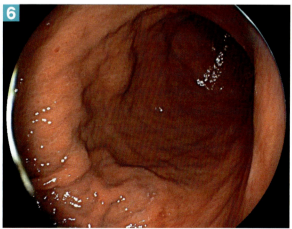

【出題者】中野貴博

症例 7 解答 ●LCIで境界が明瞭となった超高分化型腺癌

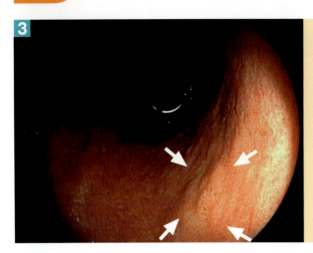

1. 体部にびまん性発赤を認め，ピロリ現感染と診断（ピロリ抗体31U/mL）
2. O2の高度萎縮粘膜
3. 体上部小彎後壁寄りに，わずかに褐色調の粘膜を認める（3．⇨）
4. 領域性のある褐色調の表面隆起性病変として認識可能．表面の凹凸が目立つため癌を疑う．

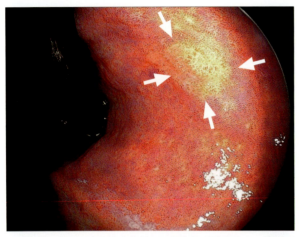

LCIでは，病変は白色光と比較して褪色調が強調され，境界明瞭となる（⇨）．

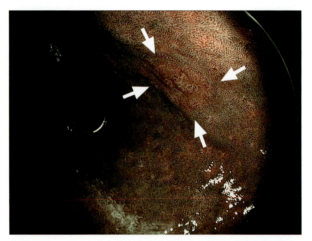

BLI-brightでは，病変は白色光と比較して褐色調が強調され，境界明瞭となる（⇨）．

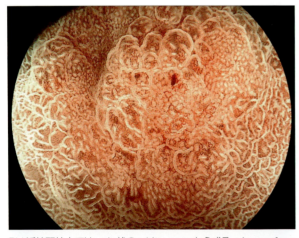

BLI近接弱拡大では，pit状のwhite zoneから成るmicrosurface pattern（MSP）とmesh状のmicrovascular pattern（MVP）を認めるもののirregularityに乏しい．

診断結果

早期胃癌
9×7mm, O-IIa, pT1a (M), tub1
(very well differentiated type)

Point

● 白色光で病変のわずかな色調の差に注意する必要がある．LCI/BLI-brightを併用することで視認性が向上する

▶関連知識：Linked Color Imaging（LCI）の有用性（P.221）参照

第2章 胃内視鏡検査・診断トレーニング問題

症例 8
- 60歳代，男性
- GIF-Q260Z（オリンパス）

Q
1. ピロリ菌感染の有無
2. 萎縮の程度
3. 異常所見はどこか？
4. 異常所見の胃癌判定

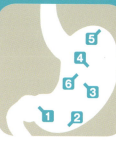

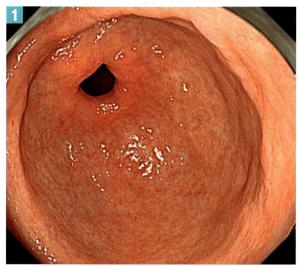

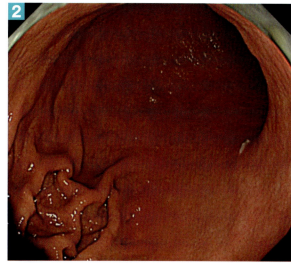

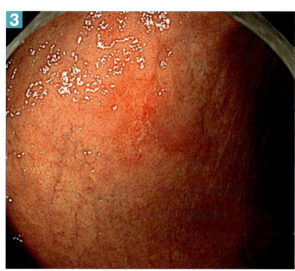

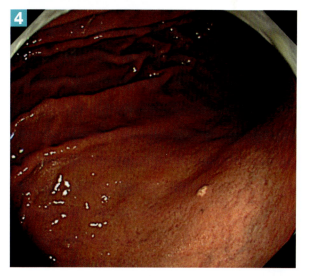

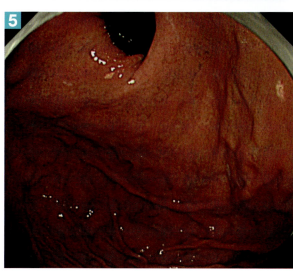

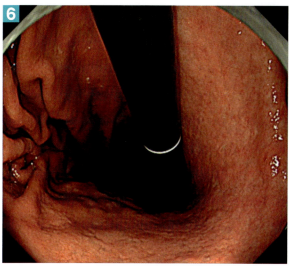

【出題者】草野 央

| 症例 8 解答 | ● 高度萎縮粘膜内に発生した高分化型腺癌
● ピロリ除菌後の影響も加わり境界不明瞭であった高分化型腺癌 |

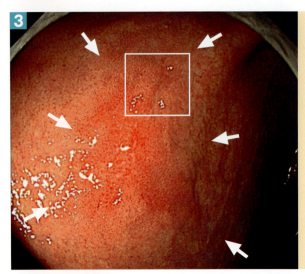

1. 背景粘膜は，白色粘液を伴わない腸上皮化生を伴う萎縮粘膜でピロリ除菌後粘膜と考える
2. O2の高度萎縮粘膜
3. 胃角前壁の見下ろし画像に小さな陥凹を認め（3，白線囲み部分），その周囲に発赤粘膜が広がっている（⇨）
4. 肛側に境界明瞭な陥凹を認めるが，陥凹周囲の発赤は病変の広がりか，除菌後の影響か，判断がつきにくい

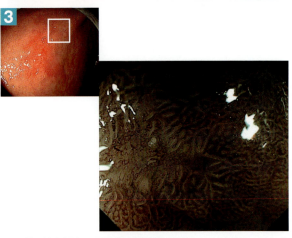

NBI 併用拡大観察：肛門側の陥凹部分では，DL を認め，DL 内部の表面微細構造（MS）と微小血管像（MV）に不整（irregular）を呈する．

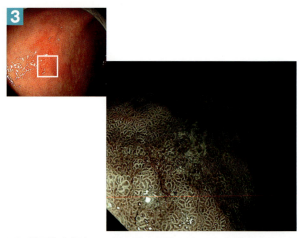

NBI 併用拡大観察：口側の発赤部分では，DL を認識することが困難．

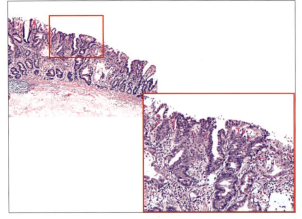

病変口側の発赤部分：低異型度の高分化型腺癌であった粘膜表層は，腫瘍上皮と非腫瘍上皮が混在していた．

診断結果

早期胃癌
18×15mm, 0-Ⅱc, pT1a (M), tub2＞tub1

Point

- 低異型度の高分化腺癌では，病変境界不明瞭になることがあり，範囲診断は慎重に行う
- ピロリ除菌後は非腫瘍上皮が粘膜表層を覆うことがあり，NBI 併用拡大観察でも境界不明瞭となることがある

第2章 胃内視鏡検査・診断トレーニング問題

症例 9
- 70歳代，男性
- GIF-H290（オリンパス）

Q
1. ピロリ菌感染の有無
2. 萎縮の程度
3. 異常所見はどこか？
4. 異常所見の胃癌判定

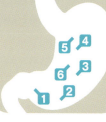

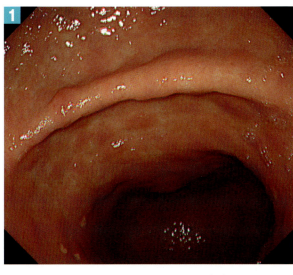

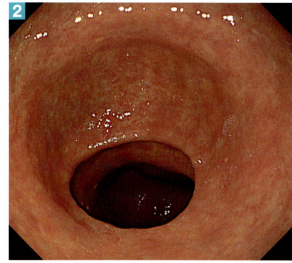

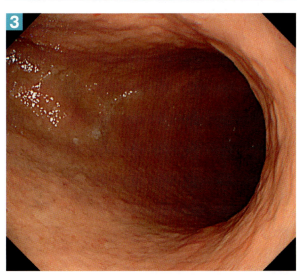

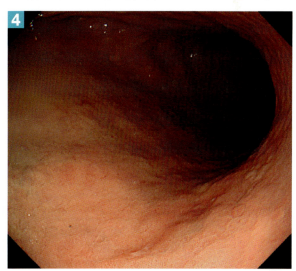

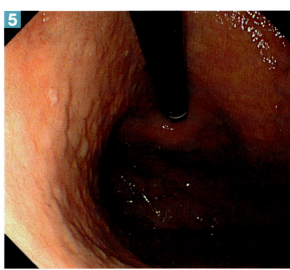

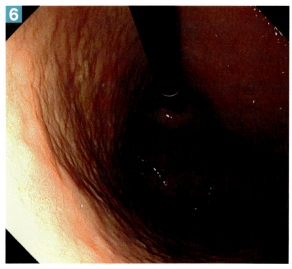

【出題者】後藤田卓志

113

症例 9 解答	●高度萎縮・腸上皮化生粘膜内に発生した高分化型腺癌
	●超高分化型腺癌で軽度の発赤とわずかな陥凹で偶然に発見された

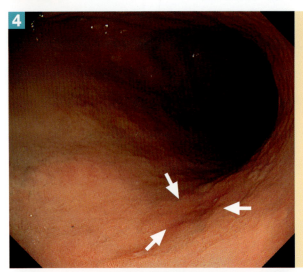

1. 白色粘液を伴わない腸上皮化生を伴う萎縮粘膜を背景に，前庭部の地図状発赤でピロリ除菌後粘膜と考える
2. O3の高度萎縮粘膜
3. 胃体中部の見下ろし画像で後壁に境界不明瞭な発赤を認める（4，⇨）
4. 除菌後の体部の地図状発赤としては境界不明瞭で，斑状発赤としてはサイズが大きい．見上げ画像（6）で領域性を示す陥凹として視認

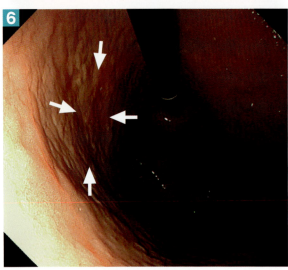

遠景で白色光を斜めから入れることで，わずかな陥凹を視認（⇨），（見下ろし観察時の異常の確認）．

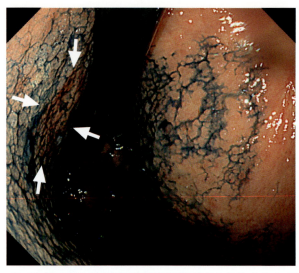

インジゴカルミン散布にて領域性を認めることから（⇨）癌である可能性が高まる．

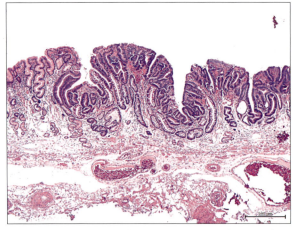

非腫瘍粘膜との高低差の少ないtub1＞tub2（手つなぎ型腺癌）の置換性増殖を示す．

診断結果

早期胃癌
14×9mm, 0-Ⅱc+Ⅱb, pT1a（M）, tub1＞tub2

Point

- 送気量によってわずかな陥凹は消失してしまうため，送気量には注意が必要
- また，空気量や角度を変えた複数方向からの観察が重要

第2章 胃内視鏡検査・診断トレーニング問題

症例 10

- 40歳代，女性
- GIF-H290Q（オリンパス）

Q
1. ピロリ菌感染の有無
2. 萎縮の程度
3. 異常所見はどこか？
4. 異常所見の胃癌判定

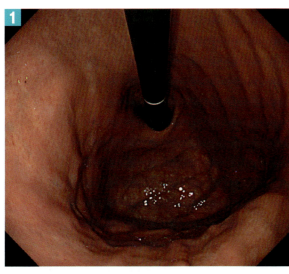

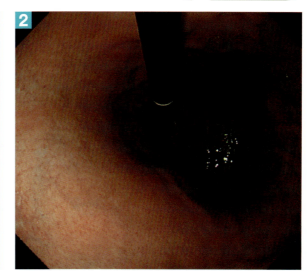

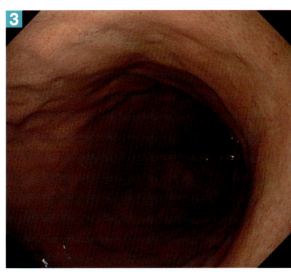

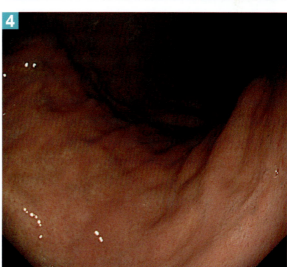

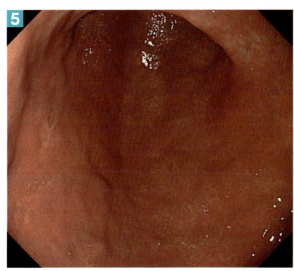

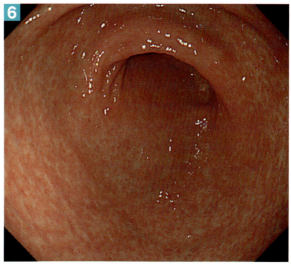

【出題者】江崎　充

症例10 解答 ●萎縮境界に発生した褐色調の低分化腺癌

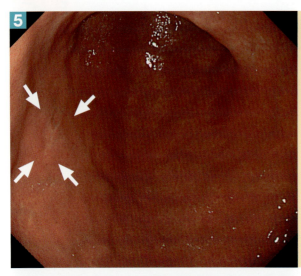

1. 噴門周囲を超える萎縮粘膜をベースに，体部にびまん性発赤が目立つピロリ現感染粘膜と考える．
2. O1の萎縮粘膜
3. 胃体下部の見下ろし画像で前壁に褐色調の粘膜を認める（5，⇨）
4. 萎縮境界（F線）口側の非萎縮（胃固有）粘膜に，褐色調のわずかな陥凹として視認

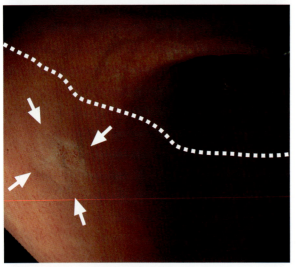

F線（点線部分）やや境界不明瞭な褐色調粘膜を認める（⇨）．内部に周囲と同色調の粘膜が混在する．

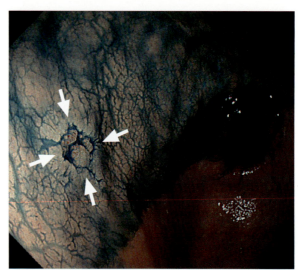

インジゴカルミン散布にて陥凹面が明瞭になる（⇨）．

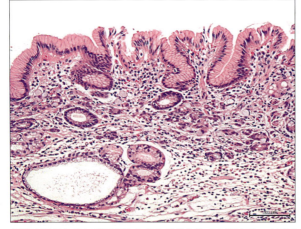

粘膜中層を主体に印環細胞を伴う低分化腺癌を認める．表層は非癌粘膜で覆われている．

診断結果

早期胃癌
3×3mm, 0-Ⅱc, pT1a（M）, por2＞sig

Point

- 萎縮境界を意識した観察が必要である
- 萎縮境界口側の褐色調の陥凹（低分化腺癌）に注意することが重要である（「胃癌の三角」）

第2章 胃内視鏡検査・診断トレーニング問題

症例 11

- 50歳代，女性
- EG-L600WR7（富士フイルム）

Q
1. ピロリ菌感染の有無
2. 萎縮の程度
3. 異常所見はどこか？
4. 異常所見の胃癌判定

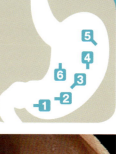

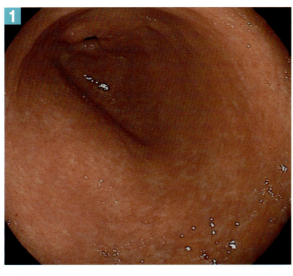
1

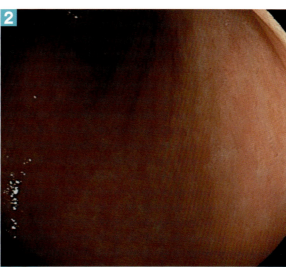
2

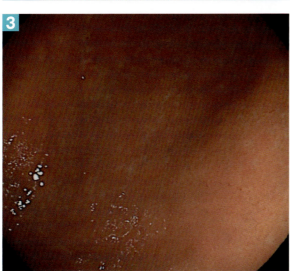
3

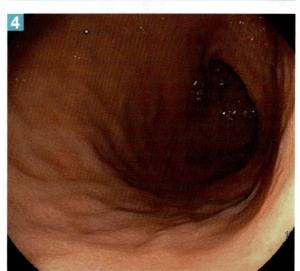
4

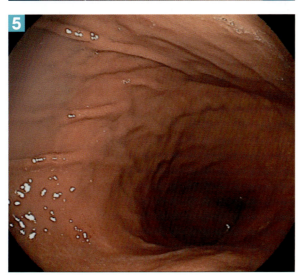
5

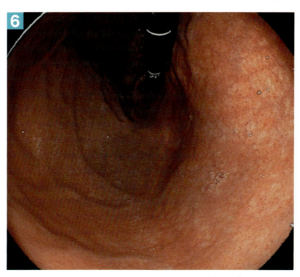
6

【出題者】後藤田卓志

症例11 解答
- ●前庭部大彎前壁より，萎縮境界の褪色調の浅い陥凹（Ⅱc）
- ●ピロリ菌感染検査前の内視鏡検査で異常を指摘された

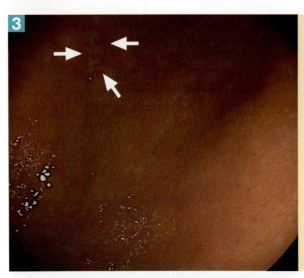

1. 感染検査歴がなく，中等度の萎縮を伴うことからピロリ既感染と考える
2. 背景粘膜は C2 の萎縮粘膜
3. 前庭部大彎の観察の萎縮境界に褪色調粘膜を認める（3，⇨）
4. 周囲の萎縮より目立つ存在感と領域性のある褪色斑で，部位的にも sig を疑うべき所見
* ルーチン観察で気づいて（3），再度近接および LCI 観察した画像を以下に掲載する．褪色斑内部に insel を思わせる発赤顆粒を認める

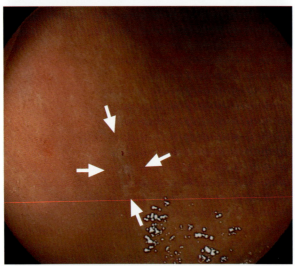

スクリーニング観察で視認した後の近接画像：周囲より存在感のある褪色粘膜（⇨）．

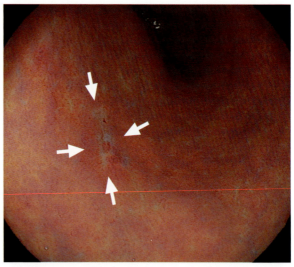

LCI で境界がより鮮明となるが（⇨），この時点で質的診断の確定は得られず，生検にて印環細胞癌と診断された．

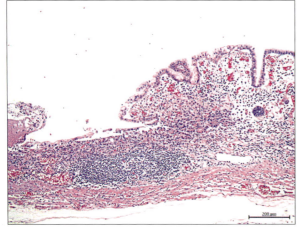

内視鏡所見と同様に明瞭な陥凹を認めるが，陥凹の外側に約 0.3mm の側方伸展を粘膜中層に認める．

診断結果

早期胃癌
16×14mm, 0-Ⅱc, pT1a（M）, sig

Point

- ●ルーチン観察では画像の左上にしか記録が残っていない．この時点で視認していなければ，近接することもなく見落としていた可能性もある．見落とし症例の見直しで，「あっ，ここに写っているね！」とよくあるパターンである
- ●萎縮境界の褪色粘膜には注意が必要という脳からの指令で診ている（探している）ことが重要

第2章 胃内視鏡検査・診断トレーニング問題

症例 12
- 80歳代，男性
- EG-L590WR（富士フイルム）

Q
1. ピロリ菌感染の有無
2. 萎縮の程度
3. 異常所見はどこか？
4. 異常所見の胃癌判定

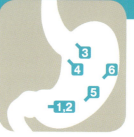

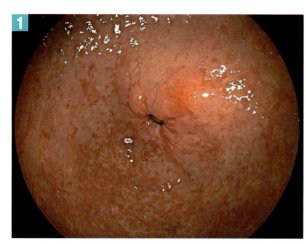

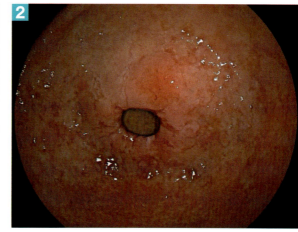

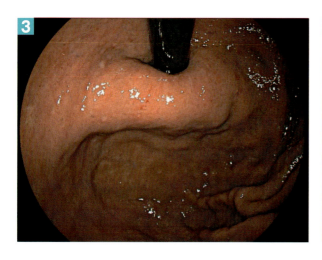

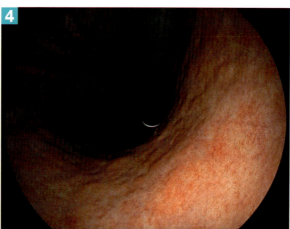

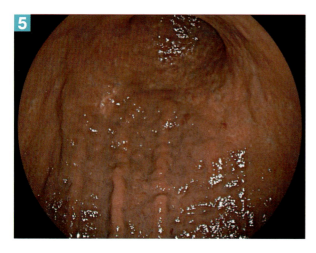

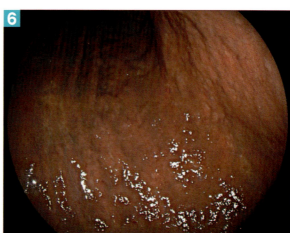

【出題者】安田剛士

症例12 解答 ●ピロリ除菌後の地図状発赤に存在する超高分化型腺癌

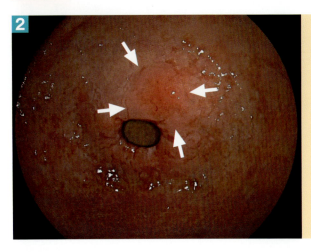

1. 1年前にピロリ除菌に成功．地図状発赤，腸上皮化生が目立つ萎縮粘膜を背景とし，びまん性発赤はなく，粘液量も少なく，ピロリ除菌後粘膜として矛盾しない
2. 腸上皮化生を伴うO2の萎縮粘膜
3. 幽門輪付近の病変（**1**，**2**，▷）．高低差のない病変だが，LCIでは領域をもって発赤が強調される
4. 病変はLCIで境界明瞭な橙色を呈する．地図状発赤とは色調が異なり，BLIで不正な血管を認めることから癌を考える

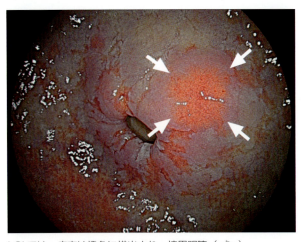

LCIでは，病変は橙色に描出され，境界明瞭（▷）．

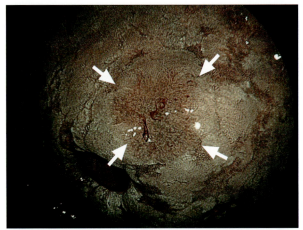

BLIでは，境界明瞭なbrownish areaとして認識される（▷）．

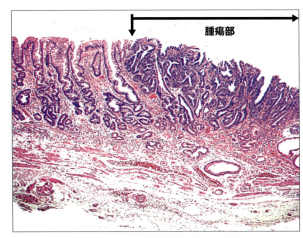

周囲との高低差はあまりないが，構築の乱れを伴うneoplasticな腺管の増殖を認める．

診断結果

早期胃癌
6×10mm, O-Ⅱb, pT1a (M), tub1
除菌後で地図状発赤の目立つ粘膜．

Point

- 腸上皮化生の目立つ除菌後の粘膜である．幽門輪付近は一般的に病変を見逃しやすく注意が必要．白色光で観察されるわずかな色調変化がLCIでは強調され，発見の一助となった
- スコープコンタクトにより評価が困難になる可能性があるため，幽門輪付近に病変がないか，十二指腸に挿入する前に評価しておく

第2章　胃内視鏡検査・診断トレーニング問題

症例 13
- 80歳代，男性
- EG-L590ZW（富士フイルム）

Q
1. ピロリ菌感染の有無
2. 萎縮の程度
3. 異常所見はどこか？
4. 異常所見の胃癌判定

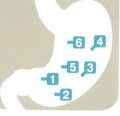

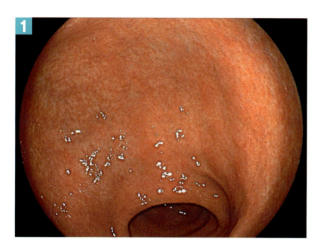

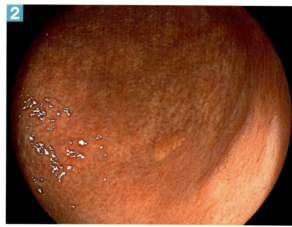

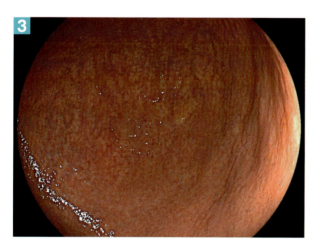

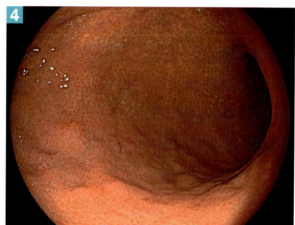

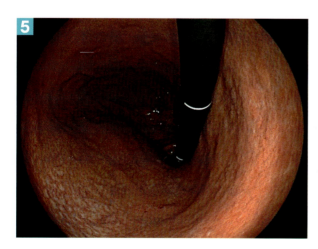

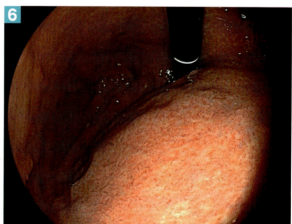

【出題者】寺崎　慶

症例13 解答 ●ピロリ除菌後の粘膜に発生した胃底腺型胃癌

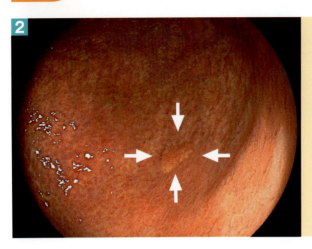

1. 白色粘膜を伴わない腸上皮化生伴う萎縮粘膜．びまん性発赤はなく，ピロリ除菌後粘膜と考える
2. O1の萎縮粘膜
3. 胃体下部の見下ろし画像で，大彎に白色光で黄色調を示す境界明瞭な隆起性病変を認める（2，3，⇨）
4. 境界明瞭な隆起性病変と視認され，辺縁は不整である

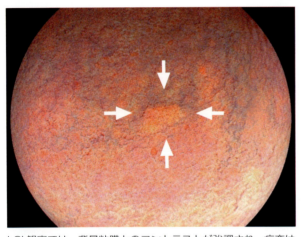

LCI観察では，背景粘膜とのコントラストが強調され，病変はより視認しやすくなる．

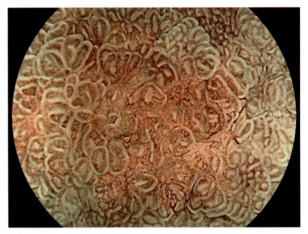

腫瘍は粘膜深層にあり，それより表層の血管の樹枝状拡張が目立つ．

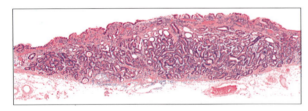

腫瘍は主細胞様の円柱上皮細胞からなり，胃底腺への分化を示す胃型の癌である．

診断結果

早期胃癌
8×3mm，O-Ⅱc，pT1a（M），tub1（fundic gland type）

Point

- 胃底腺領域に認める褪色～黄色調の隆起性病変は，SMT様隆起や樹枝状拡張血管があれば，除菌後であっても胃底腺型胃癌を疑って観察することが重要

第2章　胃内視鏡検査・診断トレーニング問題

症例 14

- 60歳代，男性
- EG-L600ZW（富士フイルム）

Q
1. ピロリ菌感染の有無
2. 萎縮の程度
3. 異常所見はどこか？
4. 異常所見の胃癌判定

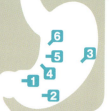

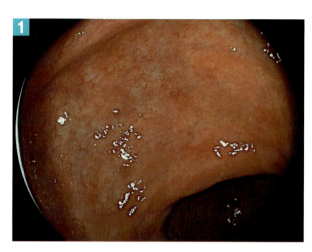
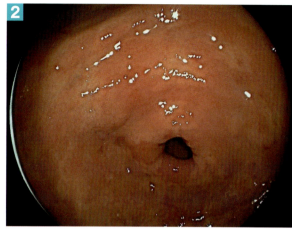
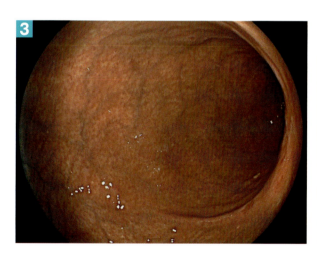
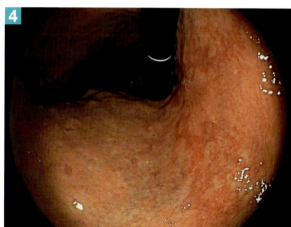
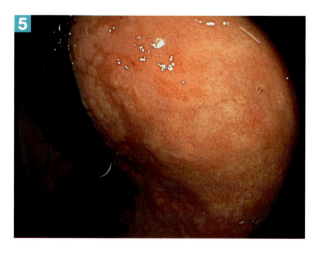
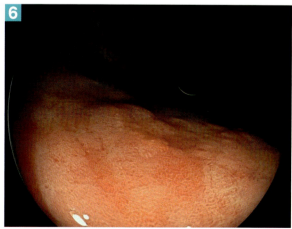

【出題者】寺崎　慶

症例14 解答 ●ピロリ除菌後の地図状発赤に見える高分化型腺癌

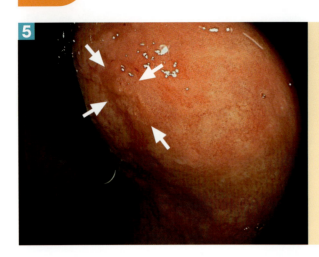

1. 腸上皮化生を伴う萎縮粘膜をベースに，地図状発赤が出現しており，ピロリ除菌後粘膜と考える
2. O2の萎縮粘膜
3. 胃体中部の見上げ画像で，小彎後壁に境界不明瞭な黄白色調の所見を認める（5，⇨）
4. 地図状発赤の中に存在する，やや色調の異なる辺縁不整な陥凹性病変として視認

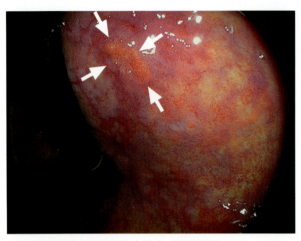

LCIでは黄色調に視認され（⇨），背景粘膜とのコントラストで通常の白色光よりも視認は良好となる．

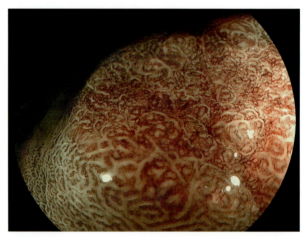

BLI拡大観察では，irregular MSP/irregular MVPを呈する．

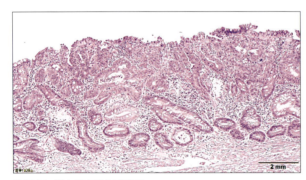

粘膜内に留まる高分化型腺癌．

診断結果

早期胃癌
7×2mm，0-Ⅱc，pT1a（M），tub1

Point

- 除菌後に出現した地図状発赤に癌が存在することがあり，白色光で視認困難な病変もLCIでは視認良好となるため，LCIによる観察も重要である

第2章　胃内視鏡検査・診断トレーニング問題

症例 15

- 70歳代，男性
- QIF-XP290N（オリンパス）

Q
1. ピロリ菌感染の有無
2. 萎縮の程度
3. 異常所見はどこか？
4. 異常所見の胃癌判定

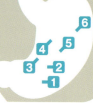

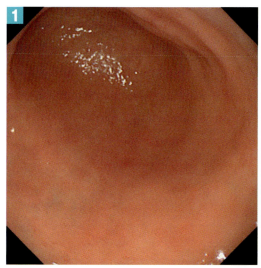
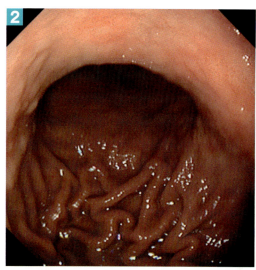
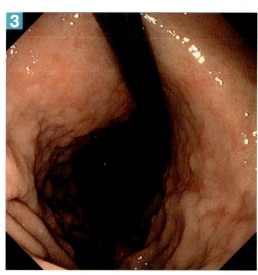
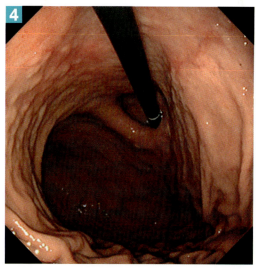
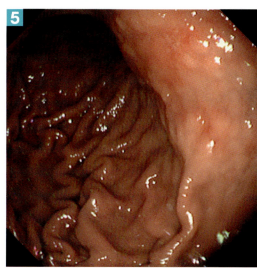
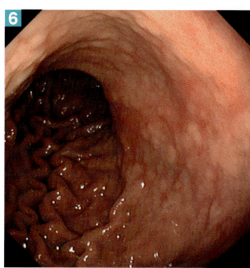

【出題者】高山　峻

125

症例15 解答 ●ピロリ除菌後，長期経過に発見された高分化型腺癌

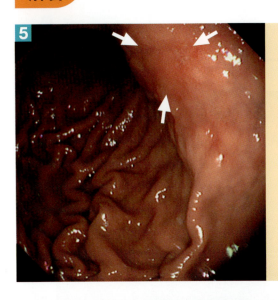

1. 腸上皮化生を伴う萎縮粘膜をベースに，体部小彎側に地図状発赤を認め，ピロリ除菌後粘膜と考える（10年前にピロリ除菌，ピロリ抗体3U/mL 未満）.
2. O2の高度萎縮粘膜
3. 胃体下部の見下ろし画像で，後壁側にやや発赤の目立つ陥凹性病変を認める（5，⇨）.
4. 体部後壁の遠景の見下ろし画像（6）では，口側の地図状発赤と連なっているようにも見えるが，病変部は発赤陥凹が目立っており，粘膜面もやや粗造である.
* 見下ろし画像では，後壁側は接線方向となり観察が不良になりやすいため，送気を調整し，意識して観察する

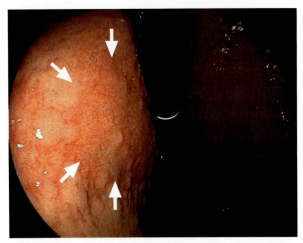

EG-L600ZW（富士フイルム）での通常光観察. 病変の境界は不明瞭である（⇨）.

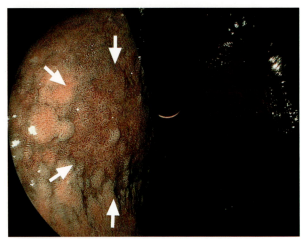

BLI 観察では，境界をもった顆粒状の brownish area として病変部が視認可能（⇨）.

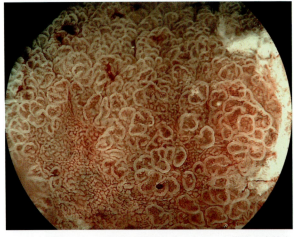

BLI 拡大観察では，陥凹部に不整なネットワーク構造の血管を認めるが，顆粒状の粘膜では非腫瘍上皮の被覆と考えられる所見がある.

診断結果

早期胃癌
27×22mm, 0-IIc, pT1a (M), tub1

Point

- ピロリ除菌後の胃癌は腫瘍部表層に非腫瘍上皮が混在し，通常，拡大観察とも診断が難しくなることが珍しくない. 除菌後の胃癌は発赤調の陥凹病変が多く，その特徴を理解して観察する

第2章 胃内視鏡検査・診断トレーニング問題

症例 16
- 60歳代，女性
- GIF-H290（オリンパス）

Q
1. ピロリ菌感染の有無
2. 萎縮の程度
3. 異常所見はどこか？
4. 異常所見の胃癌判定

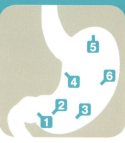

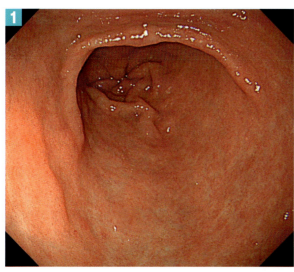
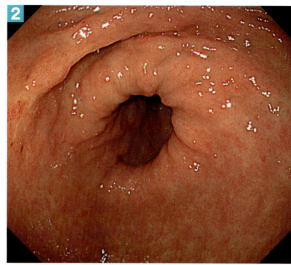
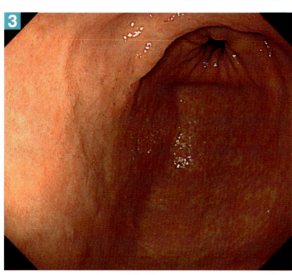
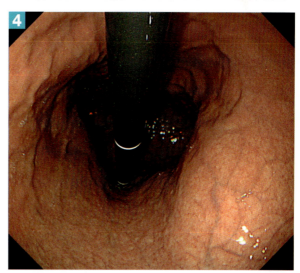
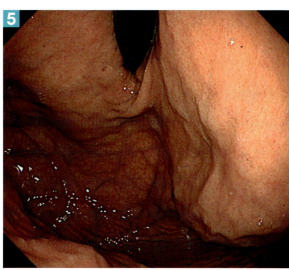
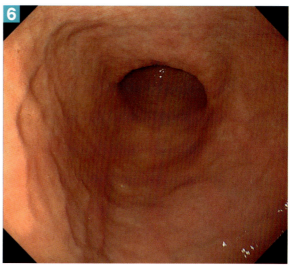

【出題者】中野貴博

症例16 解答 ●ピロリ除菌後に進行癌として発見された異時性胃癌

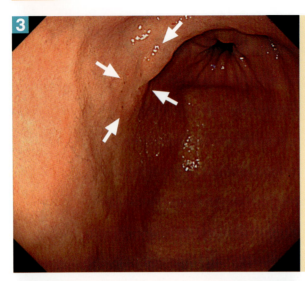

1. 角部小彎にピロリ除菌後の地図状発赤を認める（ピロリ抗体4U/mL，UBT陰性）
2. C2の萎縮粘膜
3. 角部の見下ろし画像で前壁に発赤を伴う褪色調の陥凹を認める（3, →）
4. 表面構造や色調の変化が乏しく，表面陥凹性病変を認識できなかった

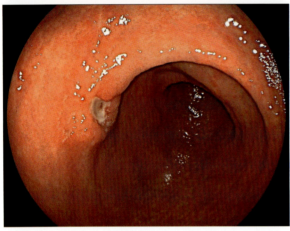

1年後の病変指摘時の画像である．周堤を伴う不整な潰瘍性病変となっていた．

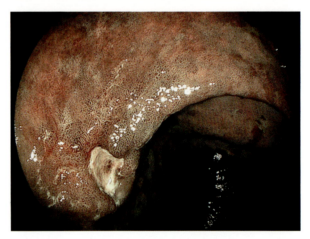

潰瘍の周囲に不整な粘膜構造が見られ，癌を疑う．また潰瘍周囲はなだらかな立ち上がりがあり，粘膜下層以深への浸潤を考える．

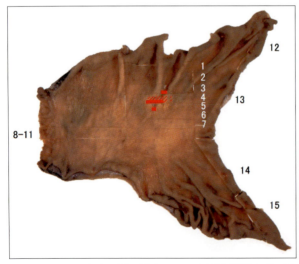

切除標本：幽門側胃切除術が施行され，病理組織学的に筋層まで浸潤し，リンパ節転移陽性のStage ⅡAであった．

診断結果

進行胃癌
22×18mm, type2, pT2（MP）, tub2＞tub1＞por2, ly1, v0, pPM0, pDM0, pN1（1/36）

Point

○ 進行癌で発見されたが，わずかな凹凸や色調の変化に注意すれば発見ができた可能性のある病変であった

▶関連知識：ピロリ除菌後のPPI長期使用における異時性胃癌（P.225）参照

第2章 胃内視鏡検査・診断トレーニング問題

症例 17
●70歳代，男性
●GIF-H290
（オリンパス）

Q
1．ピロリ菌感染の有無
2．萎縮の程度
3．異常所見はどこか？
4．異常所見の胃癌判定

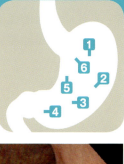

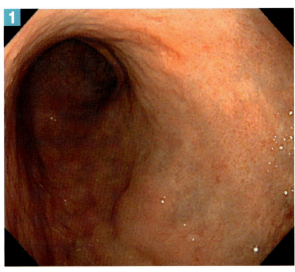

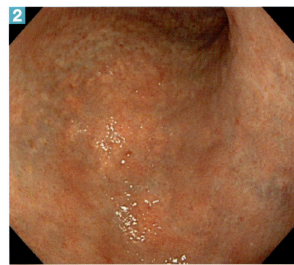

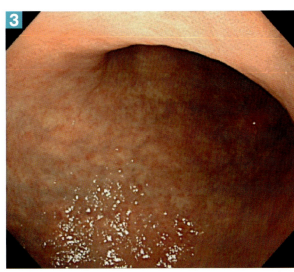

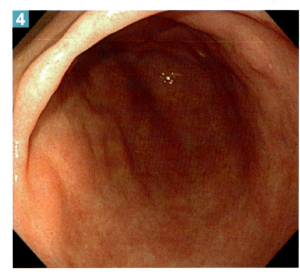

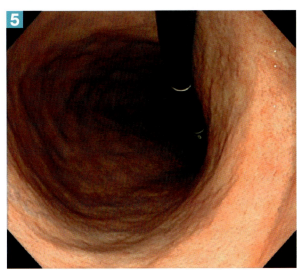

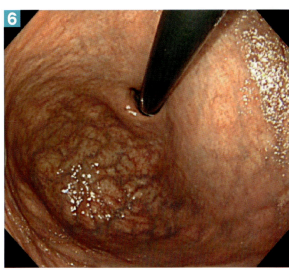

【出題者】山里哲郎

症例17
解答
- 胃体上部小彎後壁の発赤を呈した低分化腺癌
- 経年発見された SM 癌

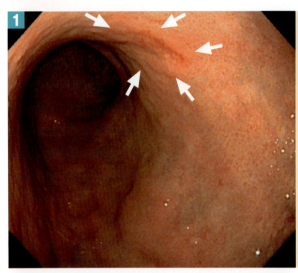

1. 高度な萎縮粘膜をベースとした背景粘膜で地図状発赤などもなくピロリ現感染と考える
2. 腸上皮化生を伴う O2 萎縮粘膜
3. 胃体上部の見下ろし画像で小彎後壁に境界不明瞭な発赤を認める（ 1, ⇨ ）
4. 1年後の同部位の内視鏡画像では，萎縮粘膜を背景とした発赤陥凹（→）を認め，内部にびらんを伴っている．前年度と比べて発赤の領域も増大している

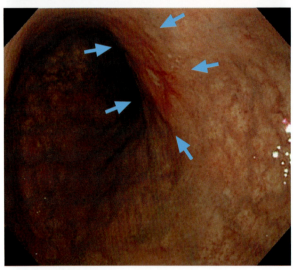

1年後の内視鏡画像では，びらんを伴う発赤調の陥凹性病変として認識（→）．

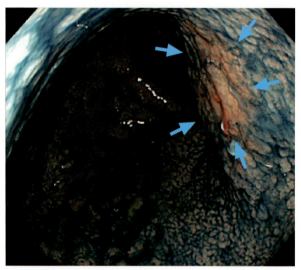

インジゴカルミン散布にて領域性を認めることから癌である可能性が高まる（→）．

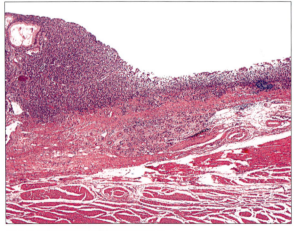

低分化腺癌の粘膜下層浸潤を認める．

診断結果

早期胃癌
35×23mm, 0-Ⅱc＋Ⅱb, pT1b2（SM2, 550μm）, por＞sig＞tub2
腸上皮化生のある萎縮した胃底腺
粘膜を背景とした低分化腺癌

Point

- 萎縮粘膜の観察で，血管透見不良な領域を認めた場合は，注意深い観察が重要

第2章 胃内視鏡検査・診断トレーニング問題

症例 18
- 70歳代，男性
- GIF-Q260Z（オリンパス）

Q
1. ピロリ菌感染の有無
2. 萎縮の程度
3. 異常所見はどこか？
4. 異常所見の胃癌判定

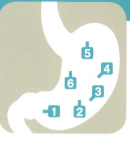

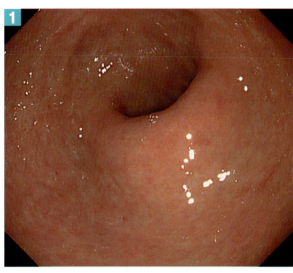
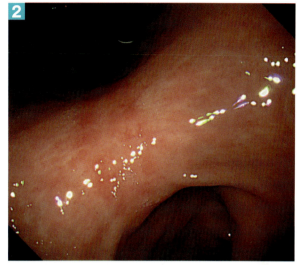
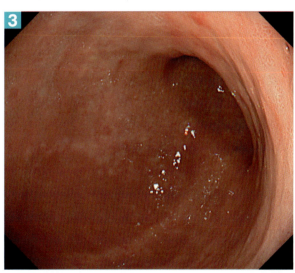
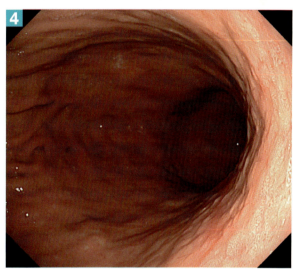
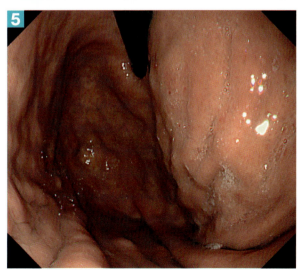
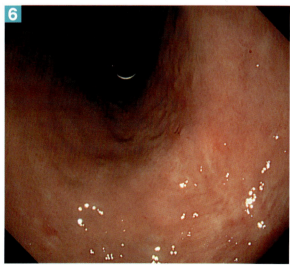

【出題者】後藤田卓志

症例18 解答
- ●穹窿部の発赤隆起
- ●胃角部の ESD 後およびピロリ除菌後のスクリーニング観察

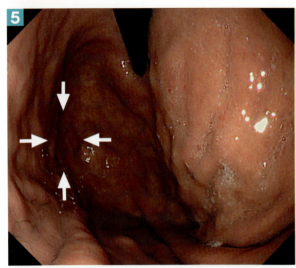

1. みずみずしい粘膜で地図状発赤も認めること，なによりも事前の問診で ESD の既往と除菌歴からもピロリ除菌後粘膜である前提で検査を行う
2. 背景粘膜は O2 の萎縮粘膜．腸上皮化生は白色光観察でははっきりしない
3. 胃角部に ESD 瘢痕を認め，遠景観察で，穹窿部の大彎に発赤隆起を認める（5，⇨）．
4. 早期胃癌の既往歴から前庭部や胃体部の観察に集中するあまり，穹窿部の観察はおろそかになりがちで，発赤隆起としか認識していない

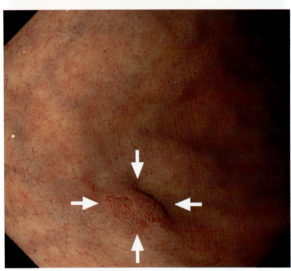

近景観察で，萎縮粘膜内の発赤した扁平隆起で過形成性ポリープというよりは胃底腺型胃癌を疑う所見である（⇨）．

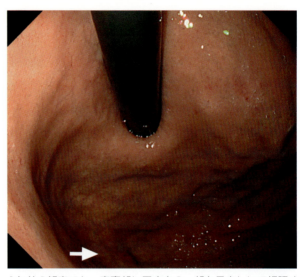

1年前の観察でも，穹窿部に同病変の一部を見直しにて視認することができた（⇨）．

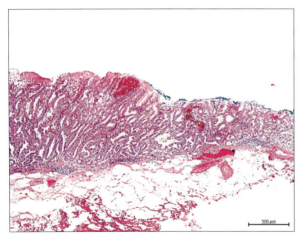

表面を非腫瘍性の腺窩上皮に覆われた，高分化型腺癌．MUC6（＋），Pepsinogen（＋）．

診断結果
早期胃癌
10×9mm, 0-Ⅱa, pT1b1 (SM1 200μm), tub1

Point
- 1年前の観察では，わずかに写っているのに視認できていなかった（というか，観察しているが探していないので気づいていなかった）．今回は胃底腺型胃癌があるとの知識と発赤隆起から生検を行った
- 胃癌の好発部位ではない穹窿部の観察を甘く見ないことが肝要である

第2章　胃内視鏡検査・診断トレーニング問題

症例 19

●60歳代，男性
●GIF-H290
（オリンパス）

Q
1．ピロリ菌感染の有無
2．萎縮の程度
3．異常所見はどこか？
4．異常所見の胃癌判定

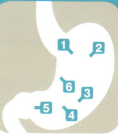

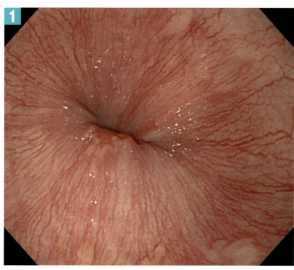

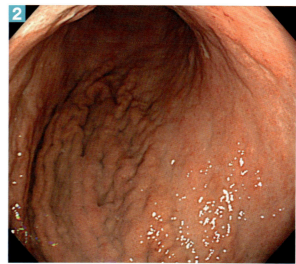

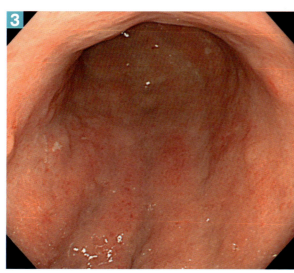

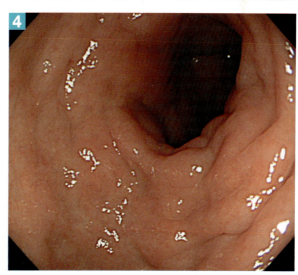

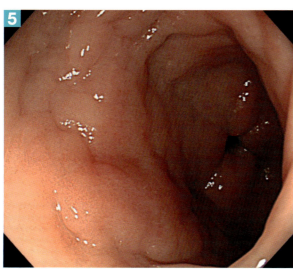

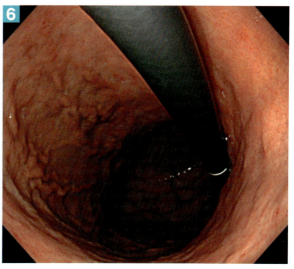

【出題者】山里哲郎

133

症例19 解答
- ●胃体上中部小彎を中心としたスキルス胃癌
- ●SM～MPに食道浸潤を認めるも，癌量が少なく画像上での認識は困難

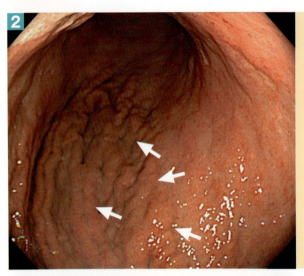

1. 萎縮粘膜をベースとした背景粘膜であり，白色粘液も伴う．ピロリ現感染と考える
2. O2の萎縮粘膜
3. 胃体上中部大彎の見下ろし画像で胃体上部大彎にヒダの肥厚・伸展不良を認める（2，⇨）
4. 大彎側より大彎後壁側のヒダが太く，通常の萎縮性胃炎とは異なっており，スキルス胃癌の存在も念頭におく必要がある

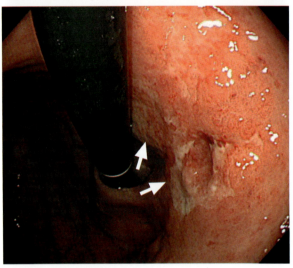

体上部小彎前壁に潰瘍を認める（⇨）．

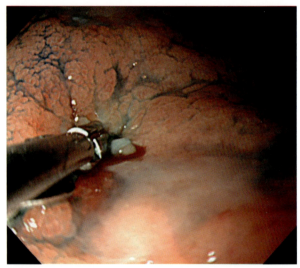

体上部小彎の潰瘍周囲の白色部からの生検．生検でporを認めた．びらんや潰瘍周囲の辺縁から生検することが大切．

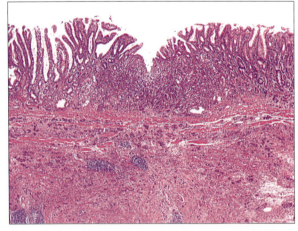

低分化腺癌が粘膜下層以深にびまん性に浸潤．粘膜表層にもporが存在．

診断結果

進行胃癌
270×215mm, Type4, pT4a（SE）, por2
体上中部小彎を中心に，ほぼ胃全体にひろがる4型病変．リンパ管侵襲高度

Point

- ●潰瘍周囲だけではなく，胃全体を観察することが大切
- ●大彎のヒダ異常，前庭部の凹凸も癌がSM以深に浸潤したために起きた所見

第2章 胃内視鏡検査・診断トレーニング問題

症例 20

- 50歳代，女性
- GIF-H260（オリンパス）

Q
1. ピロリ菌感染の有無
2. 萎縮の程度
3. 異常所見はどこか？
4. 異常所見の胃癌判定

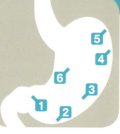

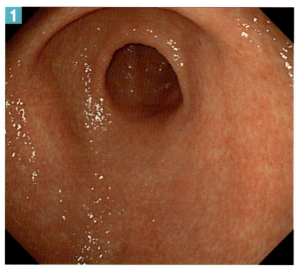
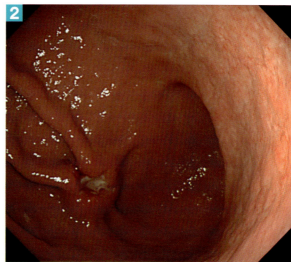
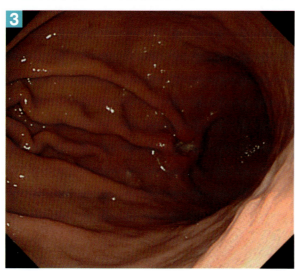
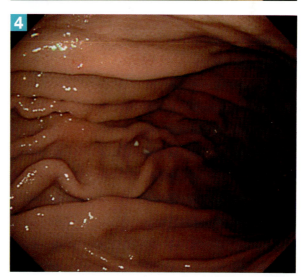
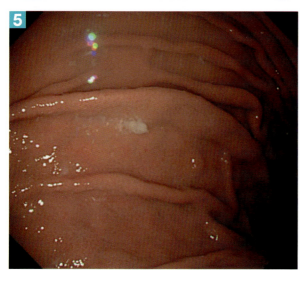
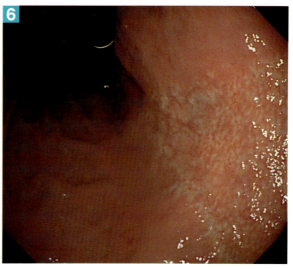

【出題者】草野 央

| 症例20 解答 | ●進行胃癌手術前の上部内視鏡検査にて，同時性進行胃癌の見落とし |

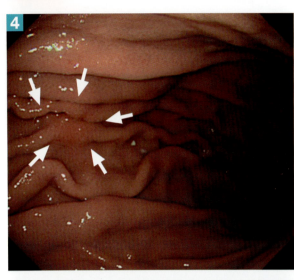

1. 背景は白色粘液をわずかに伴う萎縮粘膜でピロリ現感染と考える
2. C2の萎縮粘膜
3. 胃体下部の見下ろし画像（2）で大彎側に Type3 病変を認める
4. 胃体上部の見下ろし画像で大彎側に発赤を呈するヒダの太まりを認める（4，⇨）．空気量が少ないため，ヒダが十分に広がっておらず2個目の病変を認識できなかった

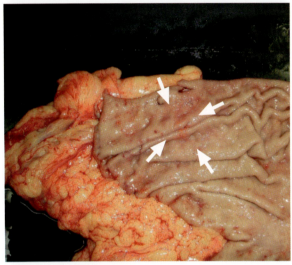

新鮮標本で見た同部位の写真．病変が小さいため，ヒダに覆われてしまうと認識が困難である（⇨）．

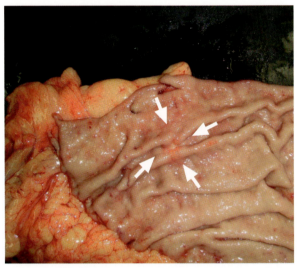

ヒダを十分に伸展させると，ヒダに跨がって，皺壁腫大を伴う10mm程度の潰瘍性病変を認める（⇨）．

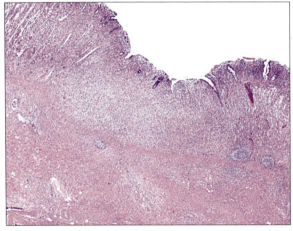

潰瘍部とその周囲の浅い陥凹部に一致して，低分化腺癌の増殖を認める．

診断結果

進行胃癌（多発）
1. 100×60mm, Type3, pT4a（SE）, por
2. 20×20mm, Type3, pT3（SS）, por

Point

- 胃癌を見た場合，同時性癌（2個目の癌）がある可能性を常に念頭において検査を行うことが重要である
- 大彎側は，十分にヒダを伸展させないと容易に病変を見逃すリスクがある

第2章　胃内視鏡検査・診断トレーニング問題

症例 21

- 60歳代，男性
- GIF-H290Z（オリンパス）

Q
1. ピロリ菌感染の有無
2. 萎縮の程度
3. 異常所見はどこか？
4. 異常所見の胃癌判定

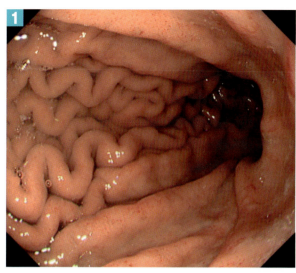
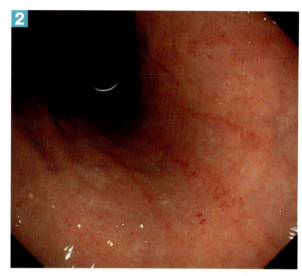
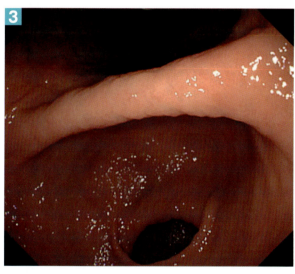
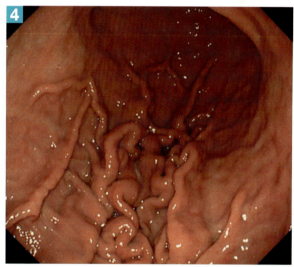
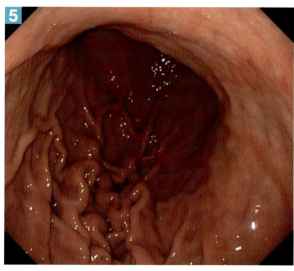
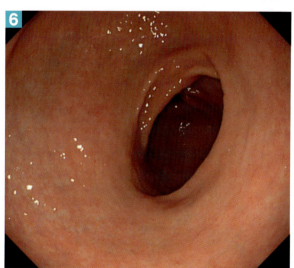

【出題者】池原久朝

| 症例21 解答 | ●大彎のヒダとヒダの間に隠れていた進行胃癌
●空気量が少ないと病変はヒダの間に埋もれてしまっている |

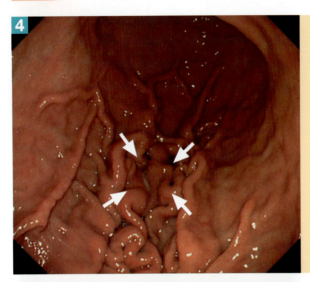

1. 胃体部に粘液の付着とびまん性発赤を認め，ピロリ現感染胃炎と考える
2. O1の萎縮粘膜
3. 胃体下部大彎で皺襞が変形した領域を認める（ 4 ：⇨，5 ）
4. 変形した皺襞は，途絶，腫大した領域を示している

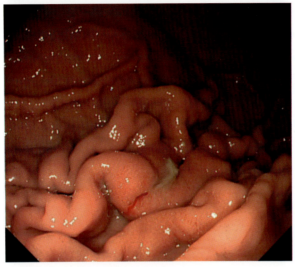

十分な送気を行うと大彎のヒダが徐々に広がり，周堤隆起を呈する2cm程度の3型進行癌を認めるようになった．

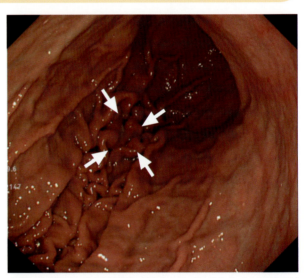

病変は大彎のヒダの肛門側に位置しているが（⇨），遠景では指摘しずらい．

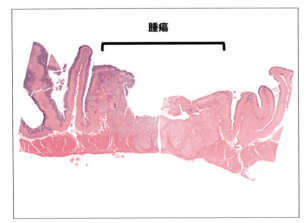

膨張性に筋層深部に達する浸潤を認める．

診断結果

進行胃癌
20×20mm, Type3, pT2（MP）, tub2

Point

- 胃体部大彎のヒダの間にはT2程度の進行癌も隠れることがある．早期癌であればさらに発見は困難となる
- 十分な送気による大彎の観察が大切である

第2章 胃内視鏡検査・診断トレーニング問題

症例22

- 80歳代，女性
- GIF-H260Z（オリンパス）

Q
1. ピロリ菌感染の有無
2. 萎縮の程度
3. 異常所見はどこか？
4. 異常所見の胃癌判定

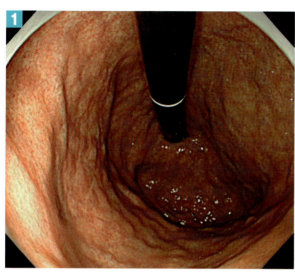

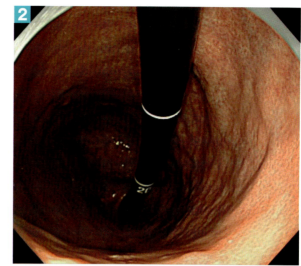

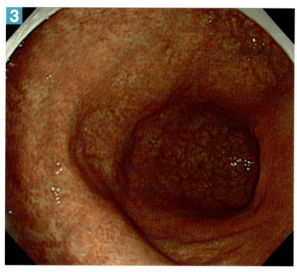

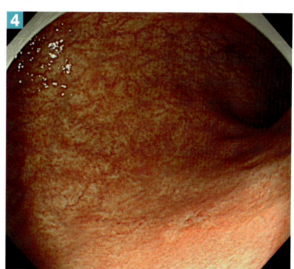

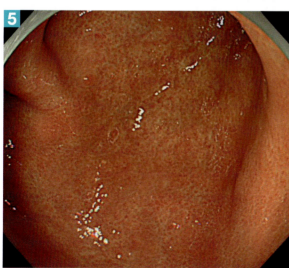

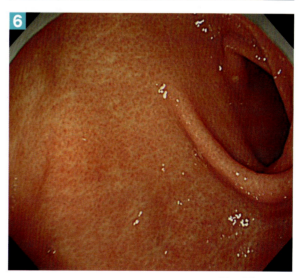

【出題者】江崎　充

| 症例22 解答 | ●褪色病変の低分化腺癌
●観察しづらい体部後壁に存在するわずかな褪色域 |

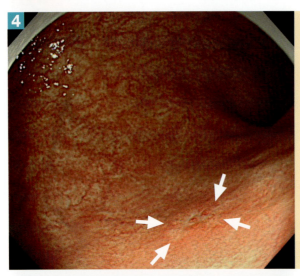

1. 胃全体に萎縮を認め，大彎のヒダが消失しているが，白色粘液は伴わない．ピロリ除菌後粘膜と考える
2. O3の高度萎縮粘膜
3. 体中部後壁を見下ろし画像で褪色調粘膜を認め（4, ⇨），わずかに陥凹を呈する
4. 境界は不明瞭であるが，領域性のある褪色調の不整形陥凹として視認

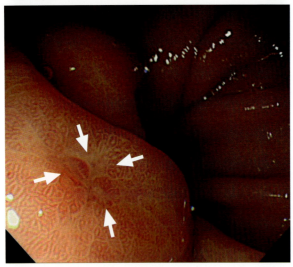

周囲隆起を伴わない褪色調の小陥凹．内部に小さな発赤顆粒がみられる（⇨）．

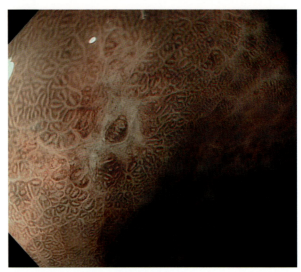

NBI併用弱拡大像でも境界は不明瞭．

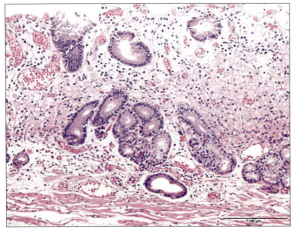

粘膜内に印環細胞の増殖を認める．

診断結果

早期胃癌
8×7mm, O-IIc, pT1a (M), sig

Point

- 褪色調の小陥凹を呈する低分化腺癌は，周囲隆起は伴わず辺縁部でやや不明瞭な場合がある．限局性の萎縮粘膜や悪性リンパ腫との鑑別を要する
- また，体部後壁は観察しづらい部位のため，見落としに注意する

第2章 胃内視鏡検査・診断トレーニング問題

症例 23
● 80歳代，男性
● GIF-H290（オリンパス）

Q
1. ピロリ菌感染の有無
2. 萎縮の程度
3. 異常所見はどこか？
4. 異常所見の胃癌判定

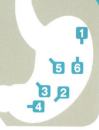

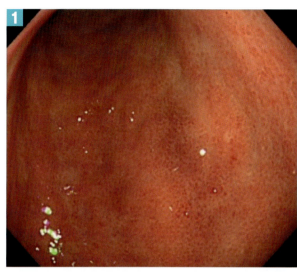

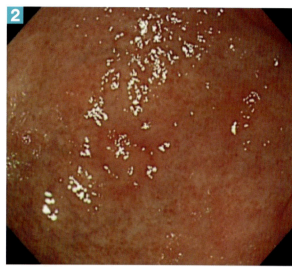

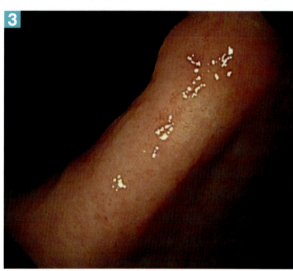

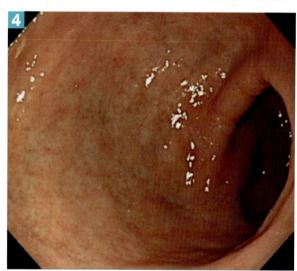

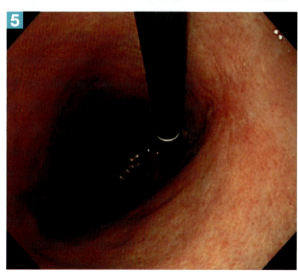

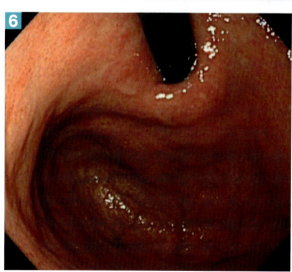

【出題者】山里哲郎

症例23 解答 ●萎縮粘膜に存在した褪色調の高分化管状腺癌

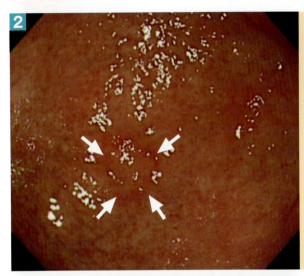

1. 萎縮粘膜をベースとしており，白色粘液も伴う．ピロリ現感染と考える
2. O2の萎縮粘膜
3. 胃角大彎の見下ろし画像で領域性のある褪色病変を認める（2，⇨）
4. ハレーションのため視認困難であり，ハレーションを少なくした画像だと萎縮粘膜を背景とした境界明瞭な褪色陥凹として視認できる．5で胃体中部小彎にESD後の潰瘍瘢痕を認める

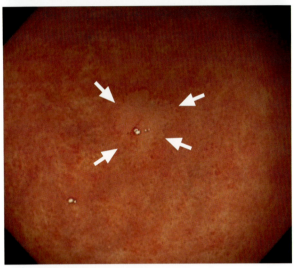

ハレーションを少なくすると視認しやすい（⇨）．

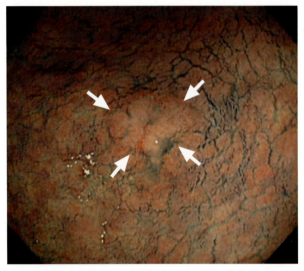

インジゴカルミン散布にて領域性を認めており（⇨），癌である可能性が高まる．

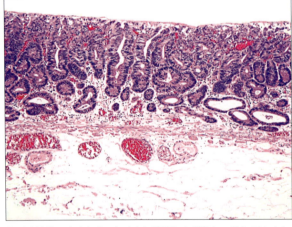

非腫瘍粘膜の高さから，わずかに陥凹した部位に一致してtub1．

診断結果

早期胃癌
11×9mm, 0-Ⅱc, pT1a (M), tub1
境界明瞭な褪色調の陥凹性病変

Point

- ハレーションのため観察しづらい
- ハレーションになっている部位は観察できていないという認識が重要
- 角度や空気量を変えることでハレーションを減らすと容易に確認できる

第2章 胃内視鏡検査・診断トレーニング問題

症例 24

- 60歳代，男性
- GIF-H260（オリンパス）

Q
1. ピロリ菌感染の有無
2. 萎縮の程度
3. 異常所見はどこか？
4. 異常所見の胃癌判定

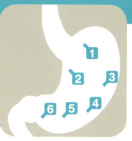

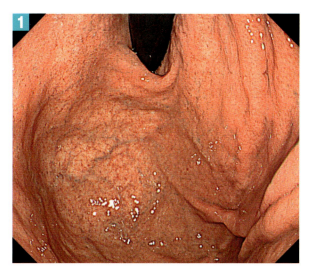
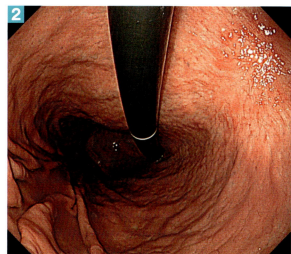
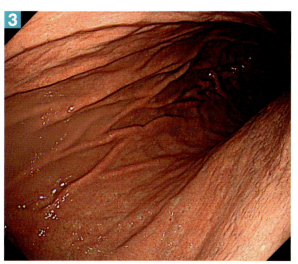
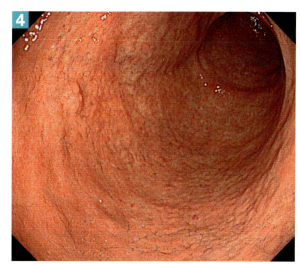
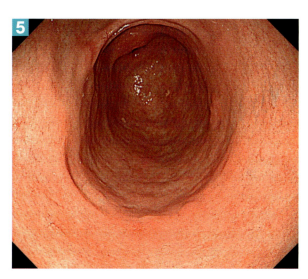
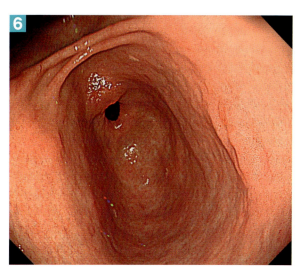

【出題者】芥川剛至，下田　良，水口昌伸

143

症例24 解答 ●萎縮粘膜を背景に，前庭部後壁に発生した背景粘膜と同色調の胃腺腫

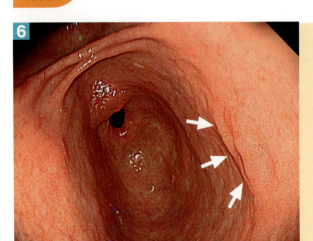

1. ピロリ除菌後
2. O3の委縮粘膜
3. 前庭部の全景像（5）ではわかりにくいが，近接すると前庭部後壁に周囲粘膜と同色調のなだらかな平坦隆起を認める（6，⇨）
4. 腺腫相当の所見と考えられる
* ESD 後の瘢痕（2）

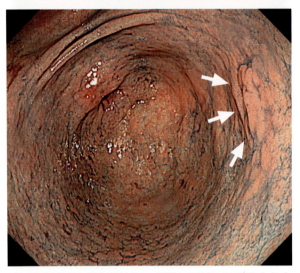

インジゴカルミン散布を行うも，周囲との境界は不明瞭（⇨）．

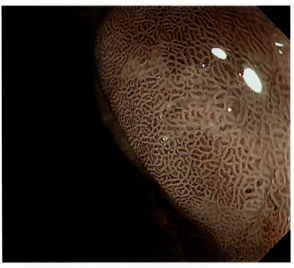

NBI 併用拡大観察では，管状粘膜模様が観察されるが，癌を示唆する不規則な血管や構造は見られない．

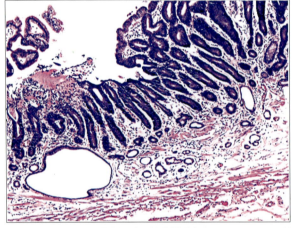

軽度の核腫大を伴う異型細胞の管状増殖を認める．深層では拡張した腺管を認め，二階建て構造を呈している．

診断結果

胃腺腫
Tubular adenoma

Point

- 一般的に胃腺腫は褪色調の隆起性病変として認識されることが多い．しかし，本症例は周囲粘膜と同色調であり，NBI を併用することで，腺腫の診断に至った
- LBC（light blue crest）が観察されないことより，腸上皮化生との鑑別は可能である

第2章　胃内視鏡検査・診断トレーニング問題

症例 25

- 40歳代，男性
- GIF-H260Z（オリンパス）

Q
1. ピロリ菌感染の有無
2. 萎縮の程度
3. 異常所見はどこか？
4. 異常所見の胃癌判定

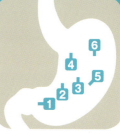

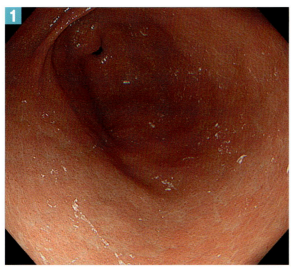
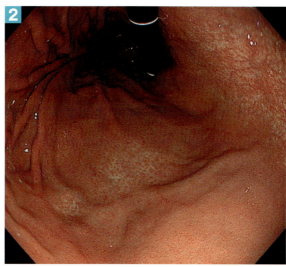
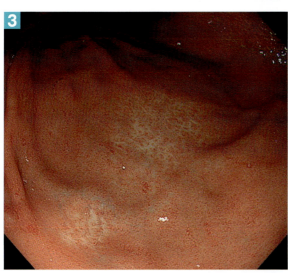
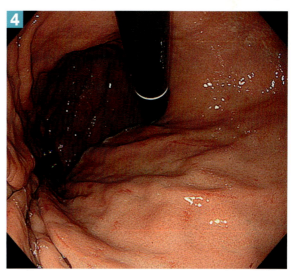
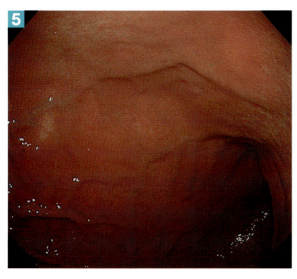
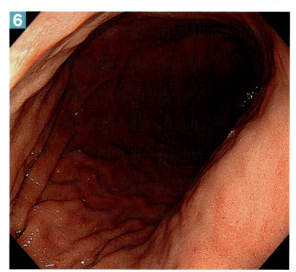

【出題者】山内康平

症例25 解答
- 萎縮性胃炎を背景としたMALTリンパ腫
- 萎縮性胃炎に類似した，褪色調で境界が不明瞭な陥凹性病変

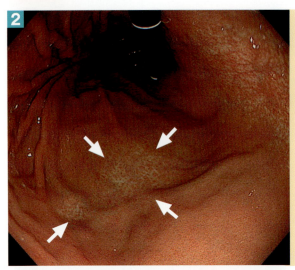

1. 胃体部を中心に点状発赤が目立ち，ピロリ菌感染が疑われる．迅速ウレアーゼテストは陽性であった
2. C3の萎縮粘膜
3. 胃体中部の見上げ画像で，前壁に褪色調のわずかに陥凹した病変を認める（2, ⇨）
4. 未分化型腺癌との鑑別が必要であるが，境界が不明瞭である（3, ⇨）
* 表層型MALTリンパ腫の場合，空気量が多いと，色調差，高低差がわかりにくくなり，発見が困難になることがある

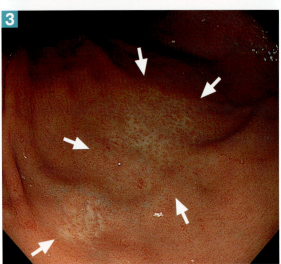

境界が不明瞭（⇨）．

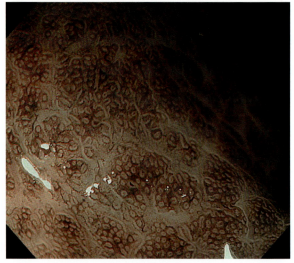

NBI弱拡大観察：一部腺管構造の消失と樹枝状の異常血管を認めるが，口径不同，途絶の所見は乏しい．

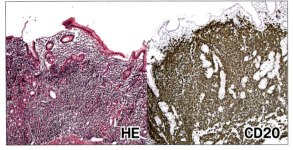

粘膜固有層に密な小型リンパ球（CD20陽性）の浸潤があり，lymphoepithelial lesion（LEL）を認める．

診断結果

MALTリンパ腫
（mucosa-associated lymphoid tissue）

Point

- 陥凹型病変は，O-Ⅱc型早期胃癌との鑑別が重要である
- MALTリンパ腫は境界不明瞭で，複数の病変を伴うことが多く，NBI併用拡大観察も診断の助けとなる

第2章　胃内視鏡検査・診断トレーニング問題

症例 26
● 70歳代，女性
● GIF-Q260Z
（オリンパス）

Q
1．ピロリ菌感染の有無
2．萎縮の程度
3．異常所見はどこか？
4．異常所見の胃癌判定

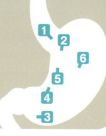

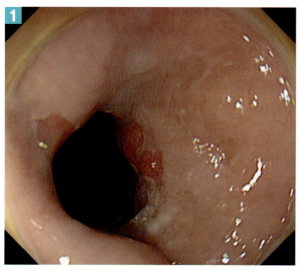
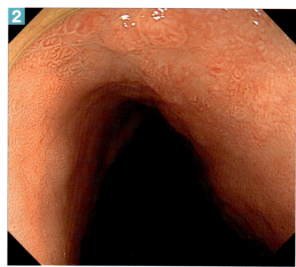
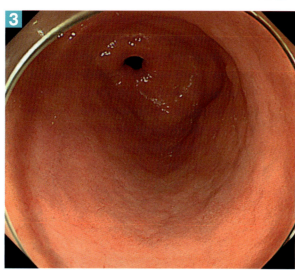
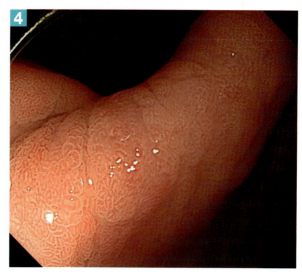
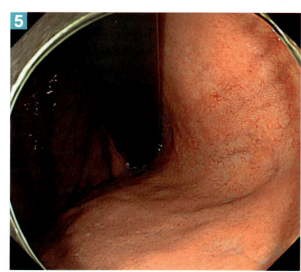
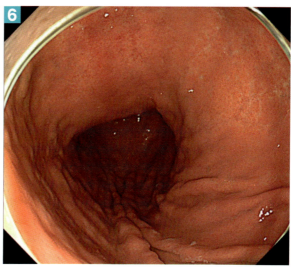

【出題者】行元崇浩，冨永直之，森　大輔，緒方伸一

症例26 解答
- 早期胃癌＋リンパ濾胞過形成
- EGJ から体上部小彎に続く発赤調の平坦隆起として発見された

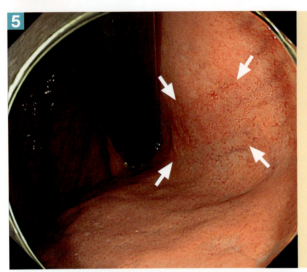

1. 腸上皮化生，白色粘液を伴わない萎縮粘膜を認める．明らかな地図状発赤は認めないが白色粘液は認めずピロリ除菌後粘膜と考える
2. O2の萎縮粘膜を認める
3. 噴門部小彎に不規則な凹凸領域あり（**1**，**2**）．同部位から体上部小彎にかけて平坦隆起を認めた（**5**，⇨）．食道側2-3時方向には粘膜下浸潤を疑う壁の肥厚を認めた（**1**）
4. わずかな凹凸として認識されるのみで色調変化も乏しく，精査の段階では粘膜固有層以深に広がる癌の可能性や除菌に伴う変化で，境界認識が難しくなった可能性を想定した
* 生検で，**1**の発赤隆起部のみ Group3 の結果であった

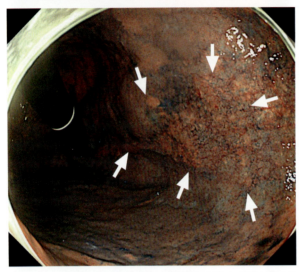

酢酸インジゴカルミン散布にて，噴門部から体上中部小彎におよぶわずかな隆起域として認識されたが（⇨），複数個所の生検で炎症性変化のみであった．

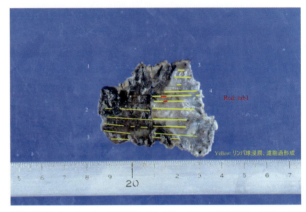

術後標本（マクロ）：癌部分（赤線），リンパ球浸潤，濾胞過形成（黄線），生検結果を考慮して，通常光で認識された発赤調の平坦隆起部を含めた ESD を行った．

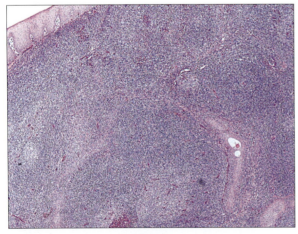

術後標本（ミクロ：リンパ濾胞部分）

診断結果

早期胃癌
tub1, EG, TypeⅡ（Siewert 分類），O-Ⅱb,
4×2mm, pT1a-EP, ly0, v0, HM0, VM0
リンパ濾胞過形成

Point
- 粘膜下にリンパ濾胞過形成が存在したことで，病変の範囲診断に苦慮した
- 腫瘍の粘膜下層浸潤に限らず，リンパ濾胞過形成によって隆起を呈する可能性があることも考慮する必要がある

第2章 胃内視鏡検査・診断トレーニング問題

症例 27
- 60歳代，男性
- GIF-H260Z（オリンパス）

Q
1. ピロリ菌感染の有無
2. 萎縮の程度
3. 異常所見はどこか？
4. 異常所見の胃癌判定

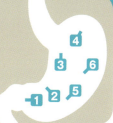

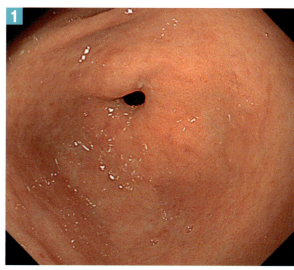

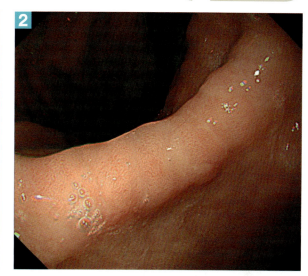

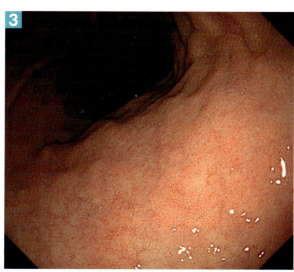

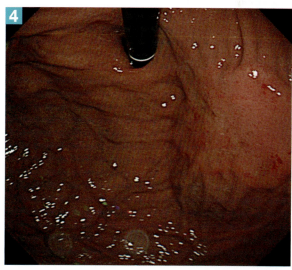

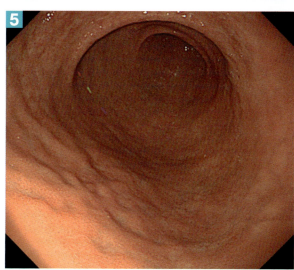

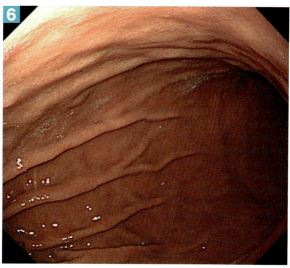

【出題者】冨永直之，緒方伸一，森　大輔

症例27 解答 ●非萎縮領域に発生した巨大超高分化型腺癌

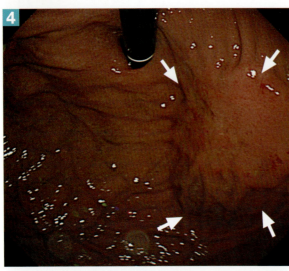

1. 前庭部から体部小彎にかけて萎縮性粘膜あり，ピロリ現感染が考えられる
2. O1の萎縮粘膜
3. 胃体上部の見上げ画像で，前壁側の非萎縮領域に粘膜下腫瘍様の隆起性病変を認める（4，⇒）
4. 送気量が多いと病変が判断しがたく，空気量と角度を調整して，病変全体が描出できた．複数回生検しても診断がつかず，ESDの手法を使用したブロック生検で確定診断を得た

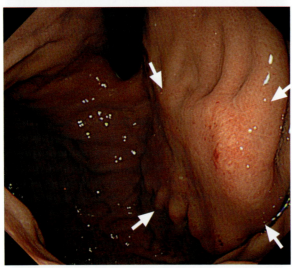

4と同じ場所からの写真．空気を減らすことで，判断しやすくなっている（⇨）．

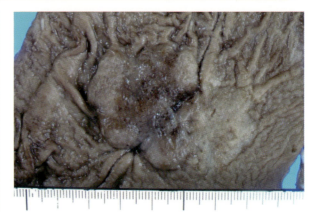

同部の切除標本．

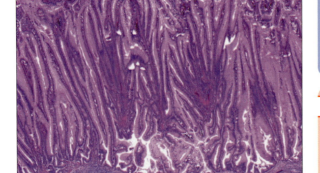

腺窩上皮に類似した腺管が表層では直線的に，底部では不規則に分岐し，粘膜下層に浸潤している．細胞異型は軽度である．

診断結果

早期胃癌
55×48mm, 0-Ⅰ+Ⅱc, tub1 (low grade differentiated type), pT1b (SM), ly1a, V1a

Point

● 病変が巨大で，表層の粘膜構造では異常と判断し難いため，近景からの観察のみではなく，遠景からの観察で，病変全体を捉える必要がある

第2章 胃内視鏡検査・診断トレーニング問題

症例 28
● 70歳代，男性
● GIF-H290Z
（オリンパス）

Q
1. ピロリ菌感染の有無
2. 萎縮の程度
3. 異常所見はどこか？
4. 異常所見の胃癌判定

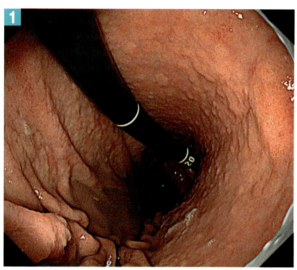
1

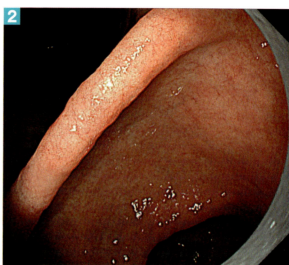
2

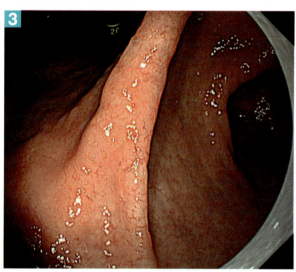
3

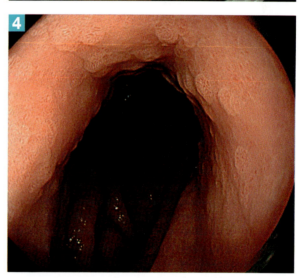
4

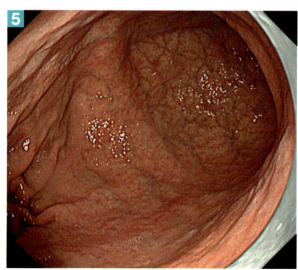
5

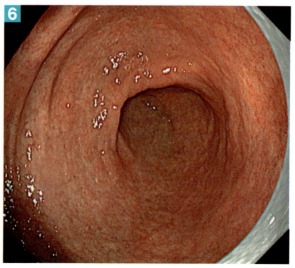
6

【出題者】江崎 充

症例28 解答	● 発赤病変の高分化型腺癌 ● 蠕動により見え方が変わる病変

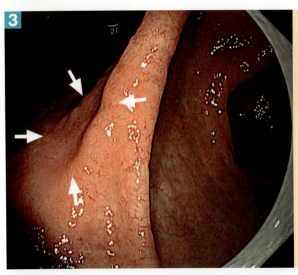

1. 腸上皮化生を伴う萎縮粘膜が噴門周囲を超えて存在する．白色粘液および粘膜の発赤は乏しいため，ピロリ除菌後粘膜と考える
2. O2の高度萎縮粘膜
3. 胃角部前壁の反転観察画像で，わずかに発赤領域を認める（ 3, ⇨ ）
4. 正面からの観察にて，領域性のある発赤調の不整形陥凹を視認

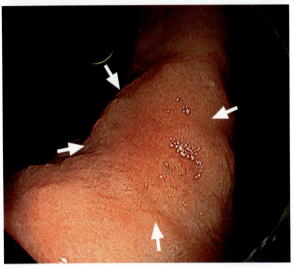

蠕動のタイミングによって発赤した陥凹性病変が視認できた（⇨）．

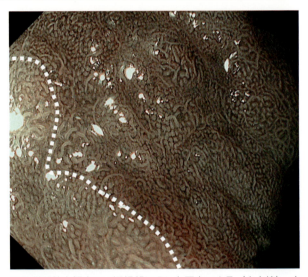

NBI併用拡大観察にて辺縁部にDLを同定できる（白点線）．内部に不整な微小血管構造を伴う．

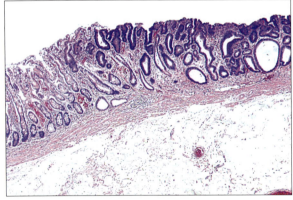

陥凹部の粘膜内に境界明瞭な高分化型腺癌を認める．

診断結果

早期胃癌
32×25mm, 0-Ⅱc＋Ⅱb, pT1a（M）, tub1

Point

- 除菌後胃に特徴的な地図上発赤に類似した病変である．NBIを併用することで病変を視認しやすくなった
- また，胃角部は蠕動によって見える部位が変わるので，おかしいと思ったら待って観察する

第2章 胃内視鏡検査・診断トレーニング問題

症例 29

- 60歳代，男性
- GIF-H260Z（オリンパス）

Q
1. ピロリ菌感染の有無
2. 萎縮の程度
3. 異常所見はどこか？
4. 異常所見の胃癌判定

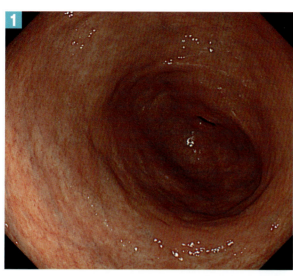

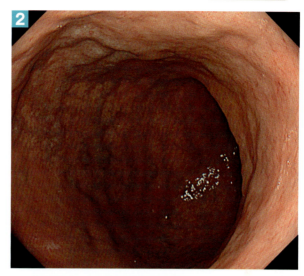

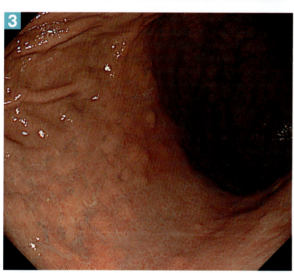

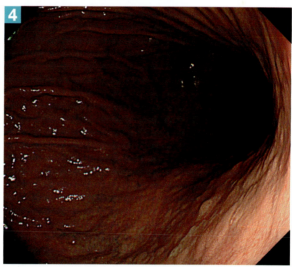

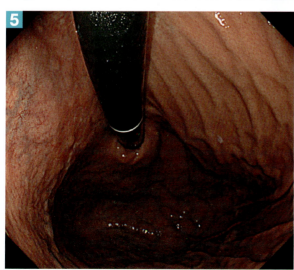

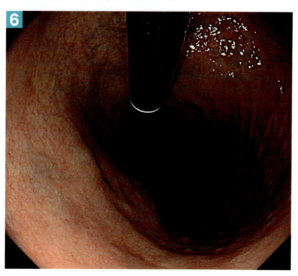

【出題者】後藤田卓志

症例29 解答
- 体上部後壁の血管透見像が周囲と異なる境界不明瞭なIIc型早期胃癌
- 他科より胃部不快感の精査目的に当科紹介

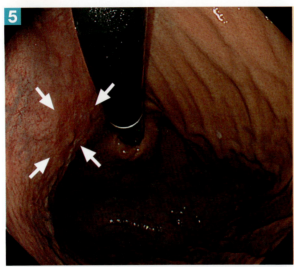

1. 10年前にピロリ除菌に成功．萎縮の程度の割に胃体部粘膜がみずみずしく，地図状発赤も認めることからピロリ除菌後相当期間の胃粘膜と考える
2. 背景粘膜はO1の萎縮粘膜
3. 体下部大彎の発赤粘膜（3）と比較して体上部小彎後壁よりに境界不明瞭な血管透見像の消失した発赤粘膜を認める（5，⇨）
4. 領域性を持った辺縁不整な陥凹性病変で相当の確率で胃癌を疑う所見
* 見下ろし画像（4）では，除菌後の地図状発赤のようにも見えるが，方向を変えて観察すると胃癌として認識できる

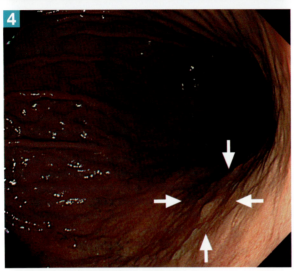

見下ろし画像で胃癌を疑うことは困難であるが，通常の萎縮により凹凸が目立っているのではと疑問に思うことが大切である（⇨）．

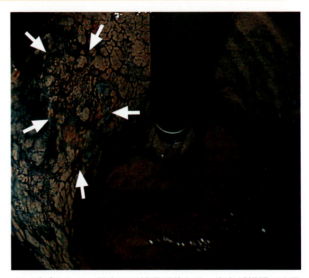

インジゴカルミン散布にて境界明瞭なIIc病変が視認できる（⇨）．

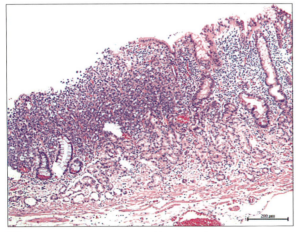

4に見られる，やや発赤が強い部分でporを認める．

診断結果

早期胃癌
20×19mm，0-IIc，pT1a（M），tub2＞tub1＞por2（por部分は段差に乏しく境界不明瞭）

Point

- 見上げ観察で視認することができるが，見下ろしで「少しおかしいかな？」と思うくらいの観察眼を養いたい
- インジゴカルミン散布画像で肛門側に色素付着を認めるが，粘液によるもので散布前にはしっかりと洗浄することが質的診断・量的診断には大切である
- 組織は混在型で，発赤が強い部分に一致してpor成分を粘膜全層性に認める

第2章　胃内視鏡検査・診断トレーニング問題

症例 30

- 70歳代，女性
- GIF-H260Z（オリンパス）

Q
1. ピロリ菌感染の有無
2. 萎縮の程度
3. 異常所見はどこか？
4. 異常所見の胃癌判定

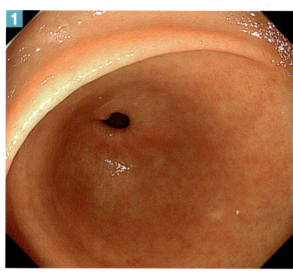
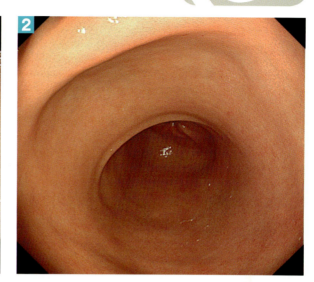
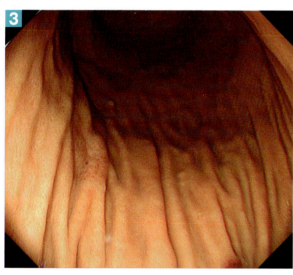
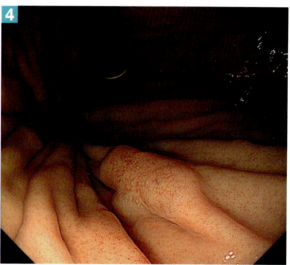
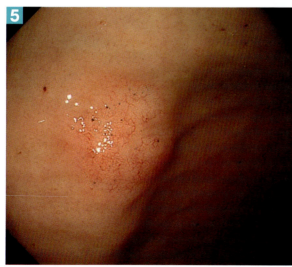
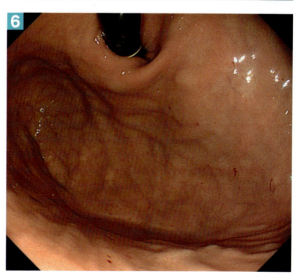

【出題者】松本健史，上山浩也

症例30 解答
- 非萎縮胃底腺領域に発生する胃底腺型胃癌
- 軽度の発赤，褪色調の色調と粘膜下腫瘍様形態で発見された

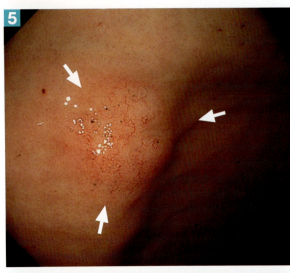

1. 胃内に萎縮は伴っておらず，ピロリ未感染と考えられる
2. 萎縮は認められない
3. 病変全体は軽度発赤を伴いつつ，褪色調の粘膜下腫瘍様形態を示す（3，4，5，⇨）
   空気量を調整して，病変境界が不明瞭で正常粘膜に移行していることを確認（6）
4. 病変表面に樹枝状の拡張，伸展した血管所見が確認できることから胃底腺型胃癌を考える

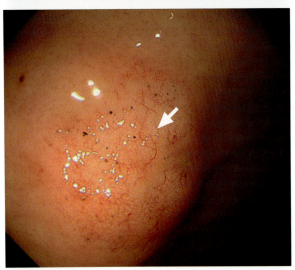

5の近接で病変表層に拡張，伸展した樹枝状血管が明瞭に視認（⇨）．

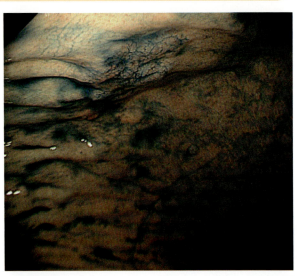

粘膜下腫瘍様形態のため，インジゴカルミン散布にて境界が不明瞭である．

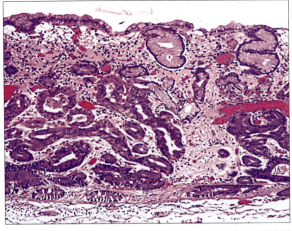

表層は非腫瘍性粘膜で覆われ，粘膜中層〜深層を中心に胃底腺に類似した腫瘍細胞の増生を認める．

診断結果

早期胃癌
15×10mm, 0-Ⅱa, pT1b（SM 200μm）
表層は非腫瘍粘膜で覆われているため境界が不明瞭（胃底腺型胃癌）

Point

- 粘膜下腫瘍様のため境界不明瞭であること，中景〜遠景では白色調であること，表面に拡張・伸展した血管の観察が重要

第2章 胃内視鏡検査・診断トレーニング問題

症例 31

- 70歳代,女性
- GIF-H260（オリンパス）

Q
1. ピロリ菌感染の有無
2. 萎縮の程度
3. 異常所見はどこか？
4. 異常所見の胃癌判定

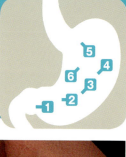

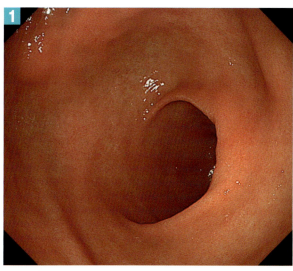

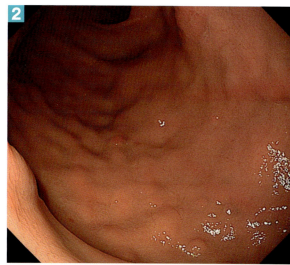

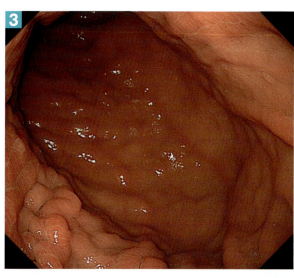

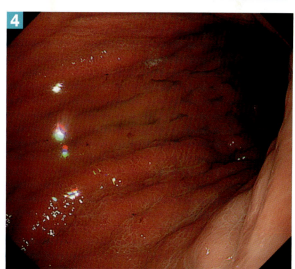

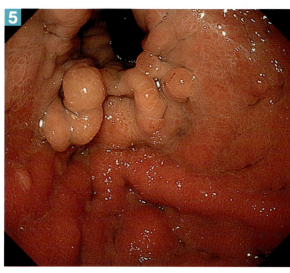

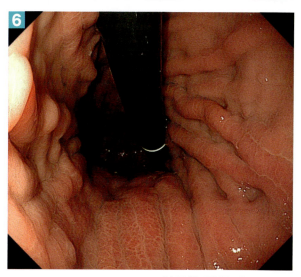

【出題者】阿部清一郎，小田一朗

症例31 解答 ●転移性胃癌（乳癌胃転移）

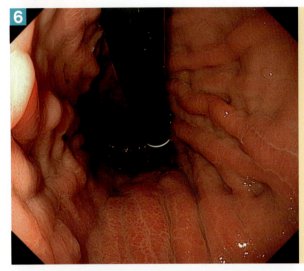

1. 背景粘膜にはピロリ菌感染を疑うような色調変化，形態変化を認めない
2. 明らかな胃粘膜の萎縮を認めない
3. 体下部大彎の見下ろし画像（2，3）では，不整に走行するヒダを認めた．体中部〜上部にかけて，びまん性の皺壁腫大と壁肥厚を認めた（4）．反転像では病変は噴門部まで連続していた．体中部は壁肥厚が目立ち，伸展不良であった（5，6）．
4. 送気によってもヒダの伸展が不良（6時方向のヒダと3時方向のヒダを比較）であることは，少なくとも4型進行胃癌を疑う所見である．そのうえで，既往歴などから転移性胃腫瘍も鑑別に挙げる
* 観察範囲内に明らかな陥凹面や潰瘍は認めなかった

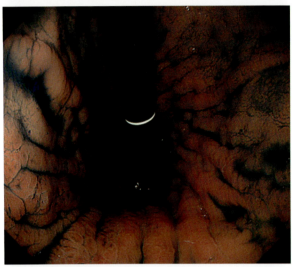

体中部，見上げのインジゴカルミン散布像：著明な伸展不良を認めるが，明らかな陥凹面を認めなかった．

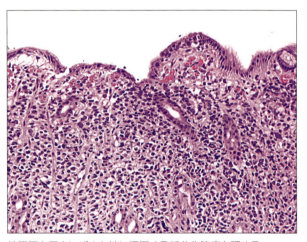

粘膜固有層内にびまん性に浸潤する低分化腺癌を認める．

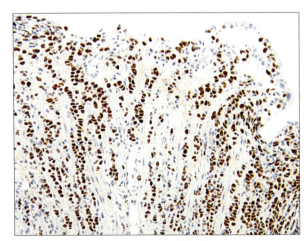

免疫染色にて estrogen receptor 陽性であった．

診断結果
転移性胃癌
後の精査で左残存乳房に原発性乳癌を認めた

Point
- 転移性胃癌は0-Ⅱc型早期胃癌や4型進行胃癌と類似した形態を呈し，原発性胃癌との鑑別が困難なことがある
- 臨床情報や内視鏡検査所見から転移性胃癌を疑った際には，免疫染色も含めた生検組織学的診断が必要である

第2章 胃内視鏡検査・診断トレーニング問題

症例 32

- 70歳代，男性
- EG-L600ZW7（富士フイルム）

Q
1. ピロリ菌感染の有無
2. 萎縮の程度
3. 異常所見はどこか？
4. 異常所見の胃癌判定

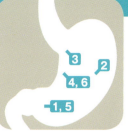

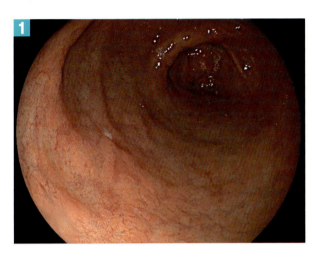
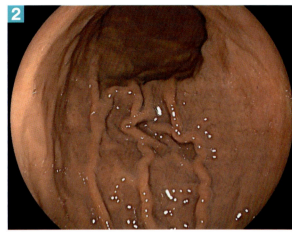
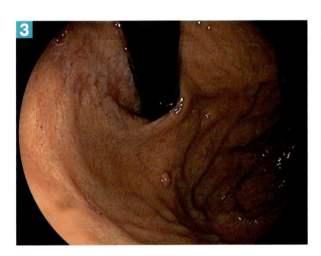
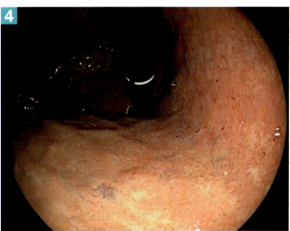
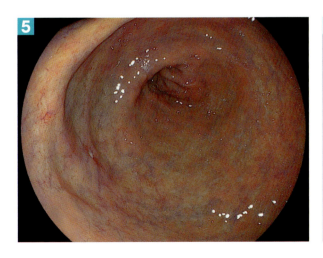
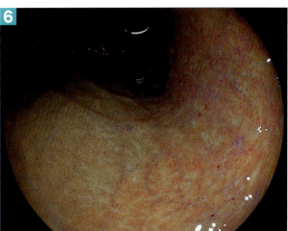

【出題者】安田剛士

症例32
解答 ●中央に白苔を伴う単発の良性びらん

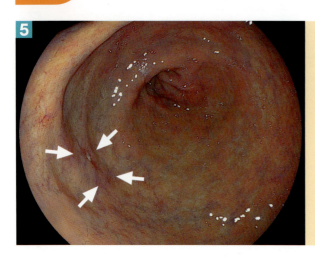

1. 17年前にピロリ除菌に成功．背景粘膜は腸上皮化生を伴う萎縮を認め，地図状発赤が散在する
2. O2の高度萎縮粘膜
3. 前庭部前壁側の観察．中央に白苔を伴うⅡc様のびらんを認める（5．→）
4. びらん面と背景粘膜の境界に不整なはみだしは認めない．BLIでは，びらん周辺はbrownishだが，境界ははっきりせずDLは認識できない．陥凹面中央には白苔が付着しているが，拡大観察では白苔周囲のwhite zoneに大小不同は認めず，微小血管に拡張や蛇行も認めない

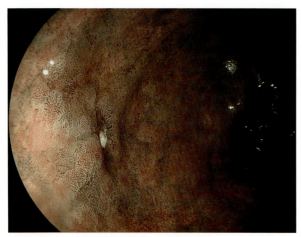

白苔周囲はbrownish areaとして認識される．

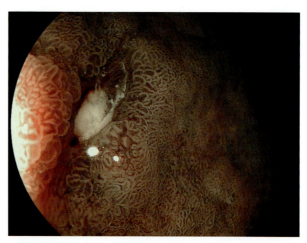

白苔周囲の微小血管・表面構造はいずれもregular patternである．

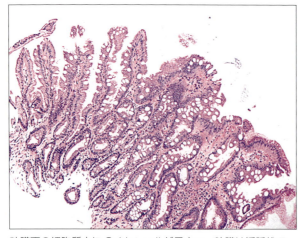

粘膜面の細胞質内にGoblet cellが目立つ．粘膜は浮腫状で，うっ血を伴い，リンパ球を中心とする炎症細胞の浸潤を認める．

診断結果
びらん（Group1）

Point
- 腸上皮化生の目立つ除菌後の粘膜を背景に，前庭部前壁に単発のびらんを認めた
- 陥凹面は窩間部の開大を認め，病変は発赤調であるが，背景粘膜との境界は不明瞭であり，びらん内部の表面構造，微小血管に不整は認めず，良性のびらんである

第2章 胃内視鏡検査・診断トレーニング問題

症例 33
- 50歳代，男性
- EG-L600ZW7（富士フイルム）

Q
1. ピロリ菌感染の有無
2. 萎縮の程度
3. 異常所見はどこか？
4. 異常所見の胃癌判定

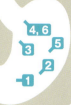

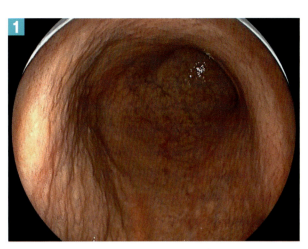
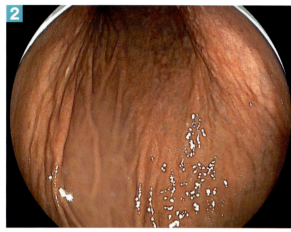
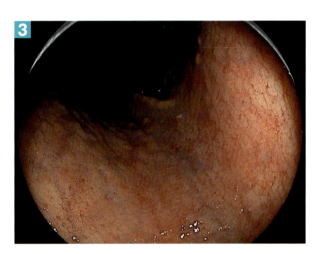
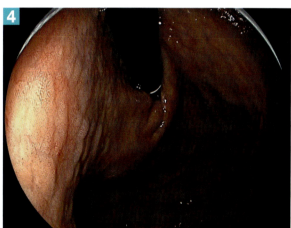
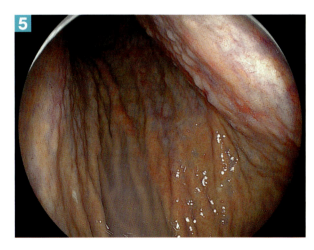
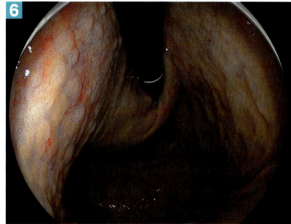

【出題者】安田剛士

症例33 解答 ●ピロリ除菌後の地図状発赤が目立つ粘膜を背景とした炎症性びらん

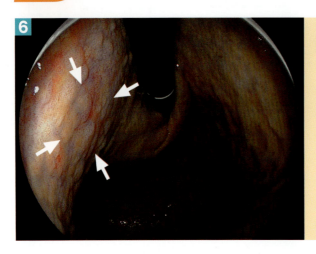

1. 10年前にピロリ除菌に成功．ピロリ除菌後で背景粘膜は腸上皮化生を反映し，LCIではラベンダーカラーを呈する
2. 地図状発赤が広がる．O3の高度萎縮粘膜
3. 体上部後壁に発赤の目立つびらんを認め，Ⅱc様に見える（6, ⇨）
4. 同部位は周囲の腸上皮化生部に見られる陥凹とは色調が異なるため周囲より目立つが，癌で見られる橙色を呈していない．BLI-brightでは領域性を認めるものの，拡大観察では微小血管，表面構造はともにregular patternである

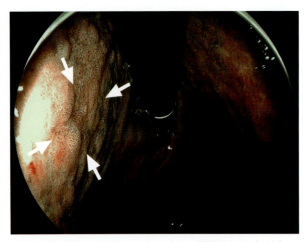

BLI-brightでは，brownish areaとして認識される（⇨）．

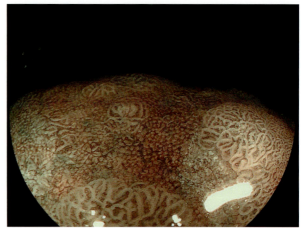

BLI拡大観察では，内部は整った円形pitで，mesh状の血管が増生しているが，微小血管の太さ・形状は均一である．

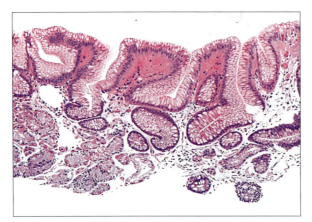

腸上皮化生を伴った胃底腺粘膜．リンパ球を中心とする炎症細胞の浸潤を認める．

診断結果

地図状発赤（Group1）

Point

- 腸上皮化生の目立つ除菌後の粘膜である．LCIで発赤の目立つびらんを認めたが，特徴的な橙色は呈しておらず，BLI拡大観察を行った
- LCIで発赤調の病変を拾い上げ，BLIでの精査を追加することで良悪性の診断が可能である

第2章 胃内視鏡検査・診断トレーニング問題

症例 34
- 70歳代，男性
- GIF-Q260（オリンパス）

Q
1. ピロリ菌感染の有無
2. 萎縮の程度
3. 異常所見はどこか？
4. 異常所見の胃癌判定

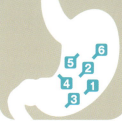

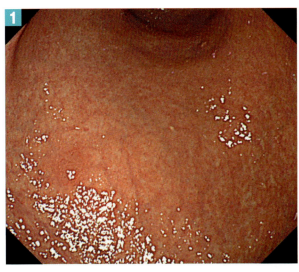

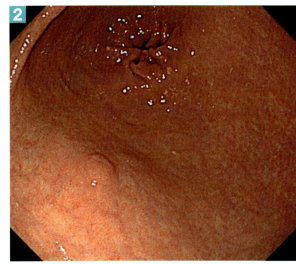

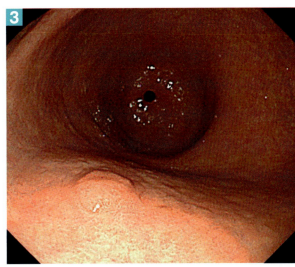

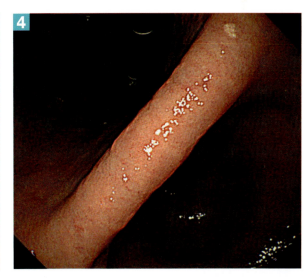

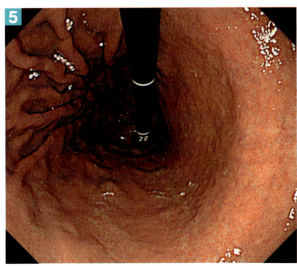

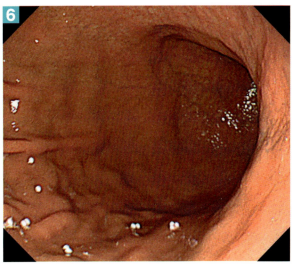

【出題者】樋高秀憲，遠藤広貴

症例34 解答 ●萎縮を伴う粘膜内に発生するⅡa型早期胃癌

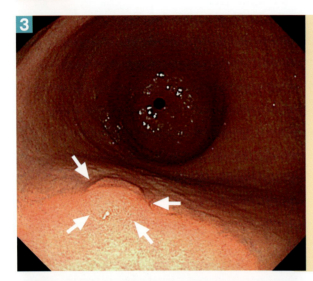

1. 白色粘液を伴わない比較的表面平滑な萎縮粘膜であり，ピロリ除菌後粘膜と判断する
2. O3の高度萎縮粘膜
3. 前庭部の見下ろし画像で比較的平坦な小隆起で若干発赤した病変として視認できる（1，2，3，→）
4. 一見腺腫とも思われるが，若干発赤しており，表面構造も軽度不整に見える

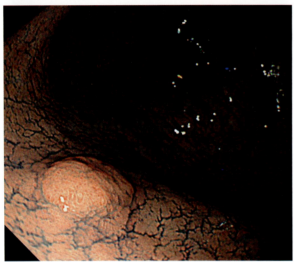

インジゴカルミン散布下で，隆起がより明瞭に認識される．

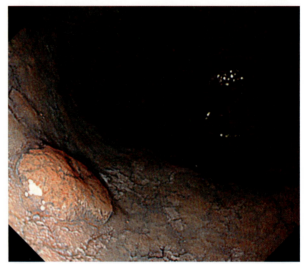

酢酸インジゴカルミン散布下では発赤がより強調されるため，高分化型腺癌の可能性が高まる．

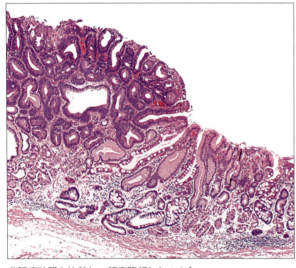

非腫瘍粘膜と比較し，軽度隆起した tub1.

診断結果

早期胃癌
6×5mm, 0-Ⅱa, pT1a (M), tub1

Point

- 比較的明瞭な平坦隆起性病変として視認されるが，通常観察では腺腫か癌の鑑別が困難である
- 高分化型腺癌の場合，インジゴカルミン散布下で発赤が強調されることが多く，診断に有用である

第2章 胃内視鏡検査・診断トレーニング問題

症例 **35**
- 70歳代，女性
- GIF-H260Z（オリンパス）

Q
1. ピロリ菌感染の有無
2. 萎縮の程度
3. 異常所見はどこか？
4. 異常所見の胃癌判定

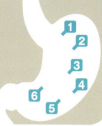

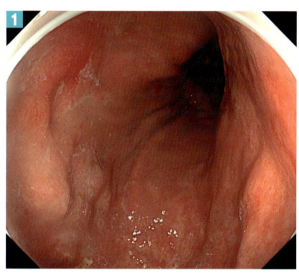

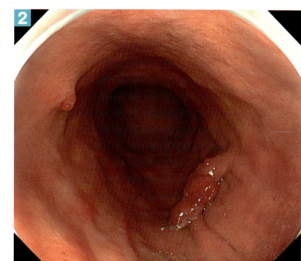

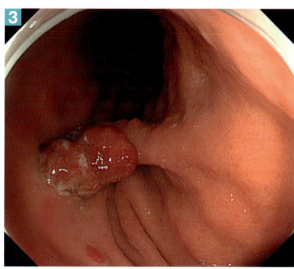

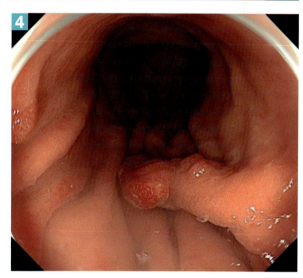

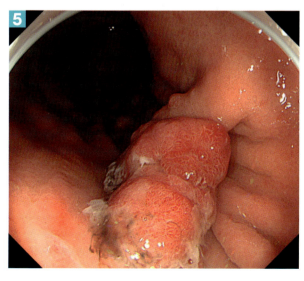

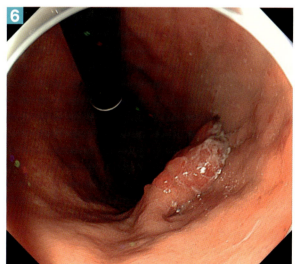

【出題者】宮原貢一，野田隆博

症例35 解答	●過形成性ポリープ由来の高分化型腺癌 ●ピロリ二次除菌（3年前）失敗後の経過観察で発見された

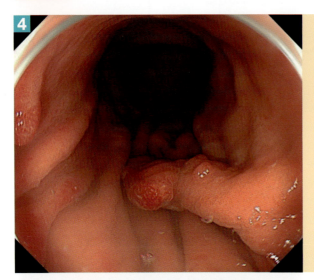

1. 白色調の粘膜を背景に前壁には数ミリの過形成性ポリープも認め，ピロリ現感染を疑う
2. O2の高度萎縮粘膜
3. 胃体中部の見下ろし画像．後壁に1cmを超える山田分類Ⅳ型のポリープ（4）
4. 頂部には色調の異なる2つの成分を認める

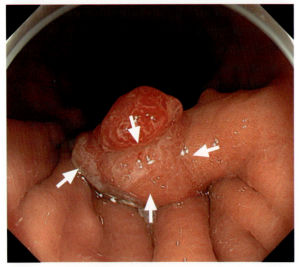

頂部に2つの成分を認める．段差を有し色調にも違いを認める（⇨）．

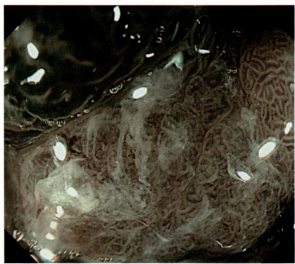

NBI拡大観察で発赤していない部位は，粘膜微小血管の不整を認める．

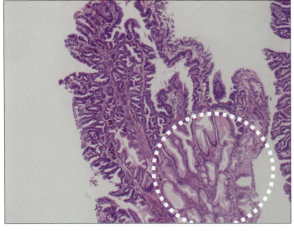

白点線の中にhyperplastic polyp成分を認める．他の部位は癌成分が占める．

診断結果

過形成性ポリープ由来の癌（早期胃癌）
15×15mm, 0-Ⅰ, pT1a（M）

Point

- 過形成性ポリープは担癌病変である可能性があるため，経過観察が必要である
- 2cm以上の過形成性ポリープは担癌率が高いと言われているが，NBI拡大観察で異常を認める場合は2cm未満でも治療を考慮する必要がある

第2章 胃内視鏡検査・診断トレーニング問題

症例 36

- 50歳代，男性
- GIF-H260Z（オリンパス）

Q
1. ピロリ菌感染の有無
2. 萎縮の程度
3. 異常所見はどこか？
4. 異常所見の胃癌判定

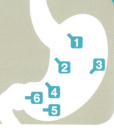

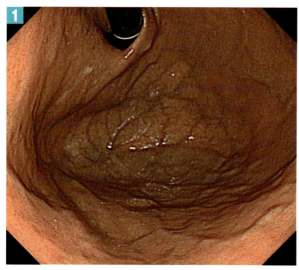

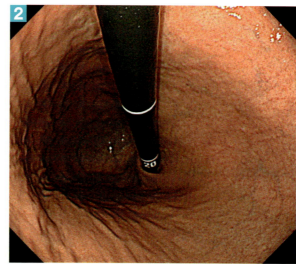

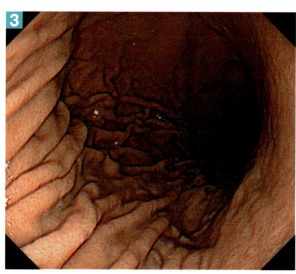

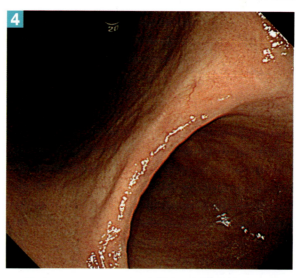

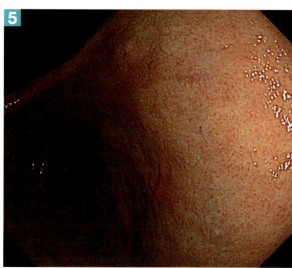

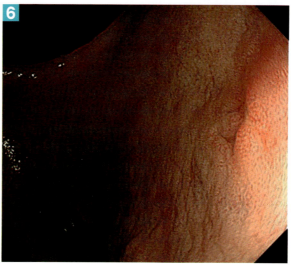

【出題者】岡本憲洋，芥川剛至，坂田資尚

> 症例36
> 解答　●わずかに発赤・陥凹しており，一見すると早期胃癌に見える良性びらん

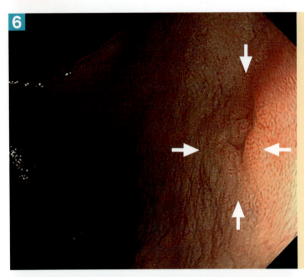

1. 粘液や斑状発赤など活動性炎症を示唆する所見はなく，萎縮境界は不明瞭化しており，ピロリ除菌後粘膜と考える
2. O2の萎縮粘膜
3. 前庭部後壁に，遠景で視認できる軽度の発赤と陥凹局面（ 6 ，⇨）

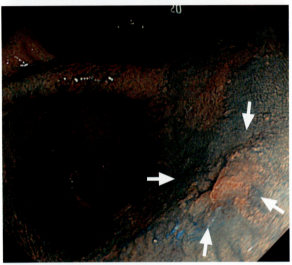

インジゴカルミン散布にて領域性を認め（⇨），腫瘍性病変の可能性も考慮される．

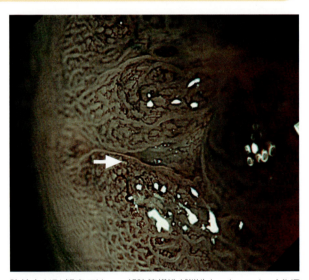

強拡大NBI観察では，一部腺管構造が消失し，irregular MVPを呈している（⇨）．

診断結果
びらん

Point
- 除菌後は癌か非癌かの判断が難しい．良性びらんでも腺窩構造の消失やirreguler MVPを認める
- 腫瘍であるかは領域性が重要となり，インジゴカルミン散布で領域性があるように見えても，特殊光ではdemarcation line（DL）を認めないこともあり，多角的な観察が必要

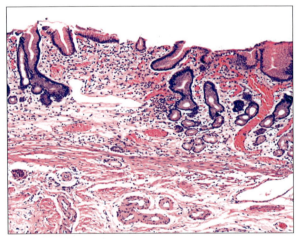

病理組織検査で病変部はびらんを伴い，再生性変化や腸上皮化生を伴っている．腫瘍性変化は認めない．

第2章　胃内視鏡検査・診断トレーニング問題

症例 37

- 50歳代，男性
- GIF-H260Z（オリンパス）

Q
1. ピロリ菌感染の有無
2. 萎縮の程度
3. 異常所見はどこか？
4. 異常所見の胃癌判定

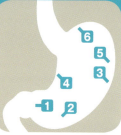

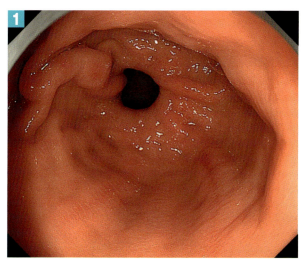

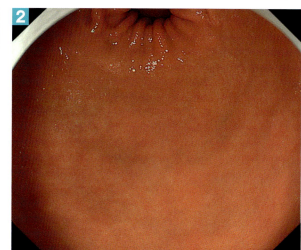

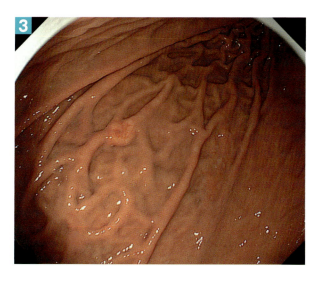

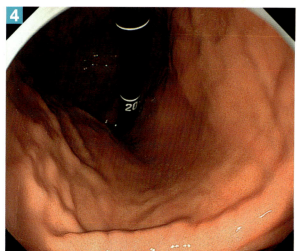

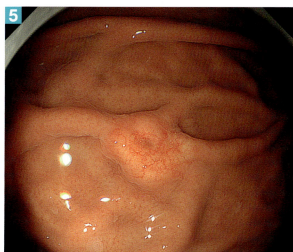

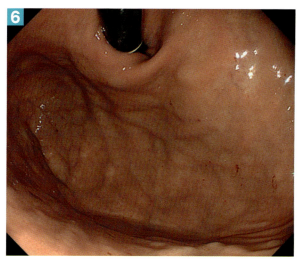

【出題者】松本健史，上山浩也

症例37 解答
- 非萎縮胃底腺領域に発生する胃底腺型胃癌
- 軽度の発赤，褪色調の色調と粘膜下腫瘍様形態で発見された

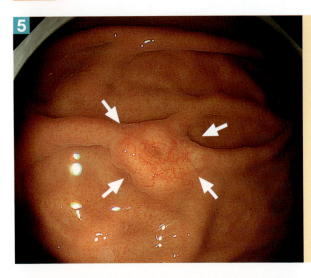

1. 背景粘膜に萎縮は認められず，ピロリ未感染と考える
2. 萎縮は認められない
3. 病変全体は軽度発赤を伴いつつ，白色調の粘膜下腫瘍様形態を示す（5，3遠景画像，⇨）
4. 空気量を調整して病変境界が不明瞭で正常粘膜に移行していることを確認．病変表面に樹枝状の拡張，伸展した血管所見が確認できることから胃底腺型胃癌を考える

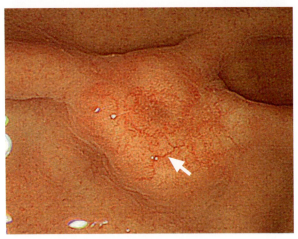

病変表層に拡張・伸展した樹枝状血管が明瞭に視認できる（⇨）．

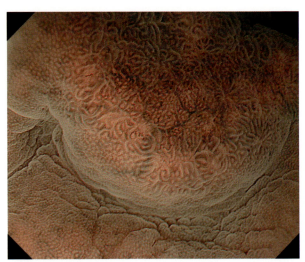

NBI所見でも同血管の拡張・伸展所見を認めるが，癌のような不整な所見は認めない．

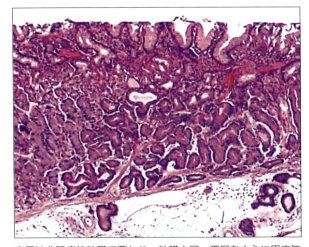

表層は非腫瘍性粘膜で覆われ，粘膜中層〜深層を中心に胃底腺に類似した腫瘍細胞の増生を認める．

診断結果

早期胃癌
6×4mm, 0-Ⅱa, pT1b (SM 200μm), tub1
（胃底腺型胃癌）

Point

- 粘膜下腫瘍様のため境界不明瞭であること，中景〜遠景では一見発赤調に見えても粘膜下は褪色調であること，表面に拡張・伸展した血管の観察が重要

第2章 胃内視鏡検査・診断トレーニング問題

症例 38

- 40歳代，男性
- GIF-Q290Z（オリンパス）

Q
1. ピロリ菌感染の有無
2. 萎縮の程度
3. 異常所見はどこか？
4. 異常所見の胃癌判定

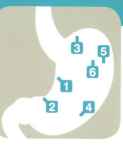

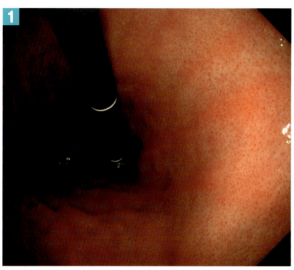
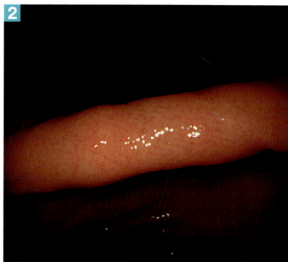
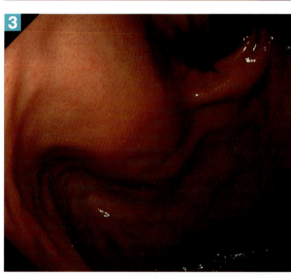
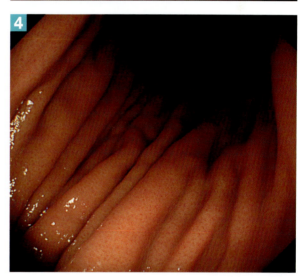
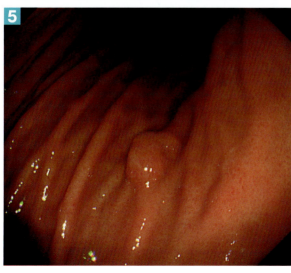
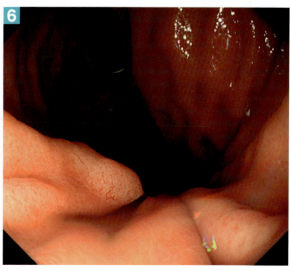

【出題者】草野 央

症例38 解答 ●萎縮のない粘膜内に発生した胃底腺粘膜型胃癌

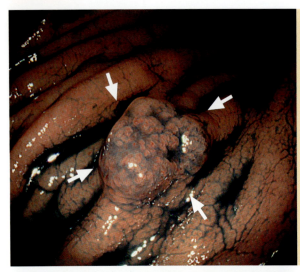

1. 背景は萎縮のない粘膜でピロリ未感染胃と考える
2. 萎縮は認められない
3. 胃体上部の見下ろし画像（5）大彎・後壁よりに粘膜下腫瘍様の立ち上がりを伴う隆起性病変を認める
4. 頂部に領域性を有する顆粒状変化を認め NBI 併用拡大観察では，表面微細構造（MS）と微小血管像（MV）不整（irregular）を呈する

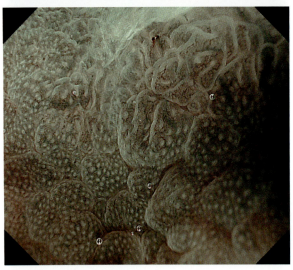

NBI 併用拡大観察：病変境界（demarcation line：DL）を認め，DL 内部の MS・MV が irregular になっている.

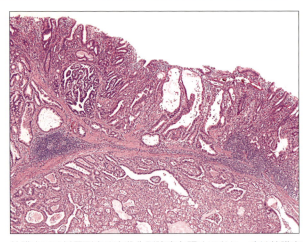

粘膜内では低異型度の高分化型腺癌を認めており，癌は粘膜表層まで存在する．さらに粘膜下層まで浸潤している．

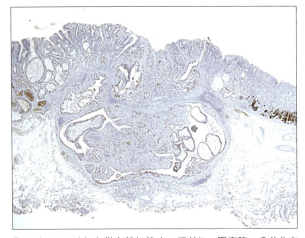

Pepsinogen I にも散在性に染まっており，胃底腺への分化を示す癌であった．

診断結果

早期胃癌
13×9mm, 0-IIa, pT1b（SM2 2,000μm），tub1（胃底腺粘膜型胃癌）

Point

- ピロリ陰性胃癌のひとつとして，胃底腺型・胃底腺粘膜型胃癌が注目されている
- 胃底腺粘膜型胃癌では，癌が腺か上皮にまで存在するため，腫瘍表面まで腫瘍性変化を伴う

第2章 胃内視鏡検査・診断トレーニング問題

症例 39

●60歳代，男性
●GIF-H260Z（オリンパス）

Q
1. ピロリ菌感染の有無
2. 萎縮の程度
3. 異常所見はどこか？
4. 異常所見の胃癌判定

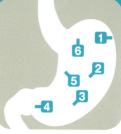

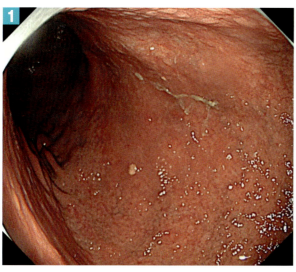
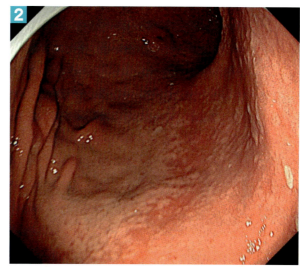
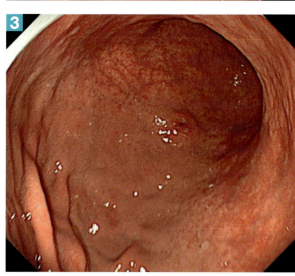
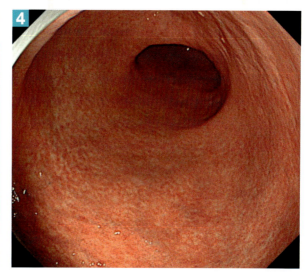
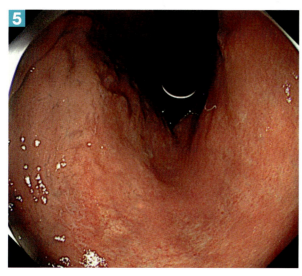
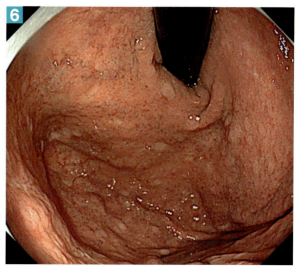

【出題者】宇賀治良平，長浜隆司

| 症例39 解答 | ●粘膜下腫瘍様隆起を呈した上皮性腫瘍
●リンパ球浸潤癌（gastric carcinoma with lymphoid stroma：GCLS），EBV関連胃癌 |

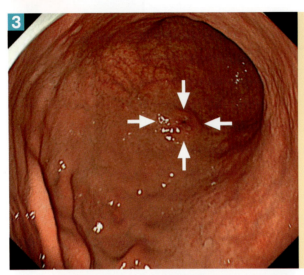

1. 体中部大彎後壁に黄色腫，穹窿部には多発性白色扁平隆起を認めた．ピロリ抗体（−）：4.6U/mL，生検にてピロリ現感染
2. O2の高度萎縮粘膜
3. 立ち上がりは非癌上皮で覆われ，粘膜下腫瘍様隆起の形態を呈する（3，⇨）
4. 陥凹は不整で蚕食像を伴っており，上皮性腫瘍を疑う

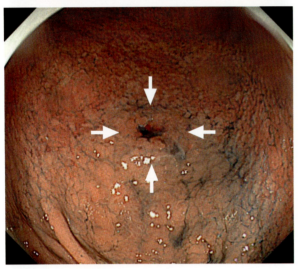

インジゴカルミン散布像では，陥凹に不整な形態が明瞭となり，立ち上がりは非腫瘍性粘膜であることに注目する（⇨）．

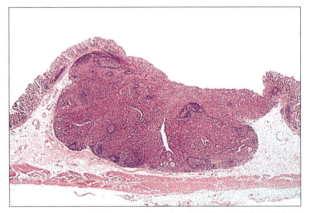

粘膜内では腺管形成を示し，深層では充実性，胞巣状に増生する低分化腺癌であった．胚中心を伴うリンパ濾胞増生が著明である．

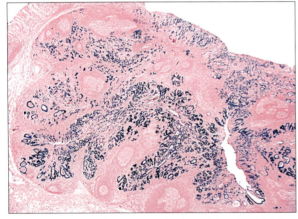

EBER-ISH では腫瘍細胞がレース状に陽性となった．以上のことから EBV 関連 GCLS と診断した．

診断結果

早期胃癌
10×10mm，0-Ⅱc，pT1b（SM2），tub1＞por2

Point

● 隆起の立ち上がりの形状，陥凹形態，伸展性，色調などから粘膜下腫瘍様の形態を呈する胃病変（GCLS，異所性胃粘膜からの発生，髄様癌，粘液癌，カルチノイド，リンパ腫，GIST 等）の鑑別診断が重要

第2章　胃内視鏡検査・診断トレーニング問題

症例 40

- 70歳代，男性
- GIF-H260（オリンパス）

Q
1. ピロリ菌感染の有無
2. 萎縮の程度
3. 異常所見はどこか？
4. 異常所見の胃癌判定

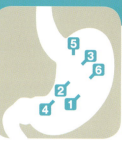

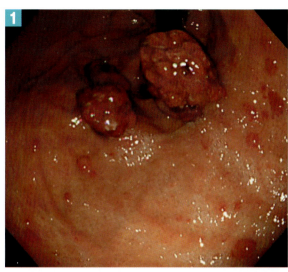
1

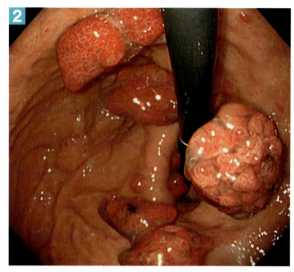
2

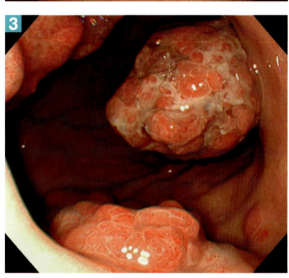
3

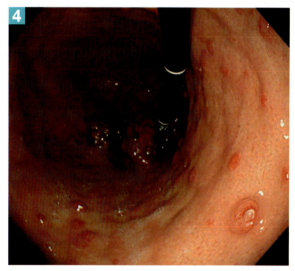
4

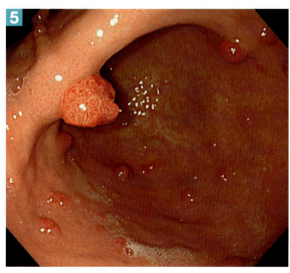
5

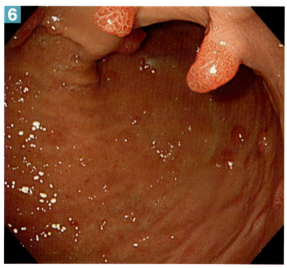
6

【出題者】山田真也

| 症例40 解答 | ●過形成性ポリープ由来の癌
●貧血の精査目的に行った検査で指摘された |

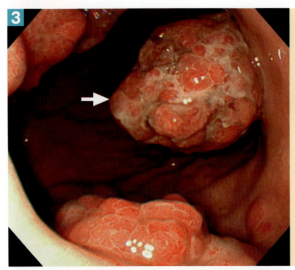

1. びまん性の発赤があり，ピロリ現感染と考える
2. O1の萎縮粘膜
3. 以前の内視鏡所見があれば，増大傾向にないかを十分吟味する（ 1 ～ 3 , ⇒ ）
4. 周囲のポリープに比べてひときわ大きいポリープ，表面の凹凸不整が目立つ

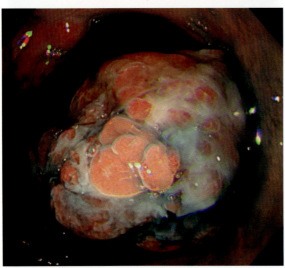

病変が大きく易出血性で，癌併存部位の同定は困難であった．

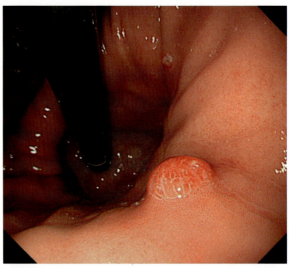

癌発見より6年前の内視鏡所見．ポリープは非常に小さく無茎性で表面の凹凸不整もない．

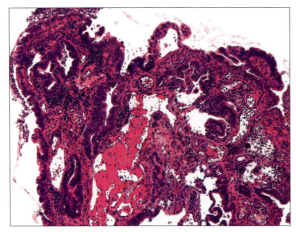

上皮は不規則な tubular/villous な構造を示す．

診断結果

過形成性ポリープ由来の癌（早期胃癌）
10×10mm, 0-I, pT1a（M）, tub1/pap

Point

● 過形成性ポリープの中でも，10～20mm 以上の比較的大きなものや増大傾向のあるものは癌化の可能性を念頭に置いて，内視鏡治療を考慮すべきである

第2章 胃内視鏡検査・診断トレーニング問題

症例 41
- 50歳代，男性
- GIF-Q260（オリンパス）

Q
1. ピロリ菌感染の有無
2. 萎縮の程度
3. 異常所見はどこか？
4. 異常所見の胃癌判定

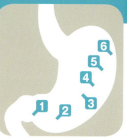

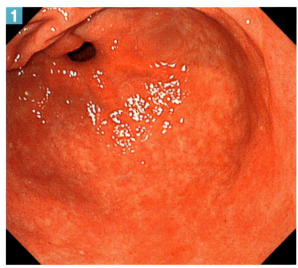

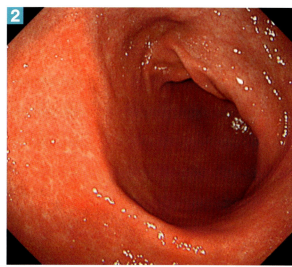

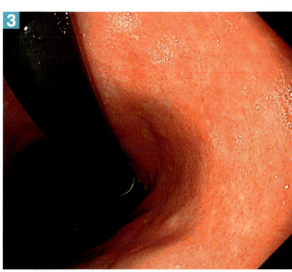

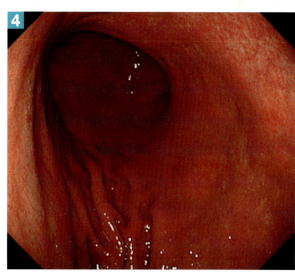

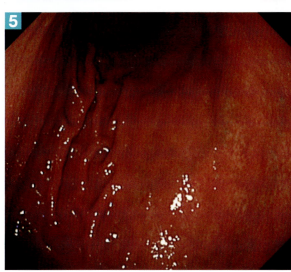

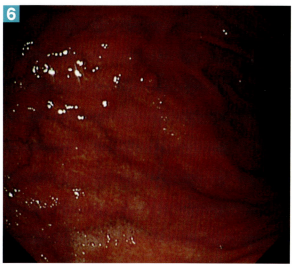

【出題者】鈴木　翔

症例41 解答 ●高度の萎縮性胃炎を背景にした胃カルチノイド

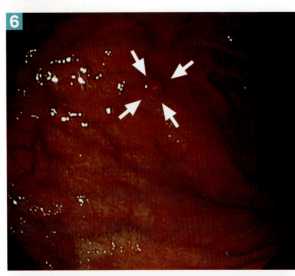

1. 胃体部全域にびまん性発赤を認め，ピロリ現感染胃炎を考える
2. O3の高度な萎縮性胃炎である
3. 胃体上部大彎に8mmの発赤調の隆起性病変を認める（6，⇨）
4. 高度な萎縮性胃炎を背景とした発赤調隆起性病変では，胃カルチノイドと過形成性ポリープの鑑別が重要である

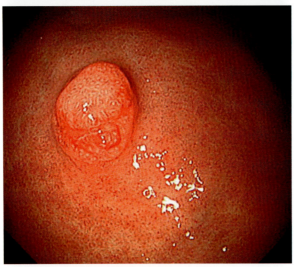

近接像：境界明瞭で表面平滑な半球状の隆起性病変が観察される．病変の辺縁には細血管構造が観察される．

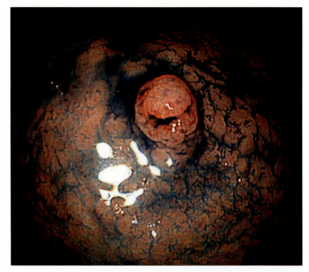

インジゴカルミン散布後：病変の辺縁に浅い陥凹を認めるものの頂部は表面平滑で，過形成性ポリープのような窩間部の開大も目立たない．

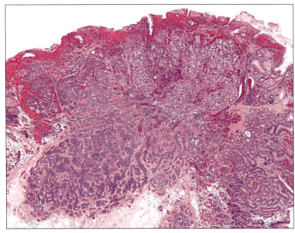

粘膜層から粘膜下層に小型円形の細胞が索状に増殖している．

診断結果

胃カルチノイド
Neuroendocrine tumor（NET），G1，ly－，v－
本症例は，抗内因子抗体と抗胃壁細胞抗体は陰性でありA型胃炎は否定的であった

Point

- 胃カルチノイドも過形成性ポリープもどちらも発赤調隆起性病変を呈する
- カルチノイドでは細血管網が観察されることが多く，両者の鑑別のポイントである

第2章 胃内視鏡検査・診断トレーニング問題

症例 42

- 70歳代，男性
- GIF-H290Z（オリンパス）

Q
1. ピロリ菌感染の有無
2. 萎縮の程度
3. 異常所見はどこか？
4. 異常所見の胃癌判定

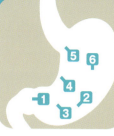

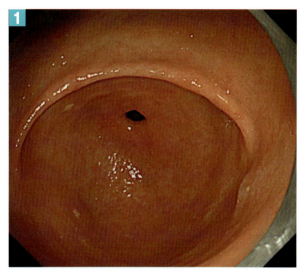

1

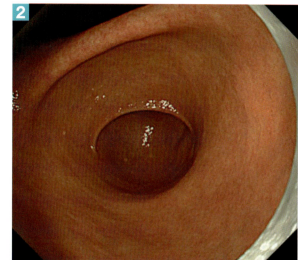

2

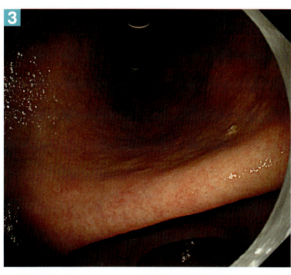

3

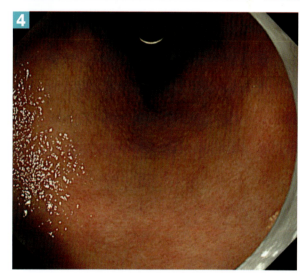

4

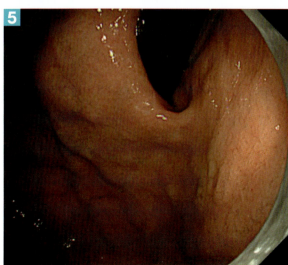

5

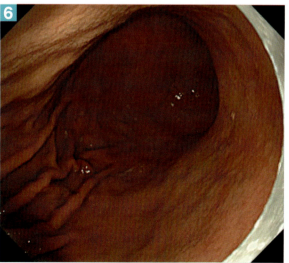

6

【出題者】鈴木 翔

症例42 解答 ●ピロリ除菌後の胃粘膜に発生したⅡb型早期胃癌

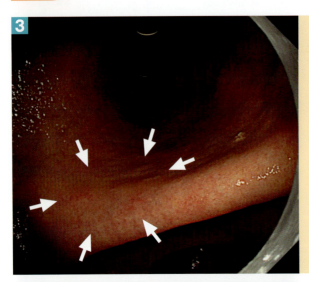

1. 広範は胃粘膜萎縮を認めるが，粘膜に光沢があり，胃体部小彎に地図状発赤を認めることからピロリ除菌後粘膜と考える
2. O2の萎縮性胃炎を認める
3. 胃体下部前壁の萎縮境界領域にわずかに発赤調を呈した領域を認める（3，⇨）
4. 病変周囲からの血管透見の消失により領域として認識される

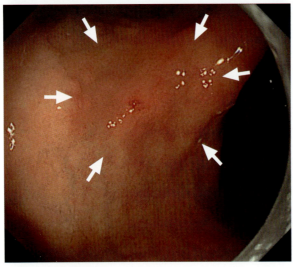

近接像：空気量を調整しやや脱気すると，色調の境界が視認しやすくなる（⇨）．

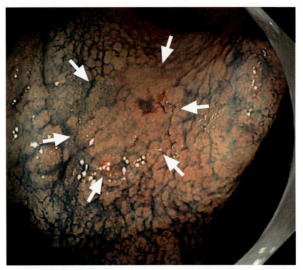

インジゴカルミン散布後：病変はわずかに発赤調を呈し，胃小区模様が消失していることから病変の境界が視認できる（⇨）．

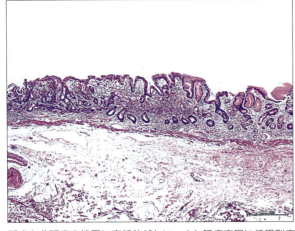

腫瘍と非腫瘍の境界に高低差がない．また腫瘍表層に低異型度の癌を認める．

診断結果

早期胃癌
20×19mm, 0-Ⅱb, pT1a (M), tub2, UL (−)
粘膜中層に，いわゆる手つなぎ型腺癌を認める

Point

- ピロリ除菌後の胃癌は，癌の表層を正常ないし低異型度の腫瘍腺管が覆うことが報告されており，癌の存在・範囲診断が困難なことがある

第2章 胃内視鏡検査・診断トレーニング問題

症例 43

- 70歳代，女性
- GIF-H260（オリンパス）

Q
1. ピロリ菌感染の有無
2. 萎縮の程度
3. 異常所見はどこか？
4. 異常所見の胃癌判定

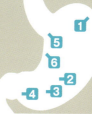

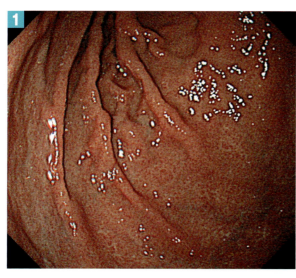
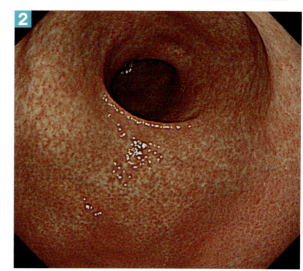
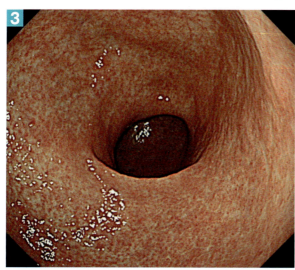
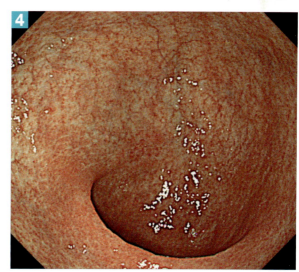
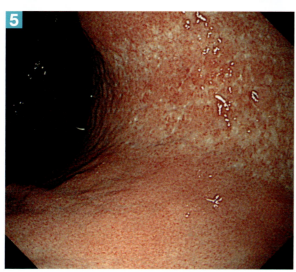
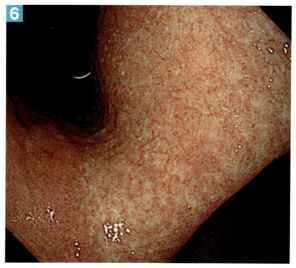

【出題者】長浜隆司

症例43 解答 ●萎縮領域内に発生した未分化型癌

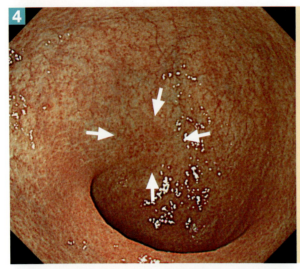

1. ピロリ除菌後
2. O1の萎縮粘膜
3. 前庭部小彎は萎縮粘膜で，その中に淡く発赤した細顆粒状粘膜を認める（4，⇨）
* ハレーションの場所に病変が認められる（3）

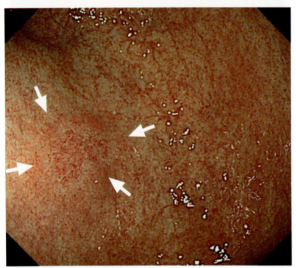

近接像では，周囲の血管透見像と明らかに異なる，血管網が途絶える領域を認める（⇨）．

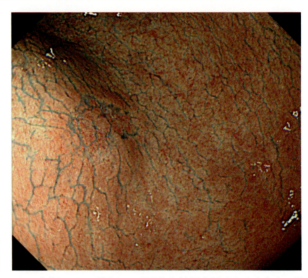

インジゴカルミン散布にて明らかな境界を認める．病変内の発赤顆粒状の粘膜島（insel）を認める．

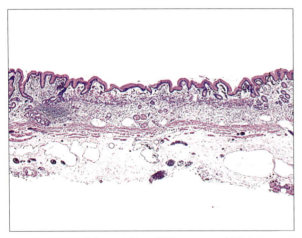

印環細胞癌が粘膜中層の側方に伸展している．粘膜表層への露出はなく肉眼的に明らかな段差（Ⅱc面）とは視認できない．

診断結果

早期胃癌
10×8mm, O-Ⅱb, pT1a (M), sig

Point

- 印環細胞癌は，胃底腺領域内に褪色斑として視認されることが多いが，萎縮粘膜内にも本症例のような症例を認めることがある．このことを知っているだけで見落としを少なくすることができる "Eyes can only see what the brain knows" である

第2章 胃内視鏡検査・診断トレーニング問題

症例44
- 80歳代，女性
- GIF-H290Z（オリンパス）

Q
1. ピロリ菌感染の有無
2. 萎縮の程度
3. 異常所見はどこか？
4. 異常所見の胃癌判定

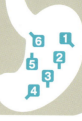

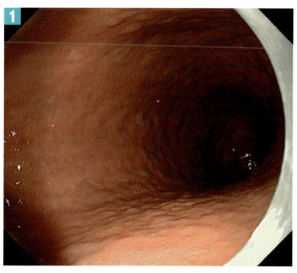
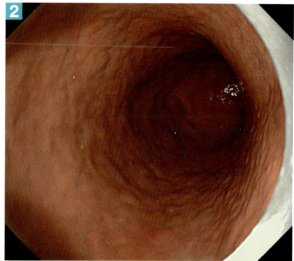
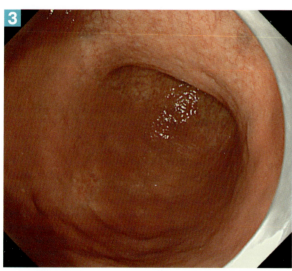
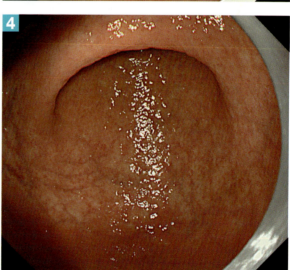
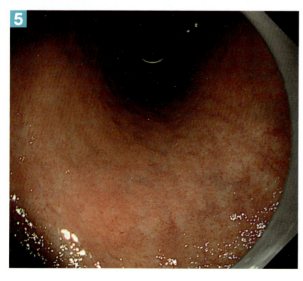
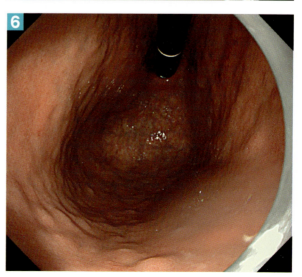

【出題者】後藤田卓志

症例44 解答
- 胃体下部大彎の萎縮境界よりやや口側の浅い褪色陥凹
- 上部消化管内視鏡検査にて胃癌疑いにて紹介受診した

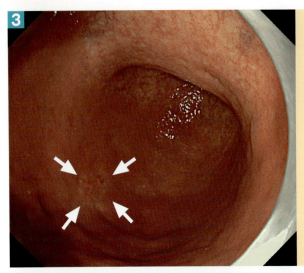

1. 不透明な胃粘液，高度萎縮と腸上皮化生からピロリ既感染を疑う（ピロリ抗体≧100）
2. 背景はO2の広範囲な粘膜萎縮
3. 粘膜萎縮境界の非萎縮粘膜に存在する境界明瞭な褪色調の陥凹性病変を認める（3，⇒）
4. 存在部位と粘膜所見からsigを強く疑うべき所見 鑑別診断としてMALTが考えられるが，サイズから濾胞や萎縮斑とは考えにくい
* 2でも遠景にて同様の所見を認める

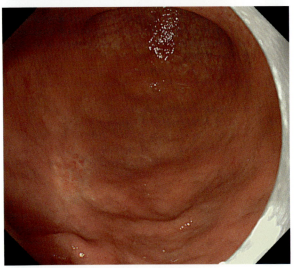

萎縮境界の非萎縮粘膜内に認める境界明瞭な褪色調の陥凹性病変で，印環細胞癌からなる典型的なIIcと考える．

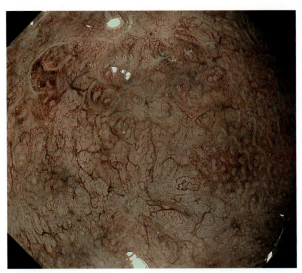

NBI拡大画像：境界は一部不明瞭，窩間部の開大，irregular MVPを認めることから高確信度で癌を疑った．

診断結果

胃潰瘍瘢痕

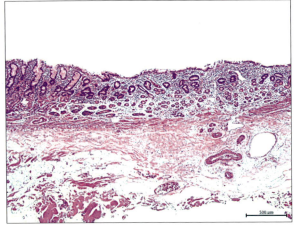

肉眼所見と一致した浅い陥凹を認めるが癌細胞を認めず，粘膜下層のわずかな繊維化のみ散見された．

Point

- 背景粘膜や病変の所見から典型的な印環細胞癌によるIIcと考えるべきである．複数回の生検を行ったが，いずれも悪性所見を認めなかったため，診断的ESDを施行した
- 内視鏡所見と病理診断に乖離がある場合は，大きな生検鉗子を用いた十分量の検体採取，病理医と直接話し合ったうえで，診断的ESDも選択肢となり得る

第2章　胃内視鏡検査・診断トレーニング問題

症例 45
● 60歳代，男性
● GIF-H290Z
（オリンパス）

Q
1. ピロリ菌感染の有無
2. 萎縮の程度
3. 異常所見はどこか？
4. 異常所見の胃癌判定

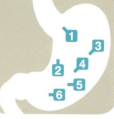

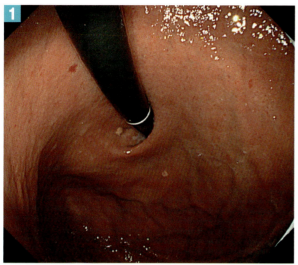

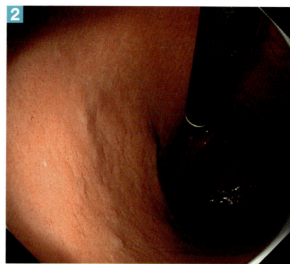

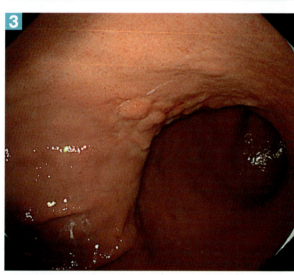

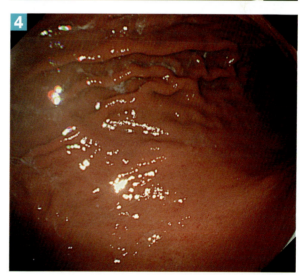

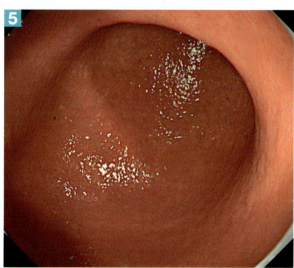

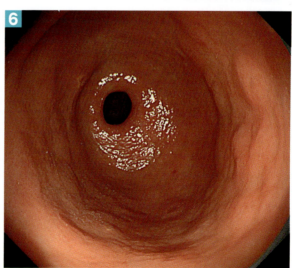

【出題者】江崎　充

185

| 症例45 解答 | ●萎縮境界に発生した褪色調の低分化腺癌 |

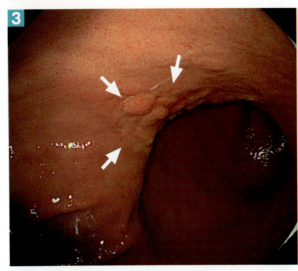

1. 白色粘液を伴う萎縮粘膜が噴門周囲を超えて広がっており，ピロリ現感染粘膜と考える
2. O2の高度萎縮粘膜
3. 胃体部前壁の見下ろした画像で褪色調の陥凹を認める（3：中央，⇨）
4. 萎縮境界（F線）に褪色調の陥凹を認める．また，内部に発赤調の結節を伴う

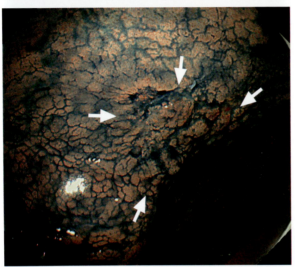

インジゴカルミン散布観察では口側境界が明瞭となる（⇨）．

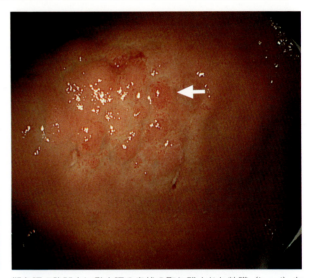

褪色調の陥凹内に発赤調の島状の取り残された粘膜（insel）を認める（⇨）．粘膜内癌に特徴的な所見とされる．

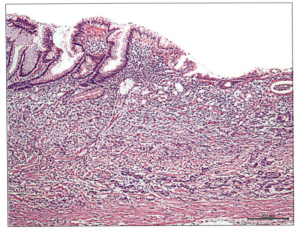

粘膜筋板まで浸潤した低分化腺癌主体の病変．内視鏡でinselを認めた部位に非癌粘膜の残存を認める．境界は明瞭は陥凹である．

診断結果

早期胃癌
47×25mm, 0-Ⅱc, pT1a（M）, por2＞tub2

Point

- 萎縮境界（口側）に低分化腺癌が発生しやすく，通常観察時から萎縮境界を意識して観察することが重要である
- また，境界明瞭なⅡcは破壊性増殖を示すporであることが多い

第2章　胃内視鏡検査・診断トレーニング問題

症例 46

- 70歳代，男性
- GIF-Q260（オリンパス）

Q
1. ピロリ菌感染の有無
2. 萎縮の程度
3. 異常所見はどこか？
4. 異常所見の胃癌判定

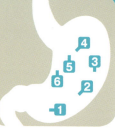

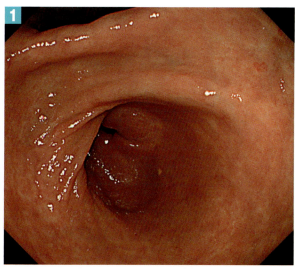

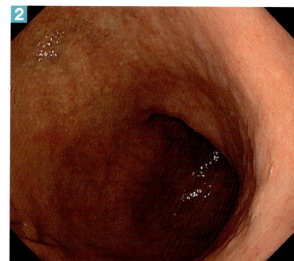

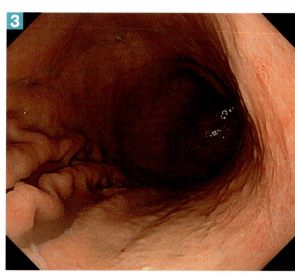

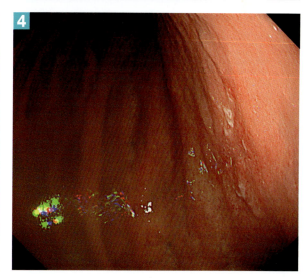

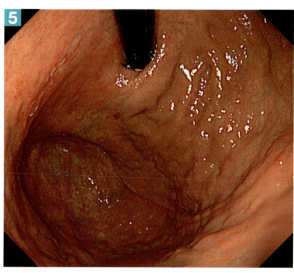

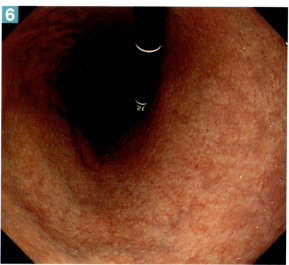

【出題者】後藤田卓志

| 症例46 解答 | ●体上部後壁の境界不明瞭な淡い発赤粘膜
●慢性胃炎にて定期的な上部消化管内視鏡検査を受診していた |

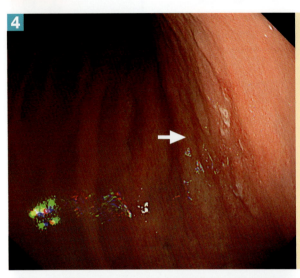

1. 高度萎縮と粘液付着からピロリ既感染と考える（ピロリ抗体≧100）
2. 背景はO3の広範囲な粘膜萎縮．腸上皮化生も伴う
3. 体上部後壁大彎よりのびらんを伴う軽度の発赤を認める（4, 5, ⇨）
4. ある程度の領域性のある塑造粘膜で，びらんも伴うことから癌を強く疑うべき所見である
* LCI画像で発赤内に黄色調の粘膜と発赤周囲に紫粘膜を伴う場合は癌を疑う

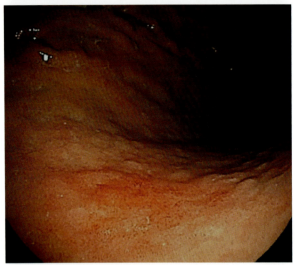

再検査でも通常光では口側の境界が大彎に比較して不明瞭であった．

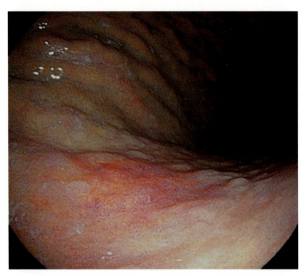

LCIでは発赤が強調されることで境界をより鮮明に観察することが可能であった．

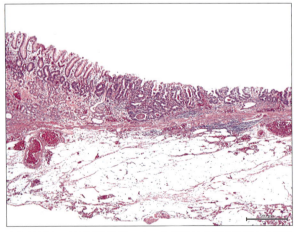

内視鏡観察で境界が不明瞭であった部位は非腫瘍粘膜との段差に乏しい．大彎部分でSM2の浸潤を認めた．

診断結果

早期胃癌
18×16mm, 0-Ⅱc+Ⅱb, pT1b2 (SM2), tub2

Point

- 体部後壁の萎縮境界も胃癌の好発部位である．また，前壁と比較して接線での観察を余儀なくされる部位でもあり，色調のみならず粘膜表面が塑造であるかも拾い上げには重要である
- わずかな変化に気づいた場合は，角度を変えて，つまり通常光の入射角を変えることで境界（＝陥凹面）の有無を注意深く観察する

第2章 胃内視鏡検査・診断トレーニング問題

症例 47

- 60歳代，男性
- GIF-H290Z（オリンパス）

Q
1. ピロリ菌感染の有無
2. 萎縮の程度
3. 異常所見はどこか？
4. 異常所見の胃癌判定

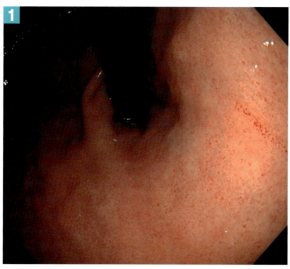
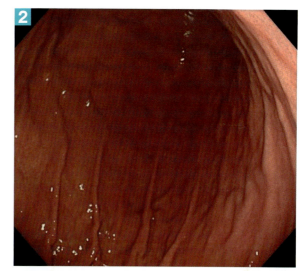
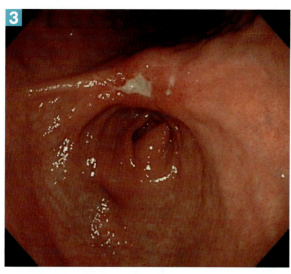
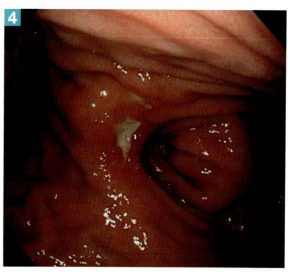
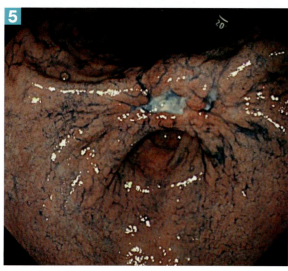
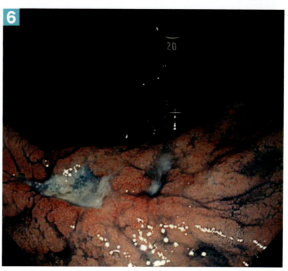

【出題者】細谷和也，滝沢耕平

症例47 解答
● 潰瘍辺縁に浅い陥凹の伸び出しを伴うⅡc＋Ⅲ型早期胃癌

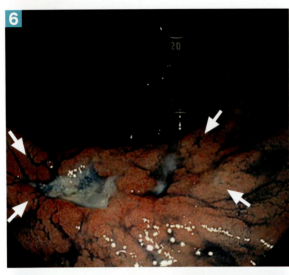

1. 背景にびまん性発赤を伴う萎縮粘膜を認め、ピロリ現感染と考える
2. C2の萎縮粘膜
3. 胃角小彎見上げ画像（3，4）で、多発潰瘍を認める
4. インジゴカルミン散布後に潰瘍辺縁の不整が明瞭化し、周囲に陥凹の伸び出しを伴う（5，6，⇨）。潰瘍辺縁の膨隆が目立ち、脱気による変形も不良である。この"カタサ"が腫瘍の粘膜下層浸潤によるものか、潰瘍に伴う線維化の影響かの鑑別が重要であるが、しばしば困難である

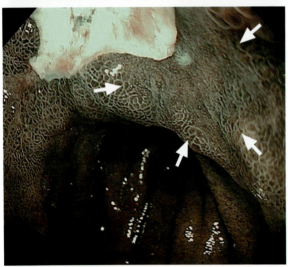

NBI観察で、陥凹の伸び出しをより明瞭に認識可能である（⇨）。

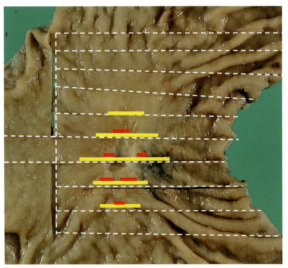

マッピング像：赤線は粘膜内癌、黄色線はULを示す。

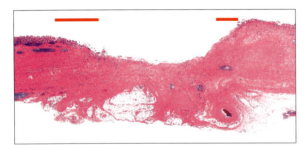

固有筋層の断裂を伴うUL-Ⅳ相当の潰瘍を認め、辺縁に粘膜内癌（赤線箇所）が存在する。

診断結果

早期胃癌
33×15mm, 0-Ⅱc＋Ⅲ, pT1a (M), tub1＞sig

Point
- 良悪性の鑑別には潰瘍辺縁での陥凹の伸び出しに注目する
- ULを伴う胃癌の深達度診断はときに困難である

第2章 胃内視鏡検査・診断トレーニング問題

症例 48

- 80歳代，男性
- GIF-Q290（オリンパス）

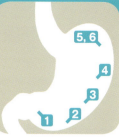

Q
1. ピロリ菌感染の有無
2. 萎縮の程度
3. 異常所見はどこか？
4. 異常所見の胃癌判定

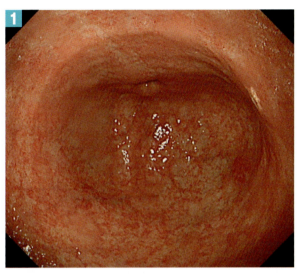
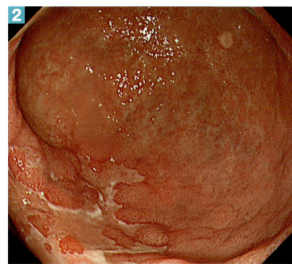
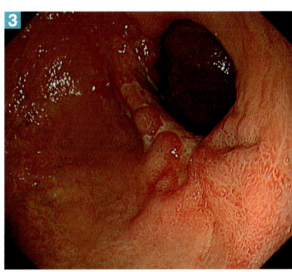
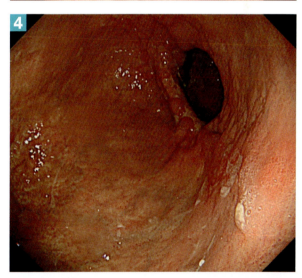
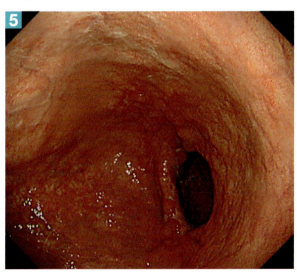
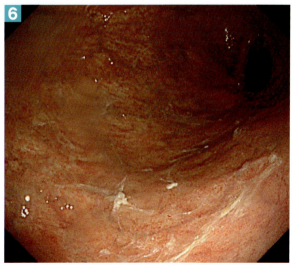

【出題者】草野 央

症例48 解答 ●胃癌の様相を呈する胃潰瘍

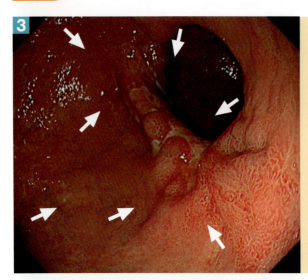

1. 白色粘液を伴わない高度萎縮粘膜を認めピロリ既感染胃粘膜と考える
2. O3の高度萎縮粘膜
3. 胃体下部の見下ろし画像で大彎側に半周性の地図状潰瘍を認める（2〜5，→）. 潰瘍底は比較的浅い
4. 潰瘍辺縁は明瞭，整で蚕食像は認めず，脱気をすると柔らかい印象の病変

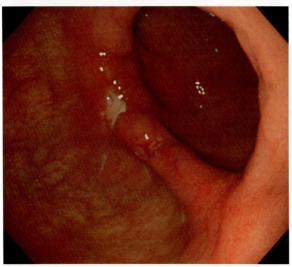

Potassium-Competitive Acid Blocker（P-CAB）内服開始から3ヵ月後．潰瘍周囲の浮腫は残存しているが潰瘍面の縮小を認める．

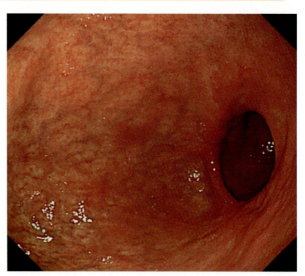

P-CAB内服開始から6ヵ月後．潰瘍面は消失している．

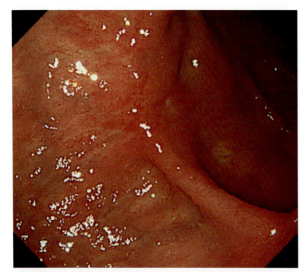

潰瘍表面は再生上皮に覆われており，凹凸不整は認めない．ヒダの集中は点状になっている．

診断結果

胃潰瘍
・潰瘍中心：肉芽組織や炎症細胞浸潤を認める
・潰瘍辺縁：腺か上皮の過形成，間質の浮腫，炎症細胞浸潤を認める

Point

- 良性潰瘍では，潰瘍底が平坦で滑らか，白苔も均一になる．潰瘍辺縁は蚕食像を伴わない
- 良性潰瘍，胃癌，その他の疾患との鑑別に難渋するときは，制酸剤投与や繰り返し生検を行うことも大切

第2章 胃内視鏡検査・診断トレーニング問題

症例 49

- 70歳代，女性
- GIF-Q260（オリンパス）

Q
1. ピロリ菌感染の有無
2. 萎縮の程度
3. 異常所見はどこか？
4. 異常所見の胃癌判定

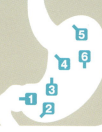

1
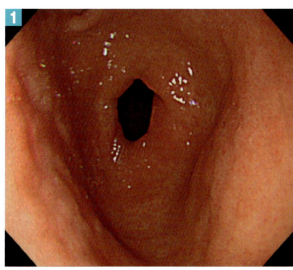

2
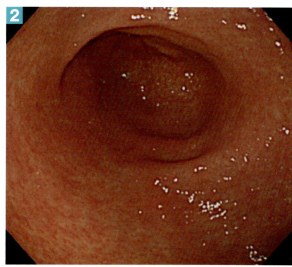

3
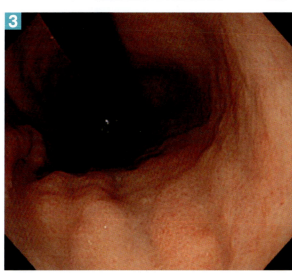

4
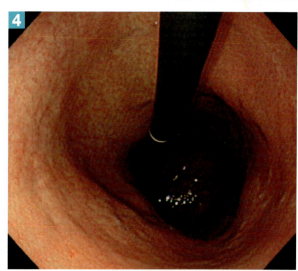

5
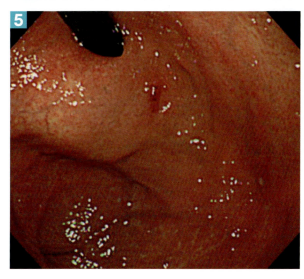

6
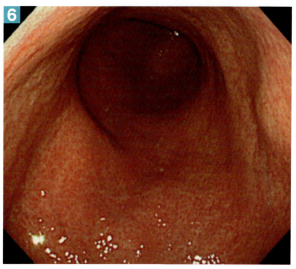

【出題者】鈴木 翔

症例49 解答 ●噴門部から穹窿部に発生した単発のびらん

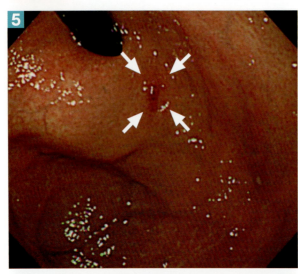

1. 胃体部大彎から穹窿部の粘膜にびまん性発赤を認め，ピロリ現感染胃炎と考える
2. O3の高度な萎縮性胃炎である
3. 噴門部から穹窿部の前壁に1cm弱の発赤調の粘膜不整を認める（ 5 , ⇨ ）
4. 遠景では，辺縁が隆起し中央がわずかに陥凹した形態が確認できる．胃びらんはL領域に多発することが多く，U領域の単発病変では，O-Ⅱc病変との鑑別が重要である

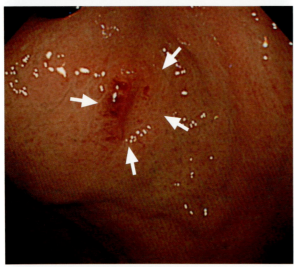

近接像：比較的境界が明瞭な陥凹性病変に観察される（⇨）．

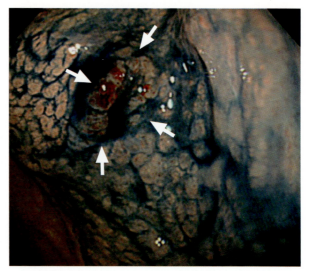

インジゴカルミン散布後：陥凹の形態が明瞭となる（⇨）．陥凹の辺縁は比較的整であり，星芒状や蚕食像といった悪性を示唆する所見に乏しい．

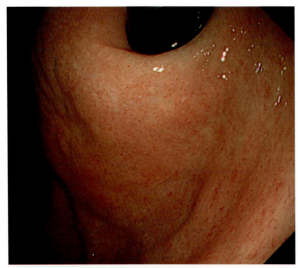

3ヵ月後の再検査では病変は消退していた．

診断結果

びらん
3ヵ月後の再検査では，同病変は完全に消退していた．また，同部からの生検もGroup1であった．なお，本症例は生検組織の鏡検でピロリ菌を認めた

Point

- U領域の単発の病変では，O-Ⅱc型の早期胃癌との鑑別を要する
- 陥凹辺縁の形態が鑑別のポイントである
- 拡大観察を併用すれば，より内視鏡診断の確信度が上がった可能性のある症例である

第2章 胃内視鏡検査・診断トレーニング問題

症例 50

- 50歳代，女性
- GIF-H290（オリンパス）

Q
1. ピロリ菌感染の有無
2. 萎縮の程度
3. 異常所見はどこか？
4. 異常所見の胃癌判定

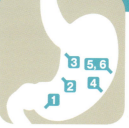

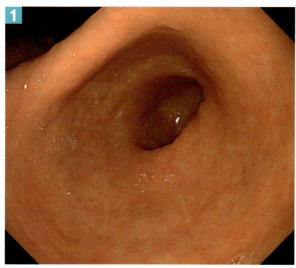
1

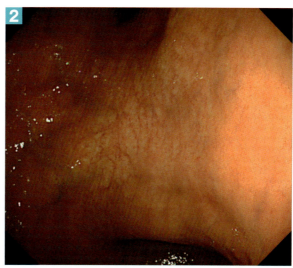
2

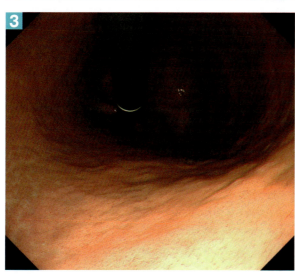
3

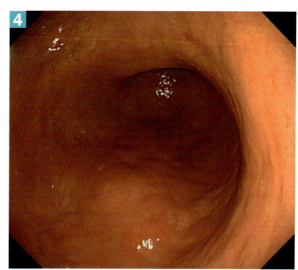
4

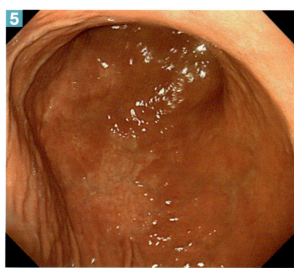
5

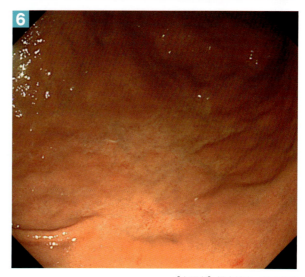
6

【出題者】松本健史，松本紘平

症例50 解答
- 非萎縮領域に発生する MALT リンパ腫
- 萎縮領域とは連続していない陥凹性病変として発見された

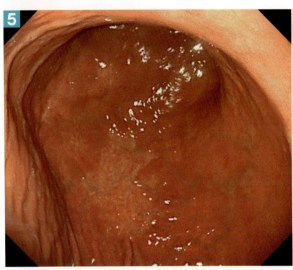

1. 前庭部および体部小彎に萎縮を認め，ピロリ菌は呼気テストで陽性であった（現感染）
2. O1の萎縮粘膜
3. 胃体中部の見下ろし画像（5）で，ヒダの途絶が見られることから萎縮性胃炎は否定可能
4. 陥凹面に粘膜模様が認められ，境界がやや不明瞭．陥凹型胃癌のような明瞭な段差や蚕食像を認めない（5，6）

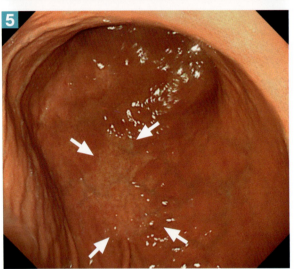

遠景で肛門側の萎縮と連続性がないことを確認（⇨）．

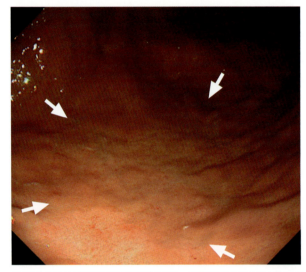

近接で病変と正常粘膜に明瞭な段差，蚕食像を認めないことでMALTリンパ腫である可能性が高まる（⇨）．

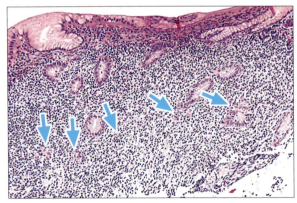

粘膜固有層に，ねじれやくびれを有する異型リンパ球が増殖し，LEL（lymphoepithelial lesion）が認められた（→）．

診断結果

MALTリンパ腫
MIB-1 labeling index は5%と診断された

Point

- 非萎縮領域に萎縮様病変を発見したら近接にて病変部の辺縁を全周性に追い，癌のような明瞭な段差や蚕食像の所見の有無を評価することが重要

第2章 胃内視鏡検査・診断トレーニング問題

症例 51

- 50歳代，女性
- GIF-H260Z（オリンパス）

Q
1. ピロリ菌感染の有無
2. 萎縮の程度
3. 異常所見はどこか？
4. 異常所見の胃癌判定

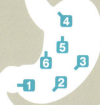

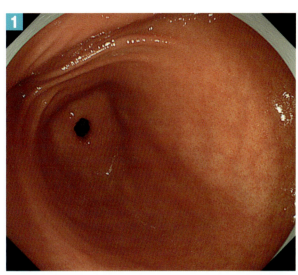

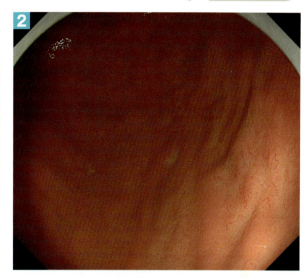

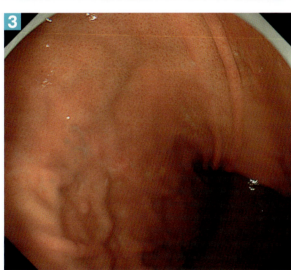

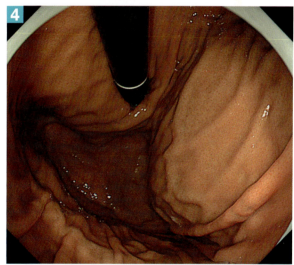

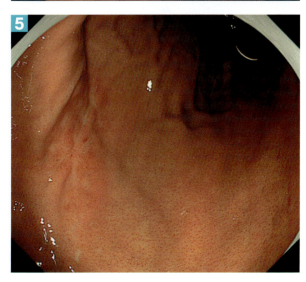

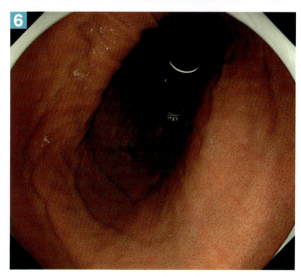

【出題者】阿部清一郎，小田一朗

症例51 解答 ●MALT リンパ腫

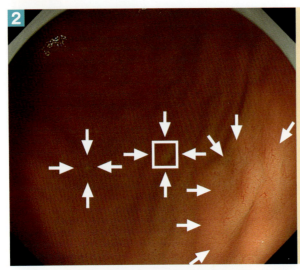

1. 見上げ画像にて体部小彎に稜線状発赤を認め，ピロリ未感染と考えられた
2. 背景胃粘膜に萎縮を認めなかった
3. 胃角部大彎に多発する褪色調の陥凹性病変を認めた（2, ⇨）．体下部前壁にも同様にわずかに陥凹した複数の褪色域を認めた（3, 5）
4. 褪色陥凹の境界は不明瞭，色調は不均一で，内部に拡張した血管を認めた（2）

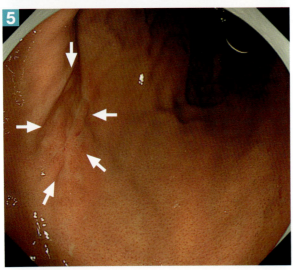

体中部小彎前壁の見上げ画像では，ヒダの引き連れを伴う褪色調の陥凹性病変を認めた（⇨）．肛門側の境界は不明瞭であった．

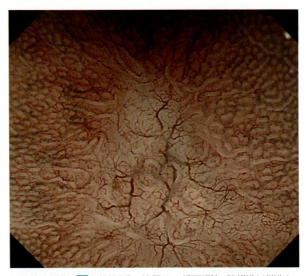

NBI拡大画像（2白枠箇所）：境界は一部不明瞭，腺構造は消失し，樹枝状に分岐した不整血管（tree like appearance）を認める．

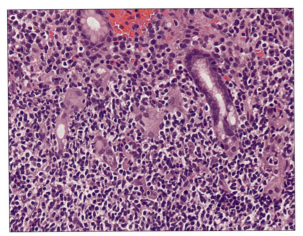

ややくびれた核を有するリンパ球がびまん性に浸潤し，lymphoepithelial lesion を形成している．

診断結果

MALT リンパ腫
免疫染色では，CD5（−），CD10（−），CD20（＋），CD23（−），cyclin D1（−）

Point

- MALT リンパ腫は多彩な肉眼所見を呈し，同時に複数の病変や所見を呈する
- 0-IIc型早期胃癌との鑑別のポイントは，MALT リンパ腫では境界不明瞭，蚕食像が全周性に追えないこと，陥凹内に粘膜模様が観察され得ること，多発病変が多いことである

第2章 胃内視鏡検査・診断トレーニング問題

症例 52
- 50歳代，男性
- GIF-H260（オリンパス）

Q
1. ピロリ菌感染の有無
2. 萎縮の程度
3. 異常所見はどこか？
4. 異常所見の胃癌判定

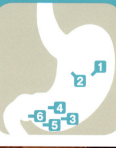

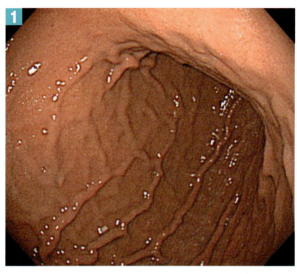
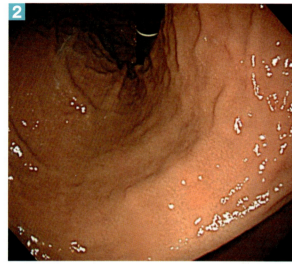
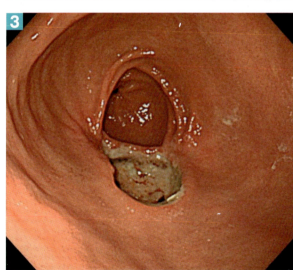
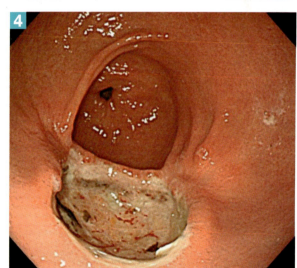
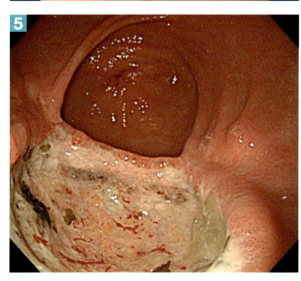
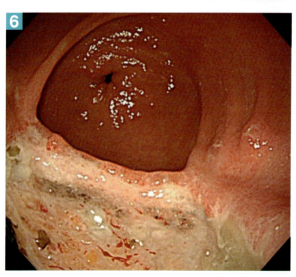

【出題者】八田和久

> 症例52 解答　●胃サイトメガロウイルス（CMV）感染症

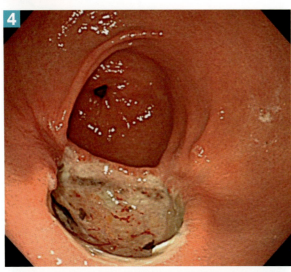

1. 内視鏡的萎縮や発赤を認めず，ピロリ未感染と考える
2. 粘膜萎縮なし
3. 前庭部大彎前壁に，打ち抜き様の深掘れ潰瘍を認める（③〜⑥）
4. 免疫抑制患者で胃前庭部に，打ち抜き様潰瘍を認めることからCMV感染による胃潰瘍を疑う
* 潰瘍底や肉芽組織からの生検が望ましい（CMV感染細胞は血管内皮細胞や線維芽細胞に認める）

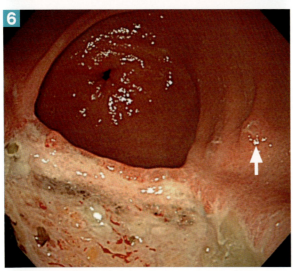

近接観察でも断崖状の深い潰瘍を認め，潰瘍の後壁側には小びらん（⇨）を認める．

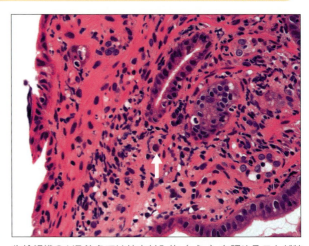

生検組織のHE染色では核内封入体（⇨）を認めることが特徴的だが，ヘルペス感染症などでも同様の所見を認める．

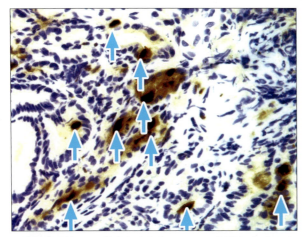

生検組織の抗CMV抗体免疫染色にてCMV陽性細胞（→）を認めることから確定診断となる．

診断結果
CMV感染に伴う胃潰瘍

Point
- 胃角から前庭部に多発する発赤・びらんや潰瘍を認めることが特徴的とされるが，単発のこともあり，胃では「打ち抜き様潰瘍」を認めないことも多い

第2章 胃内視鏡検査・診断トレーニング問題

症例 53

- 70歳代，男性
- EG-530NW（富士フイルム）

Q
1. ピロリ菌感染の有無
2. 萎縮の程度
3. 異常所見はどこか？
4. 異常所見の胃癌判定

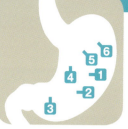

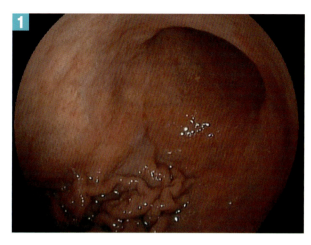

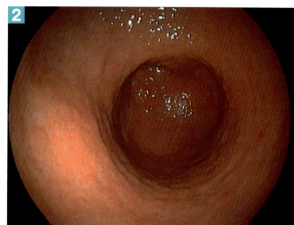

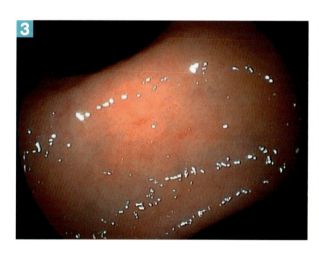

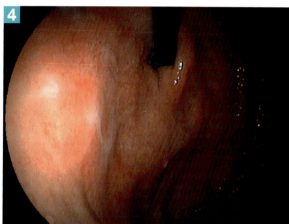

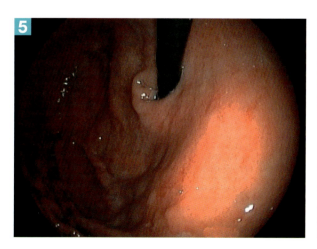

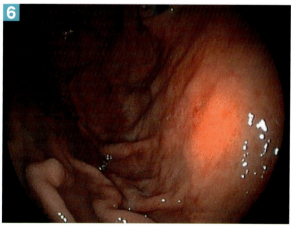

【出題者】柳井秀雄・帆足誠司

症例53 解答 ●胃の上部の胃粘膜萎縮境界近傍に発生したEBウイルス関連早期胃癌

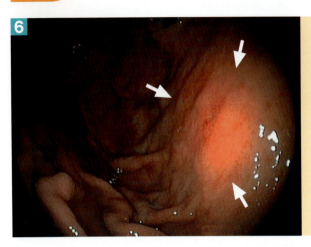

1. 胃体部粘膜に血管透見が見られ，ピロリ現感染の萎縮性胃炎と考えられる
2. O1の萎縮粘膜
3. 萎縮境界近傍の胃体上部前壁に，わずかに段差を伴って陥凹した径3cmほどの境界やや不明瞭で表面粗造な，軽度発赤浮腫調粘膜を認める（6，⇒）
4. 萎縮粘膜内ながら，発赤浮腫調の不整形領域であり，病変の中央部には小びらんも見られ，腫瘍性病変を疑う．
* 生検結果はGroup5（tub2）であった

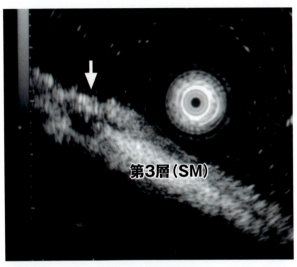

EUSでは，病変中央のびらん陥凹部において，第3層（SM）に，画像上で深さ2mmの低エコー腫瘤あり．

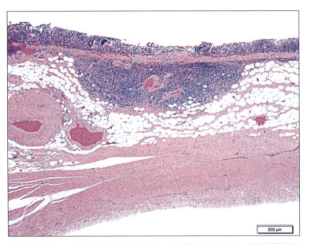

粘膜内にはtub2相当の腫瘍成分，粘膜下層にリンパ球浸潤癌（gastric carcinoma with lymphoid stroma：GCLS）を認める．

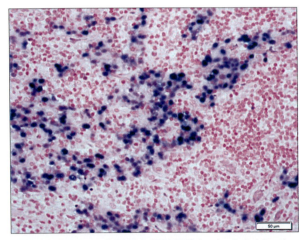

EBV-encoded small RNA1（EBER1）in situ hybridizationにて，ほぼすべての胃癌細胞の核がEBER1陽性のEBウイルス関連胃癌

▶関連知識：EBウイルス関連胃癌（P.228）参照

診断結果

早期胃癌
Epstein-Barr virus-associated gastric cancer, 34×34mm, 0-Ⅱc, por1＞tub2 (CLS), SM2, Hp＋, EBER1＋（EBウイルス関連胃癌）

Point

- EBウイルス関連胃癌は，胃の上部の萎縮境界近傍の萎縮側に多く，典型的にはリンパ球浸潤癌（CLS）の組織型を呈する
- 粘膜下層では，粘膜下腫瘍様を呈し，EUSで低エコー腫瘤として観察される場合がある
- 粘膜内では分化型の組織型をとることもある

第2章 胃内視鏡検査・診断トレーニング問題

症例 54

- 80歳代，女性
- GIF-H290Z（オリンパス）

Q
1. ピロリ菌感染の有無
2. 萎縮の程度
3. 異常所見はどこか？
4. 異常所見の胃癌判定

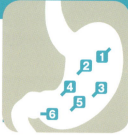

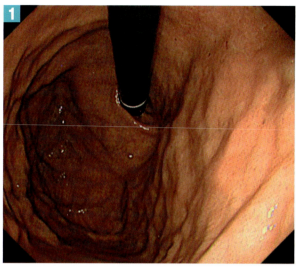

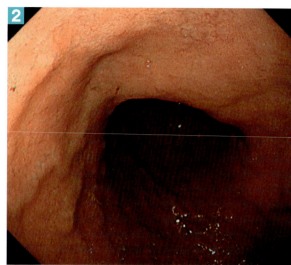

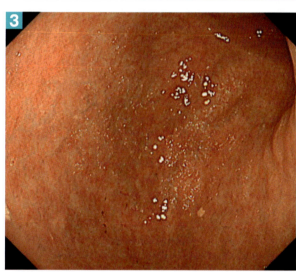

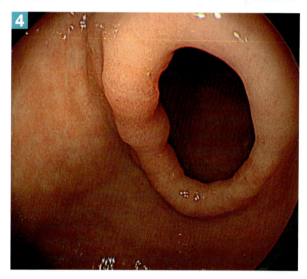

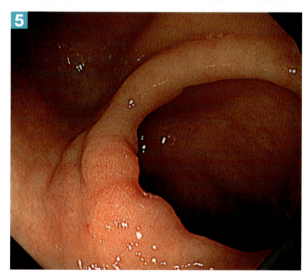

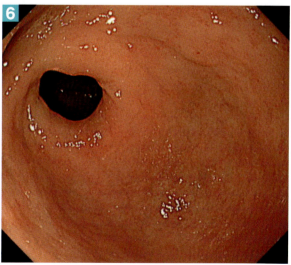

【出題者】山口太輔，綱田誠司

症例54 解答

- 前庭部前壁の陥凹型胃腺腫
- 周囲粘膜よりもわずかに陥凹しており発見された

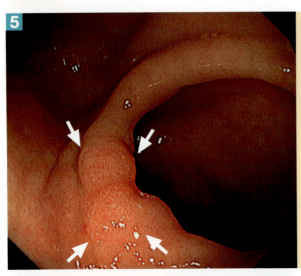

1. 背景粘膜は萎縮調でピロリ既感染
2. 0Ⅰの萎縮粘膜
3. 前庭部前壁に発赤調の陥凹性病変（4, 5, ⇒）があり，陥凹部と周囲粘膜との境界がはっきりしない
4. 拡大観察にて，陥凹部は周囲正常粘膜よりもわずかな構造異型を認める．インジゴカルミン散布では陥凹部と正常粘膜のコントラストが明瞭化される

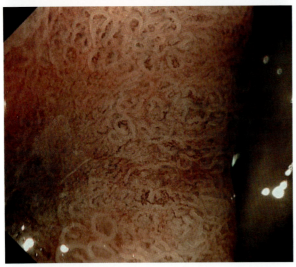

NBI拡大観察にて陥凹部にはわずかな構造異型を認める．

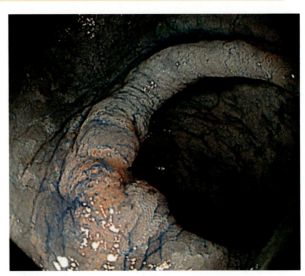

酢酸インジゴカルミン散布で陥凹部の発赤が明瞭化する．

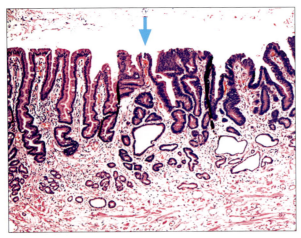

陥凹部に過染性，異型円柱上皮の増殖あり．病変部の境界部（矢印より右側に腺管増殖あり），明らかな癌細胞は認めない．

診断結果

胃腺腫

Point

- 陥凹領域を認めた場合には周囲正常粘膜との境界を詳しく観察する
- 拡大NBI観察，色素散布による観察が診断の一助となる

第2章 胃内視鏡検査・診断トレーニング問題

症例 55

- 20歳代，女性
- GIF-H290（オリンパス）

Q
1. ピロリ菌感染の有無
2. 萎縮の程度
3. 異常所見はどこか？
4. 異常所見の胃癌判定

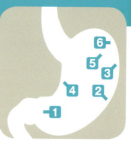

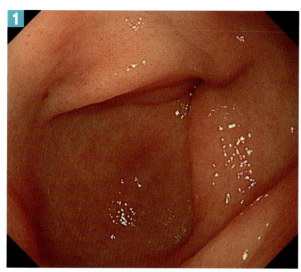

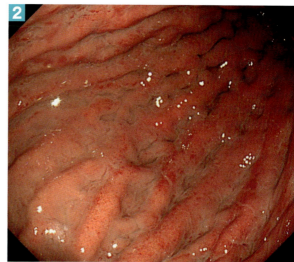

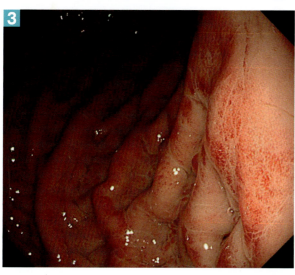

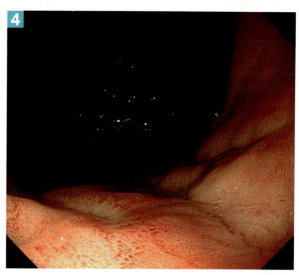

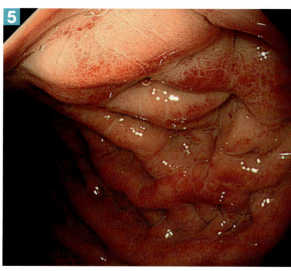

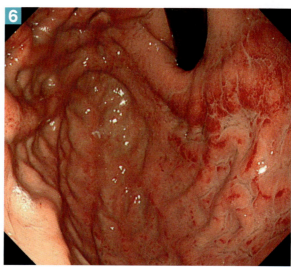

【出題者】松本健史，赤澤陽一

症例55 解答
- 前庭部以外に広がるスキルス胃癌
- 胃内腔の肥厚，送気による伸展不良で発見された

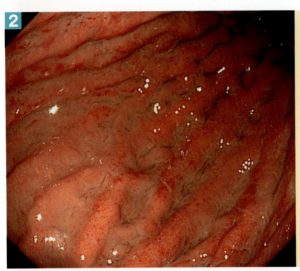

1. 前庭部に萎縮はなく，ピロリ感染はないと考える胃内全体は発赤し，肥厚している
2. 萎縮は認められない
3. 前庭部以外の部位（2〜6）は送気しても伸展しない．発赤・肥厚した粘膜・ヒダが認められる．
4. 良性疾患の場合伸展は良好である．本病変は送気によっても伸展不良の所見よりスキルス胃癌（4型進行胃癌）と考える

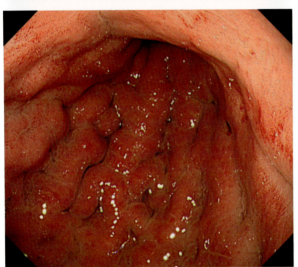

十分な送気でもヒダの伸展は不良で硬さを有する．

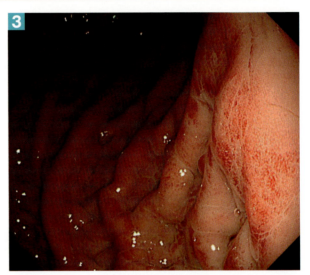

強発赤が主体で，一見ヒダの伸展は良く見えるため，他の領域の十分な送気下での観察が重要である．

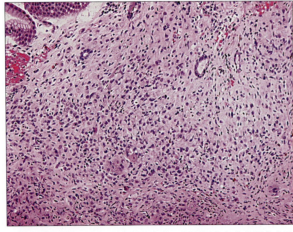

生検病理組織像では，上皮下を主体に印環細胞を含む低分化腺癌がびまん性に浸潤していた．

診断結果

進行胃癌
Type 4（スキルス胃癌）

Point

- スキルス胃癌を疑った場合で，粘膜面からの生検査で診断に至らなかった場合には，粘膜面を切開し，open biopsy が必要である

第2章 胃内視鏡検査・診断トレーニング問題

症例 56

- 70歳代，男性
- GIF-H290Z（オリンパス）

Q
1. ピロリ菌感染の有無
2. 萎縮の程度
3. 異常所見はどこか？
4. 異常所見の胃癌判定

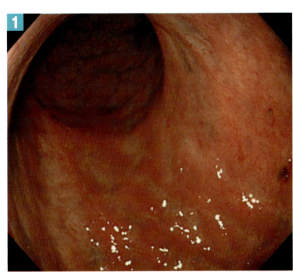

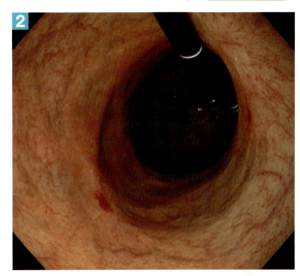

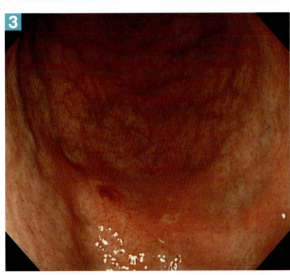

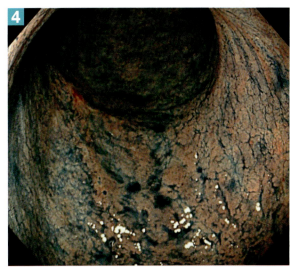

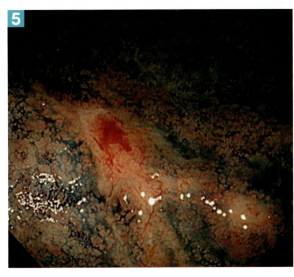

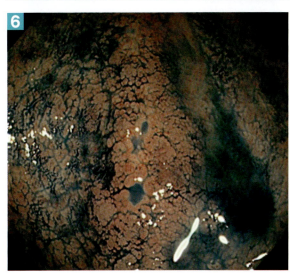

【出題者】高田和典　滝沢耕平

症例56 解答
- 胃炎様の所見を呈し，管腔の伸展不良所見に乏しいスキルス胃癌
- 病変の範囲診断，深達度診断が難しい症例

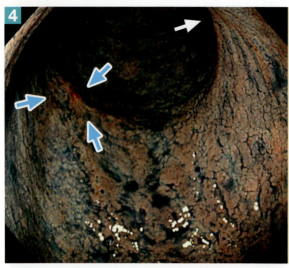

1. 背景粘膜に萎縮・びまん性発赤を認め，ピロリ現感染胃と考える．
2. O3の高度萎縮粘膜
3. 胃体中部大彎前壁寄りに，浅い不整型陥凹性病変を認める（4．➡）（3．5：近接像，2：反転像）．後壁にはESD後瘢痕あり（4．⇨）
4. インジゴカルミン散布にて，その口側大彎には微小びらんを伴う粗造な粘膜を認めるが境界は不明瞭である（6：近接像）．管腔の伸展は比較的良好であるが，大彎側の粘膜は全体的に厚ぼったい印象を受ける

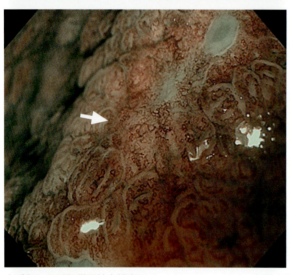

小びらんのNBI併用拡大観察にてcorkscrew patternを呈する異常血管が認識可能であり（⇨），低分化腺癌と診断可能である．

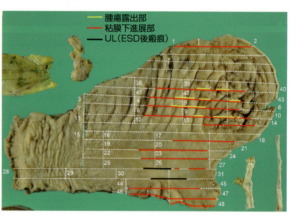

腫瘍は胃体部全周性に広く認め，大部分は表面に露出せず，粘膜下層を中心に浸潤する進展形式を呈していた．

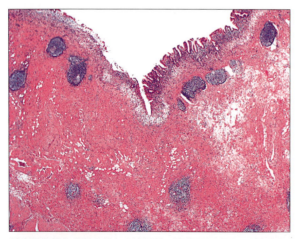

腫瘍露出部と非露出部との境界部：粘膜下層以深には個細胞性に腫瘍が浸潤．

診断結果

進行胃癌
130×92mm, Type4, pT4a (SE), por2＞sig, ly0, v2, pPM0 (1mm), pDM0 (120mm), pN0 (0/26)

Point

- 典型例において認められる管腔の伸展不良所見のみならず，色調の変化や多発びらん，粘膜の厚ぼったさなどの所見に注目することが，スキルス胃癌の診断において重要である

第2章 胃内視鏡検査・診断トレーニング問題

症例 57

- 50歳代，男性
- GIF-H290（オリンパス）

Q
1. ピロリ菌感染の有無
2. 萎縮の程度
3. 異常所見はどこか？
4. 異常所見の胃癌判定

1, 3, 5
2, 4, 6

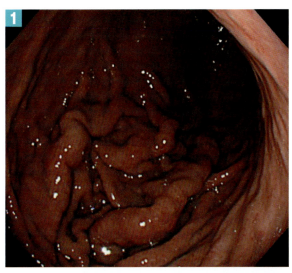
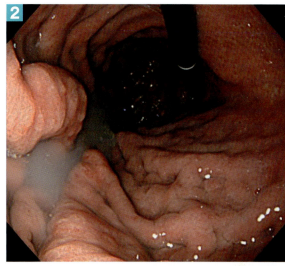
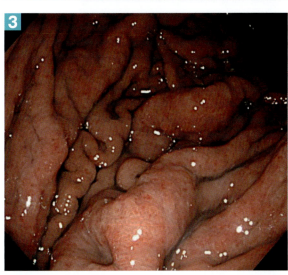
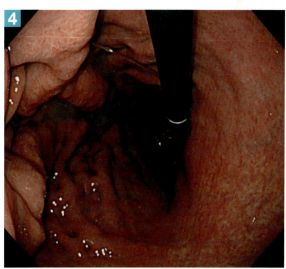
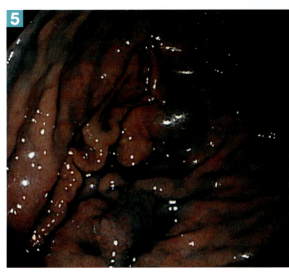
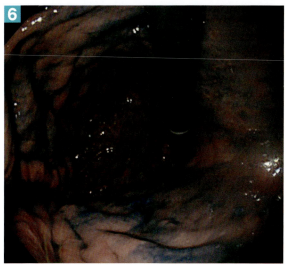

【出題者】山田真也

| 症例57 解答 | ●巨大皺壁胃炎 ●腹部CT検査で胃壁の肥厚所見を指摘された |

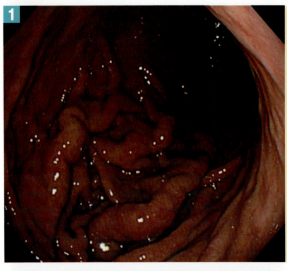

1. 粘膜を伴う胃壁の肥厚．びまん性発赤があるピロリ現感染の活動性胃炎
2. O2の高度萎縮粘膜
3. 送気すると，ヒダとヒダの間は十分に伸展
4. 伸展性が良好．EUSで層構造は保たれており，癌は否定的

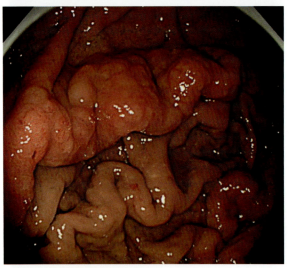

送気で壁の伸展性は良好．

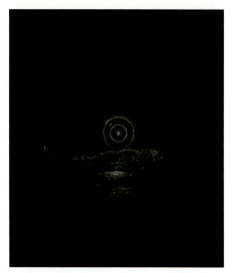

EUSでは層構造は保たれており，第2層中心の肥厚像．

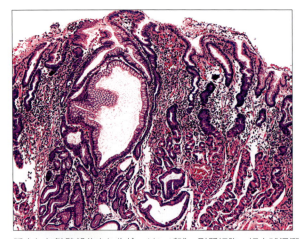

腫大した皺壁部分より生検．リンパ球・形質細胞・好中球浸潤を伴う胃底腺粘膜であった．

診断結果

巨大皺壁胃炎

Point

○ ヒダの伸展性や上皮性腫瘍所見に注意しながら，診断困難な際には胃透視検査やEUSなどの他検査結果もあわせて診断することが重要である

第2章 胃内視鏡検査・診断トレーニング問題

症例 58

- 60歳代，男性
- EG-L600ZW（富士フイルム）

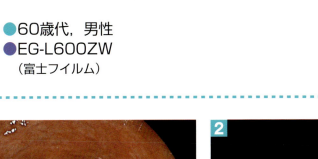
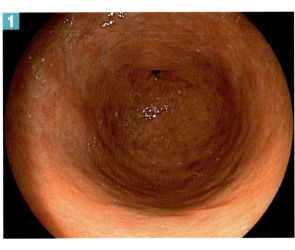
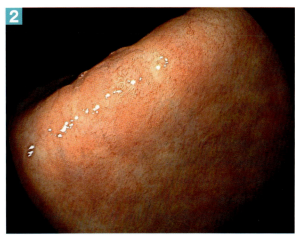
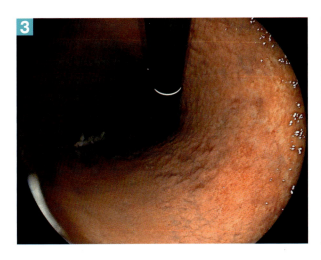
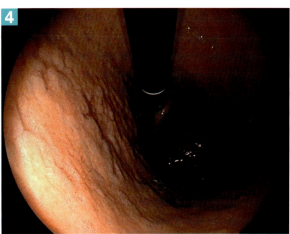
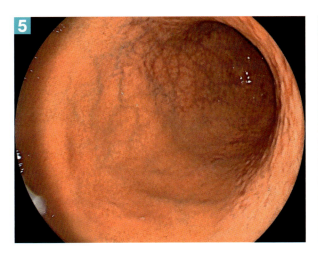
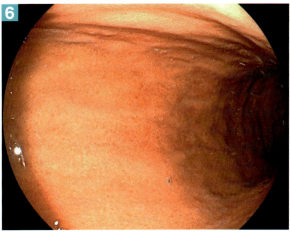

【出題者】高山　峻

| 症例58 解答 | ●萎縮，腸上皮化生に伴うピロリ除菌後に出現する斑状，地図状発赤 |

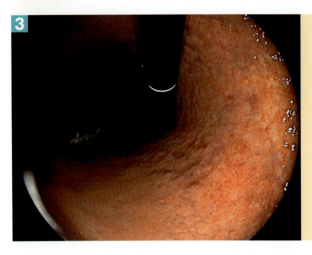

1. 腸上皮化生を伴う萎縮粘膜をベースに，体部小彎側の萎縮粘膜に一致して，発赤陥凹を認めており（地図状発赤），大彎側には発赤を認めない．この内視鏡所見からピロリ除菌後と診断できる．15年前にピロリ除菌（ピロリ抗体3U/mL）
2. O1萎縮粘膜
3. 前庭部，体部に広く発赤陥凹病変を認めるが，一様であり，背景粘膜と異なるような領域性をもった病変は指摘できない（3）

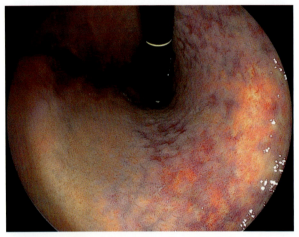

LCI観察：小彎側の発赤陥凹病変はより明瞭に観察される．

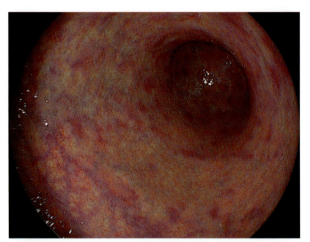

LCI観察：前庭部の斑状の発赤陥凹病変もより明瞭となる．

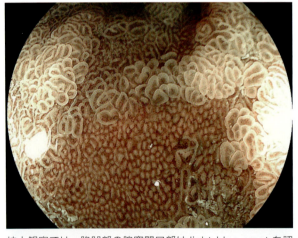

拡大観察では，陥凹部の腺窩開口部は light blue crest を認め，形状不均一を伴わない pit 様構造である．

診断結果

除菌後の地図状発赤・多発小発赤

Point

○ 地図状発赤は除菌後に見られる特異的な所見であり，病理的には腸上皮化生と考えられている．ただ同部に癌が隠れていることもあり，観察には注意を要する

第2章 胃内視鏡検査・診断トレーニング問題

症例 59
- 40歳代，男性
- EG-L600ZW（富士フイルム）

Q
1. ピロリ菌感染の有無
2. 萎縮の程度
3. 異常所見はどこか？
4. 異常所見の胃癌判定

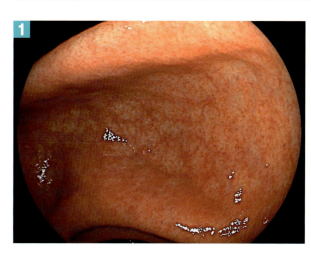

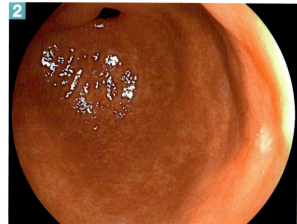

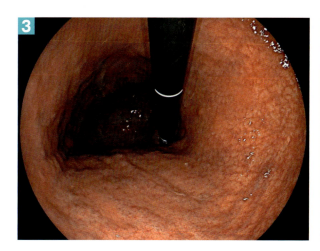

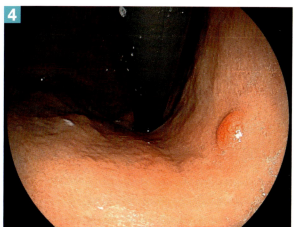

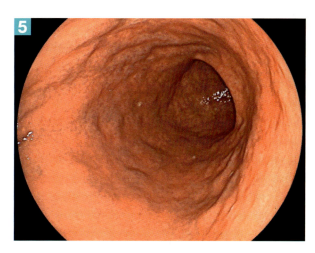

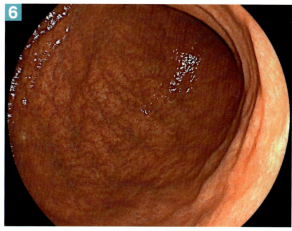

【出題者】東　祐圭

| 症例59 解答 | ● 体上部小彎に認めるカルチノイド
● 前庭部には萎縮はないが，体部には高度の萎縮を認める逆萎縮性胃炎を呈する |

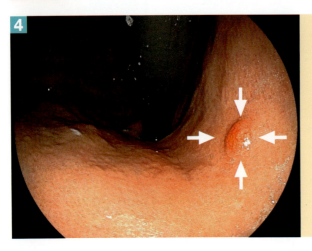

1. 前庭部は正常粘膜で，体部に萎縮を認める．逆萎縮性胃炎を認めるため，ピロリ未感染を考える．ピロリ抗体（3U/mL未満）
2. 逆萎縮性胃炎
3. 見上げ画像では，体上部小彎に発赤調の隆起性病変を認める（4，⇨）
4. 隆起性病変は，SMT様隆起であり，粘膜不整は明らかではなく，カルチノイドを疑う
* 抗壁細胞抗体陽性，血中ガストリン3,300pg/mLと高値であり，A型胃炎と診断できる

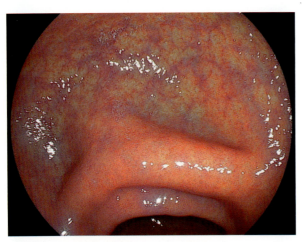

前庭部をLCIで観察．萎縮はなく正常粘膜である．

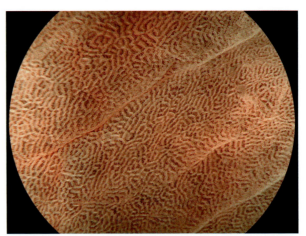

前庭部をBLIで拡大観察．幽門腺が保たれている．

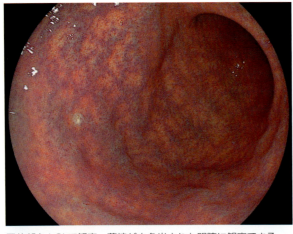

胃体部をLCIで観察．萎縮が白色光よりも明瞭に観察できる．

診断結果
カルチノイドを合併したA型胃炎

Point
- 前庭部に萎縮がなく，体部に萎縮を認める"逆萎縮性胃炎"を観察したら，A型胃炎を疑う
- A型胃炎には早期胃癌やカルチノイドを合併する可能性があるため，詳細な観察が重要

第2章　胃内視鏡検査・診断トレーニング問題

症例 60

- 50歳代，女性
- GIF-H260（オリンパス）

Q
1. ピロリ菌感染の有無
2. 萎縮の程度
3. 異常所見はどこか？
4. 異常所見の胃癌判定

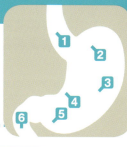

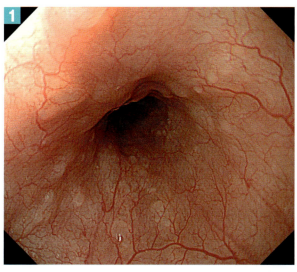
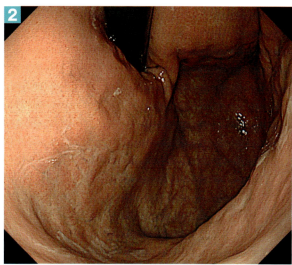
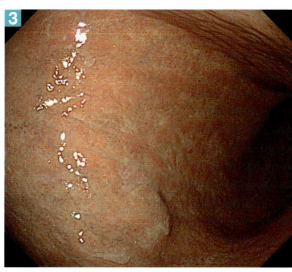
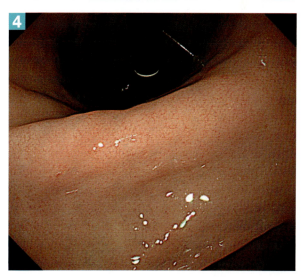
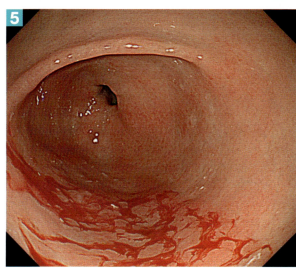
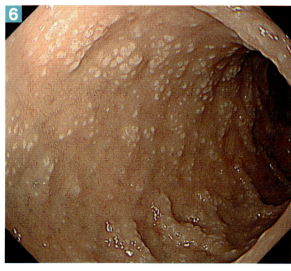

【出題者】髙良吉迪，鶴岡ななえ

症例60 解答
- 前庭部大湾に易出血性粘膜，十二指腸に白色顆粒を認めた好酸球性胃腸炎症
- 胃病変の生検からは診断に至らず，一見正常粘膜と思われた大腸の生検から診断

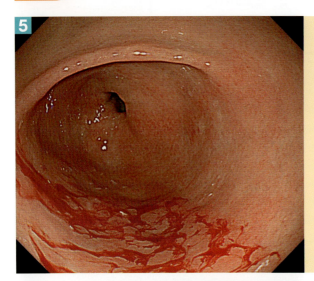

1. 胃全体に高度な萎縮を認めるが，白色粘膜や粘膜の発赤，浮腫は認められずピロリ除菌後粘膜と考える
2. O3の高度萎縮粘膜
3. 前庭部大彎に易出血性粘膜を認める（5）
4. 十二指腸球部〜下行脚にかけて白色調の小隆起が偏在性なく散見される（6）

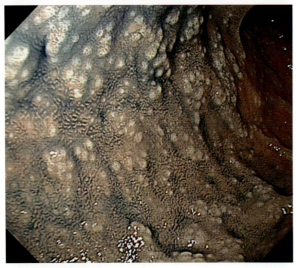

下部消化管内視鏡検査：全結腸に渡って，びらんや粗造な粘膜，血管透見の低下などは認めない．

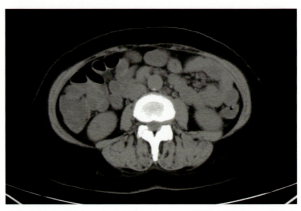

腹部単純CT検査：小腸全体に渡って，腸壁の肥厚および内容液の貯留が目立つ．

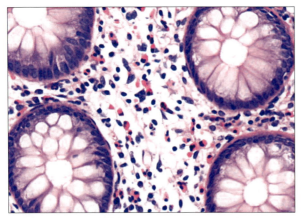

上行結腸からS状結腸の粘膜内に好酸球の浸潤が目立ち，20個/HPF以上の好酸球性胃腸症の診断基準を満たした．

診断結果
好酸球性胃腸症

Point
- 好酸球性胃腸症を疑う場合には，内視鏡所見において一見正常と思われる粘膜に関しても生検を行い，好酸球性胃腸症を疑う旨を病理医に連絡し，診断いただく必要がある
- また，腹部CT所見や血液検査，腹水検査が有用となることもしばしばあり，追加検査が推奨される

第2章 胃内視鏡検査・診断トレーニング問題

症例 61

- 70歳代，女性
- GIF-H260Z（オリンパス）

Q
1. ピロリ菌感染の有無
2. 萎縮の程度
3. 異常所見はどこか？
4. 異常所見の胃癌判定

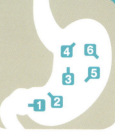

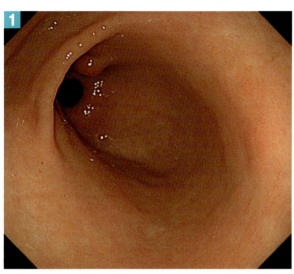
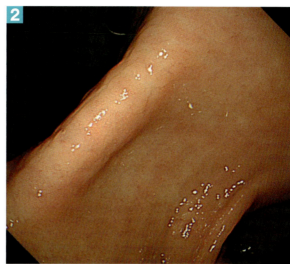
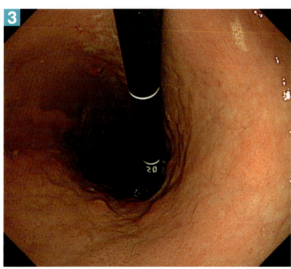
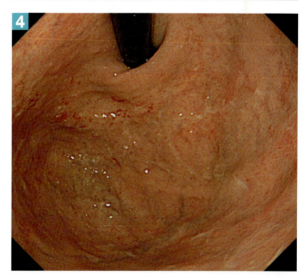
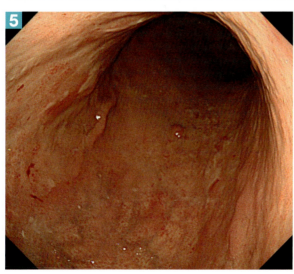
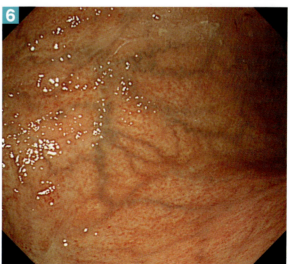

【出題者】冨永直之，緒方伸一，森 大輔

> 症例61
> 解答

● 胃底部〜胃体部全体に広がる B 細胞性リンパ腫

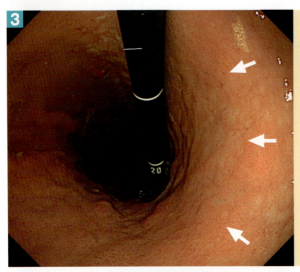

1. 胃全体に萎縮性粘膜あり，ピロリ現感染が考えられる
2. O3の高度萎縮粘膜
3. 胃底部〜胃体部全体に広がる広範な病変で，体部の見上げ画像で，画面左4/5はすべて病変範囲で（3, ⇨），4〜6も病変範囲
4. 萎縮が高度にもかかわらず，血管透見性が消失した領域が散在性に認められる．境界不明瞭で柔らかいため，空気量を調整しないと病変を認識できない場合もある．6は病変範囲内だが，この条件では病変の判断不能

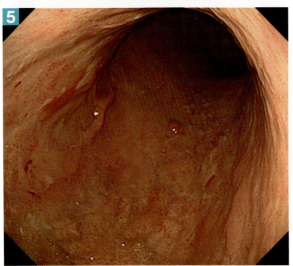

すべて病変範囲内．

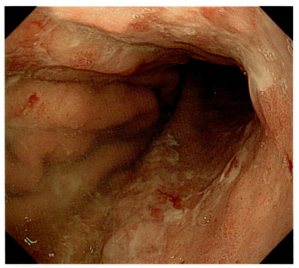

同部の内視鏡胃内挿入直後の写真では，スキルス胃癌に似た所見が認められる．

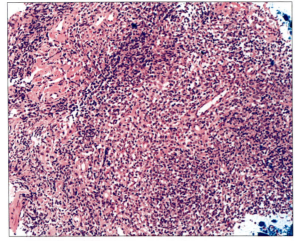

中型の異型リンパ球がびまん性に出現しおり，軽度の核形不整と明瞭な核小体が見られる．免疫染色は CD20 が陽性，CD3 が陰性．

診断結果

B 細胞性リンパ腫
diffuse medium 〜 large cell type

Point

- 病変が広範かつ境界不明瞭で柔らかいため，送気量が多いと認識が困難となる
- 送気少量での所見も見逃さないようにする

関連知識
Eカドヘリン遺伝子異常胃癌

二階堂光洋　宮本心一

Eカドヘリン遺伝子変異と胃癌

　*CDH1*遺伝子は，16番染色体に位置し，細胞接着分子であるEカドヘリンをコードしている．Eカドヘリンは，細胞の増殖，生存，浸潤，遊走に関連するシグナル伝達を調節し，*CDH1*遺伝子の変異やプロモータ領域のメチル化によるEカドヘリンの発現低下は，胃癌の発生に関与している[1]．全胃癌の11％に*CDH1*遺伝子変異が見られ，特に印環細胞癌・低分化腺癌の組織型を呈するびまん型胃癌の症例で多く見られる[2]．

　*CDH1*遺伝子変異は，遺伝性びまん性胃癌（Hereditary Diffuse Gastric Cancer：HDGC）の原因遺伝子として知られており，HDGCの30〜40％で*CDH1*遺伝子の生殖細胞変異を認め，これまでに104パターンの*CDH1*遺伝子変異が報告されている[3]．*CDH1*遺伝子変異は，口唇口蓋裂との関与も示唆され，びまん型胃癌で口唇口蓋裂の既往あるいは家族歴をもつ場合には遺伝子検査を考慮するべきと，HDGCの診療アルゴリズムにも記載されている[4]．

動物実験による報告

　動物実験においては，*CDH1*ヘテロ欠損マウスに発癌物質のニトロソ化合物を摂取させると印環細胞癌の発生率が11倍高くなったという報告に始まり[5]，壁細胞特異的に*CDH1*をホモ欠損したマウスでは印環細胞様の細胞群が2年で25％に発生するが浸潤は見られなかったとする報告や[6]，*CDH1*およびp53のホモ欠損マウスを掛け合わせると1年以内に全例でびまん型胃癌が発生しリンパ節転移も見られたとする報告がある[7]．

　また，早河らは胃幹細胞マーカーであるMist1陽性細胞に対して特異的に*CDH1*をホモ欠損させたマウスでは印環細胞癌が発生するが半年で消失し，そこにヘリコバクターフェリス感染を加えると癌胞巣が維持されることを証明している[8]．

Eカドヘリン遺伝子異常胃癌が見られた1例

　以上より，Eカドヘリンの機能低下は印環細胞癌の発癌における十分条件であるものの，浸潤・転移にはピロリ感染や発癌物質による慢性刺激とそれに伴うp53変異など，他の遺伝子異常の関与が必要と考えられる．

　最近，注目されているピロリ未感染胃癌で最も多い印環細胞癌の発生メカニズムや生物学的挙動を知るためにもピロリ未感染印環細胞癌における*CDH1*を含めた遺伝子解析が必須と考える．

　当院で経験したピロリ未感染印環細胞癌の1例を提示する．胃角部前壁の15mm大，褪色調の0-Ⅱb病変（図1）をESDにて切除した．腺頸部に非浸潤性に広がる印環細胞癌を認めた（図2）．Eカドヘ

リン免疫染色にて，腫瘍細胞においてEカドヘリンの発現低下が確認され，*CDH1* の遺伝子異常が示唆された（図3）．

図1 ピロリ未感染印環細胞癌

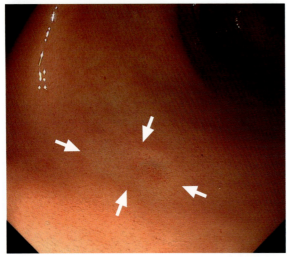

胃角部前壁の褪色調15mm大のO-Ⅱb病変（褪色域内の発赤は生検瘢痕）．

図2 ESD切除標本のHE染色

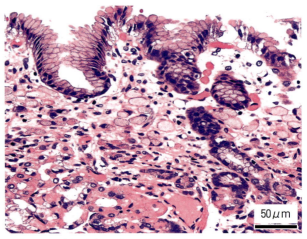

粘膜固有層（腺頸部）に非浸潤性に広がる印環細胞癌を認める．

図3 Eカドヘリン免疫染色

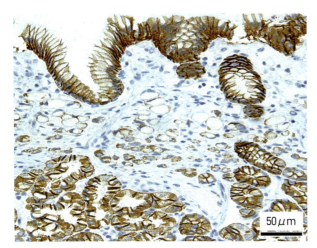

腫瘍細胞では周囲の胃底腺や腺窩上皮に比してEカドヘリンの発現低下が見られる．

参考文献

1) Liu X, Chu KM. E-Cadherin and Gastric Cancer: Cause, Consequence, and applications. Biomed Res Int 2014; 637308.
2) The Cancer Genome Atlas Research Network. Comprehensive molecular characterization of gastric adenocarcinoma. Nature 2014; 513 (7517): 202-9.
3) Oliveira C, Pinheiro H, Figueiredo J, et al. Familial gastric cancer: genetic susceptibility, pathology, and implications for management. Lancet Oncol 2015; 16(2): e60-70.
4) van der Post RS, Vogelaar IP, Cameiro F, et al. Hereditary diffuse gastric cancer: updated clinical guidelines with an emphasis on germline CDH1 mutation carriers. J Med Genet 2015; 52(6): 361-74.
5) Humar B, Blair V, Charlton H, et al. E-cadherin deficiency initiates gastric signet-ring cell carcinoma in mice and man. Cancer Res 2009; 69(5): 2050-6.
6) Mimata A, Fukamachi H, Eishi Y, Yuasa Y. Loss of E-cadherin in mouse gastric epithelial cells induces signet ring-like cells, a possible precursor lesion of diffuse gastric cancer. Cancer Sci 2011; 102(5): 942-50.
7) Shimada S, Mimata A, Sekine M, et al. Synergistic tumour suppressor activity of E-cadherin and p53 in a conditional mouse model for metastatic diffuse-type gastric cancer. Gut 2012; 61(3): 344-53.
8) Hayakawa Y, Ariyama H, Stancikova J, et al. Mist1 Expressing Gastric Stem Cells Maintain the Normal and Neoplastic Gastric Epithlium and Are Supported by a Perivascular Stem Cell Niche. Cancer cell 2015; 28(6): 800-14.

関連知識

Linked Color Imaging（LCI）の有用性

土肥 統

レーザー内視鏡による画像強調内視鏡（IEE）の登場

　従来の内視鏡システムでは，照明光としてキセノン光源による白色光が用いられて来たが，2012年9月に富士フイルム社から世界初となるレーザー内視鏡システム LASEREO が発売された．初期の LASEREO は2種類のレーザー（450±10nm の白色光用レーザーと410±10nm の BLI 用レーザー）を組み合わせた照明を用いることで，白色光モード，BLI-bright モードと BLI モードの3種類のモードが設定されていた．BLI モードでは，近接画像で表層の粘膜模様や表層血管を観察することにより，癌の範囲診断や質的診断に有用であることが報告されている．また，BLI-bright モードは BLI モードに比べて明るく，遠景からの観察が容易となっているため，近接画像のみならず遠景からの病変拾い上げ観察への有用性も期待される．

　さらに LASEREO システムには，粘膜のわずかな色調の違いを判別するのに有用と考えられる Linked Color Imaging（LCI）モードを搭載している．胃粘膜の正常粘膜，萎縮粘膜，深層血管，発赤などの診断に重要な色は，肌色を中心とした一部の領域に密集している．LCI モードでは，BLI-bright モードと同じ波長の照射で得られた画像を粘膜色付近の色分離が良くなるように，情報の信号変換を行い，色変換処理を行っている（**図1**）[1]．つまり，赤味をおびている色はより赤く，白っぽい色はより白

図1 LCI の色変換と効果

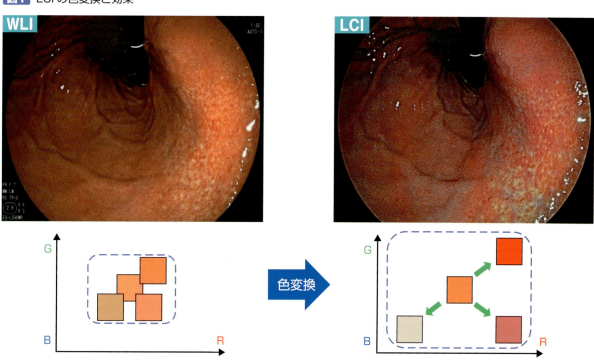

くなるよう強調することで，消化管粘膜のわずかな色の違いを通常観察と比べて違和感ない色調で強調することができる．さらに，白色光と遜色ない明るさと赤色領域以外の色味が保たれていることが利点である．非拡大観察が基本であるため，簡便で一般臨床医にも受け入れやすいのが特徴である．また，経鼻内視鏡でも十分にLCIの利点は生かされるため，経鼻内視鏡検診のさらなる発展が期待される．

LCI観察での腸上皮化生診断

通常の白色光観察でLCIは赤色領域の色分離が良くなる画像処理を行うもので，発赤調病変の検出や観察にすぐれている．LCIを用いると腸上皮化生は薄紫色（ラベンダー色）を呈して観察される（図2）[2]．この現象にはレーザー内視鏡システムが有する410nmのレーザー光が強く関与していると考えられている．LCI観察を用いた胃スクリーニングでは，腸上皮化生の胃内分布を客観的に評価することが容易となった．

図2 腸上皮化生

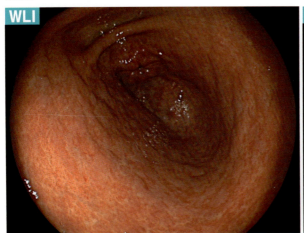 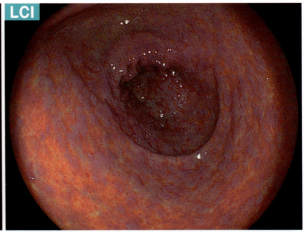

白色光観察：平坦な斑状の褪色粘膜がモザイク状に広がる．　　LCI観察：白色光で褪色調の部位がラベンダー色を呈し，背景粘膜と明瞭に区別される．

LCI観察でのピロリ感染診断

2014年8月には，日本の標準的な内視鏡診断学で，ピロリ感染胃炎を診断する所見を明確化することを目的として「胃炎の京都分類」が発表されている．その中で，ピロリ感染胃炎の最も重要な内視鏡所見の一つとしてびまん性発赤が報告されているが，その有無を白色光のみで診断することは必ずしも容易ではない[3]．

LCIでは前述のようにわずかな赤の色調の違いがより強調されるため，ピロリ感染胃粘膜ではびまん性発赤が強調され胃底腺粘膜が韓紅色（crimson）として観察され（図3），ピロリ未感染胃粘膜（除菌後胃粘膜）ではびまん性発赤を認めないため，胃底腺粘膜が杏色（white apricot）として観察される（図4）．我々はこのようなLCIの特徴からLCIによるピロリ感染診断能が白色光と比し，有意に高いことを報告している[1]．LCIはびまん性発赤を容易に判定でき，ピロリ感染胃炎をより客観的に診断できるため，日常臨床における有用性が期待されている．

第2章 関連知識

図3 ピロリ感染胃炎

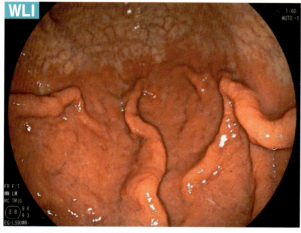 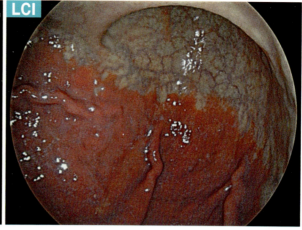

白色光観察：白色光では萎縮のない胃底腺領域の粘膜がわずかに発赤調を呈する．

LCI観察：胃底腺領域粘膜のびまん性発赤が強調され胃底腺粘膜が韓紅色（crimson）として認識できる．

図4 ピロリ除菌後胃

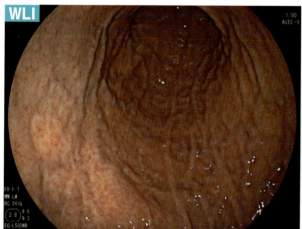 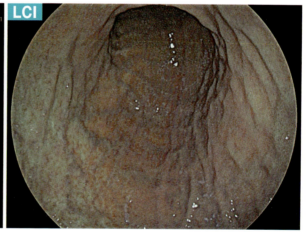

白色光観察：びまん性発赤は認めない．

LCI観察：胃底腺粘膜がより白色調である杏色（white apricot）として観察される．

LCI観察での早期胃癌診断

　胃のスクリーニング内視鏡検査に求められる画像は遠景・近景・近接観察のいずれにおいても十分な情報が得られることである．LCIは前述の通り白色光画像に近く，遠景観察でも十分な明るさでわずかな色調変化を認識しやすいため，管腔が広い胃での観察に適している．白色光観察では周囲粘膜との色調コントラストが乏しく検出が困難な病変であっても，LCIモードでは赤色粘膜はより赤く，白色粘膜はより白く観察されるため，周囲粘膜との色調コントラストが上昇し視認性が向上することが報告されている[4〜6]．

　LCIによる早期胃癌の拾い上げに関するランダム化比較試験が現在進行中であり，結果が待たれる（UMIN 000023863）．

223

症例提示

LCIで発見した早期胃癌の一例を図5に示す．白色光観察では体中部小彎に血管透見が消失した淡い発赤として認識できるが，LCI観察により発赤が明瞭となり，明らかに病変の視認が容易になった．実際，この病変は白色光観察では認識できず，LCI観察に発見された．粘膜下層深部に浸潤する未分化混在型の胃癌であった．

図5 体上部小彎

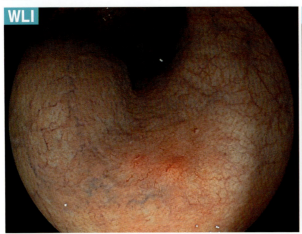

白色光観察：白色光では体中部小彎に血管透見が消失した淡い発赤として認識できるが，境界はやや不明瞭．

LCI観察：LCIにより病変の発赤が明瞭となる．
【0-Ⅱc，15mm，tub2＞por2，T1b（SM2），UL（－）】

参考文献

1) Dohi O, Yagi N, Onozawa Y, et al. Linked color imaging improves endoscopic diagnosis of active *Helicobacter pylori* infection. Endosc Int Open 2016; 4(7): E800-5．
2) Ono S, Kato M. Endoscopic Diagnosis of Gastric Intestinal Metaplasia Using Linked Color Imaging. Gastroenterol Endosc 2017; 59(4): 465-74.
3) Kato M, Terao S, Adachi K, et al. Changes in endoscopic findings of gastritis after cure of *H. pylori* infection: multicenter prospective trial. Dig Endosc 2013; 25(3): 264-73.
4) Fukuda H, Miura Y, Hayashi Y, et al. Linked color imaging technology facilitates early detection of flat gastric cancers. Clin J Gastroenterol 2015; 8(6): 385-9．
5) Kanzaki H, Takenaka R, Kawahara Y, et al. Linked color imaging (LCI), a novel image-enhanced endoscopy technology, emphasizes the color of early gastric cancer. Endosc Int Open 2017; 5(10): E1005-13.
6) Yoshifuku Y, Sanomura Y, Oka S, et al. Evaluation of the visibility of early gastric cancer using linked color imaging and blue laser imaging. BMC Gastroenterol 2017; 17(1): 150.

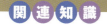

ピロリ菌除菌後のPPI長期使用における異時性胃癌

兒玉雅明, 村上和成

PPI長期投与の影響

　proton pump inhibitor（PPI）は近年，酸分泌関連疾患またアスピリン併用等の需要が増し，長期処方例も増加傾向にある．

　これまでPPI長期投与による問題点は，enterocromafin-like cell 過形成[1]，胃底腺ポリープ増加[2]，また大腿骨頚部骨折[3]，脳卒中[4]の増加などが報告されてきた．さらにピロリ感染下でのPPI長期投与が萎縮性胃炎を増悪させることが指摘されている[1, 5]．

　近年，PPIと胃癌リスクに関していくつかの研究がなされており，2016年にTran-Duyらは，PPIと胃底腺ポリープおよび胃癌に関するシステマティックレビューとメタ解析を行っている．この中で酸分泌抑制薬と胃癌の関連を扱った4編（コホート研究1編，症例対照研究3編）の解析では，PPI使用による胃癌リスクは1.43 ［(95％信頼区間（Confidence interval：CI）：1.23-1.66］であった[2]．筆者らは長期にわたるPPI内服が胃癌のリスクも上昇させるかもしれないとしているが，報告数が少なく，何より胃癌の最も重要なリスク因子であるピロリ感染との関連が4編いずれも明白でないなどの問題があり，偏りがあった可能性も指摘している．

除菌後PPI投与と胃癌リスク

　2017年，香港のCheungらは香港全体の健康データベース（Clinical Data Analysis and Reporting System：CDARS）を用いたピロリ除菌後のPPI使用と胃癌リスクに関する大規模な後ろ向きの解析を行った[6]．2003年1月から2012年12月までの間，18歳以上でピロリ除菌療法としてクラリスロマイシン（CAM）ベースの3剤併用療法を受けた74,612例を対象とした．この中から胃癌による症状に対する投薬の可能性を排除するため胃癌診断前の半年以内にPPIまたH2 receptor antagonist（H2RA）投与を受けた症例は除外された．また3剤併用療法前に胃癌の診断を受けた5例，除菌治療後1年以内に胃癌の診断を受けた550例，以前に胃切除術を受けた161例，3剤併用療法不成功例9,840例，3剤併用療法時，もしくはその後に胃潰瘍を発症した208例を除外し，63,397例を解析対象としている．除菌不成功例は除菌判定を行ったわけではなく，除菌治療後に再度の同レジメン，2nd，3rdライン療法を受けた症例を不成功として除外している．

　この中でPPI使用者（少なくとも週1回以上使用）は3,271例で年齢中央値は64.1歳と非使用者（54.3歳）より有意に高値であった．またH2RA使用者（21,729例）の年齢中央値（60.0歳）も非使用者（52.0歳）より有意に高値であった．

　このコホートから観察期間中153例（0.24％）の胃癌発症を見た［噴門部癌31例（20.3％），非噴門部癌95例（62.1％），部位不明27例］．部位の比率は同時期に香港の公立病院で診断された胃癌（12,898例）と同等であった．このうち12例（7.8％）において組織学的詳細が調べられ，すべてがadenocarcinoma

で，ピロリ陰性で，慢性胃炎を伴い，5例では腸上皮化生を認めた．分化度は低分化5例，中分化〜低分化3例，中分化1例，不明3例であった．

胃癌診断時の年齢中央値は71.4歳［四分位範囲（IQR）61.1-81.5歳］，胃癌症例で除菌年齢の中央値は65.4歳（IQR 56.4-76.2），除菌から胃癌発症までの期間中央値は4.9年（IQR 2.7-7.2）であった．

PPI使用者3,271例においてPPI使用期間の中央値は2.7年（IQR 1.5-5.1）であり，19例（0.6%）の胃癌を認めた（10,000観察人年あたり8.1）．

PPI使用者では，胃癌リスク［ハザード比（HR）2.44（95% CI 1.42-4.20）］と高値であり，PPI使用との関連は非噴門部癌とのみであり［HR 2.59（95% CI 1.42-4.72）］，噴門部癌とは関連を認めていない［HR 1.97（95% CI 0.57-6.82）］．

またPPI使用頻度が，週1回〜連日未満：HR 2.43（95% CI 1.37-4.31），連日：HR 4.55（95% CI 1.12-18.52）と使用頻度増加につれ胃癌リスクは上昇している（**表1**）．PPI使用期間では，1年以上：HR5.04（95% CI 1.23-20.61），2年以上：HR6.65（95% CI 1.62-27.26），3年以上：8.34（95% CI 2.02-34.41）と投与が長期になるにつれて胃癌リスク上昇を認めている．

一方，H2RA使用例ではHR0.72（95% CI 0.48-1.07）と胃癌リスク上昇を認めておらず，これより長期のPPI使用は，ピロリ除菌後も胃癌リスクを増加させ，除菌成功後の長期使用も注意が必要と結論している．

用量―反応関係　（n=57,057，胃癌139例）			
PPI使用頻度	ハザード比	95% CI	p値
未使用（週1回以下）	Ref		
週1回〜	2.43	1.37-4.31	0.002
毎日	4.55	1.12-18.52	0.034

	PPI使用1年以上			PPI使用2年以上			PPI使用3年以上		
PPI使用頻度	ハザード比	95% CI	p値	ハザード比	95% CI	p値	ハザード比	95% CI	p値
未使用（週1回以下）	Ref								
週1回〜	1.81	0.90-3.64	0.098	0.98	0.31-3.17	0.979	0.58	0.08-4.23	0.59
毎日	5.04	1.23-20.61	0.024	6.65	1.72-27.26	0.009	8.34	2.02-34.41	0.004

表1 PPI投与頻度および期間と胃癌リスクの関係

（文献6より改変）

本研究での問題点

今回の結果はPPIが胃癌を引き起こすとしたものではなく，研究デザインも後ろ向きである．また筆者らも指摘しているが除菌成否が不明瞭である．不成功例として2,3次除菌施行例などが含まれているが，この中に除菌成功例は含まれるであろう．香港においてCAM耐性が8%と少なく除菌率が90%以上と示しているが，正確な除菌成功率は不明である．胃癌症例も153例中ピロリ菌の存在や組織学的な検索を行い得たのはわずか12例（7.8%）である．約7万例中の胃癌153を解析するには最も重要な除菌成否の判断が不明確といえる．

しかし大規模臨床データを用いた詳細な解析であり，以前の報告ではみられなかったピロリ除菌後に

絞った結果は重要である．PPI長期投与は他の問題点も指摘されており，今後さらなる前向き研究等が必要と考えられる．

今回の結果はすべて初発癌の解析であるが，発症機序が同様と考えるならば，胃癌リスクの高い異時性胃癌はさらにリスクが上昇することも考えられる．胃癌多発国であり超高齢社会の本邦では，早期胃癌治療後も心疾患，脳血管障害でのアスピリン使用にPPI長期内服される症例も増加することが考慮される．PPI投与に関連する異時性胃癌リスクに関しても注意が必要であり，今後の検討が待たれる．

ピロリ除菌後に異時性胃癌は本当に抑制できるのか

ピロリ除菌による胃癌抑制効果に関しては，相反する意見もあるが多くの報告が初発，異時性胃癌抑制効果を示している．

Fukaseらによる早期胃癌内視鏡治療後の除菌と異時性胃癌に関するランダム化比較試験（RCT）では，除菌が異時性胃癌を約3分の1程度に抑制することが示されている[7]．

2016年，Leeらのメタ解析は無症候症例の初発胃癌発生率0.62（95% CI 0.49–0.79），内視鏡切除後の異時性胃癌発生率は0.46（95% CI 0.35–0.60），全体では胃癌発生率0.54（95% CI 0.46–0.65）といずれも有意に除菌後の胃癌抑制を示している[8]．ただこのメタ解析は，ほとんどが本邦をはじめとする東アジア地域のものであり，基準となる胃癌発生率が低い報告では有意な抑制を認めないとしている．

Fordらは胃癌1人を予防するための除菌人数は，胃癌高リスク地域である中国や日本の男性では15人程度，胃癌低リスクの米国の女性では245.1人とかなりの地域差を指摘している[9]．このように地域の特性に応じた除菌および除菌後の対応が必要と考えられる．

参考文献

1）Lundell L, Vieth M, Gibson F, et al. Systematic review: the effects of long-term proton pump inhibitor use on serum gastrin levels and gastric histology. Aliment Pharmacol Ther 2015; 42(6): 649–63.

2）Tran-Duy A, Spaetgens B, Hoes AW, et al. Use of Proton Pump Inhibitors and Risks of Fundic Gland Polyps and Gastric Cancer: Systematic Review and Meta-analysis. Clin Gastroenterol Hepatol 2016; 14(12): 1706–19.

3）Yang YX, Lewis JD, Epstein S, Metz DC. Long-term proton pump inhibitor therapy and risk of hip fracture. JAMA 2006; 296(24): 2947–53.

4）Sehested TSG, Gerds TA, Fosbøl EL, et al. Long-term use of proton pump inhibitors, dose-response relationship and associated risk of ischemic stroke and myocardial infarction. J Intern Med 2018; 283(3): 268–81.

5）Kuipers EJ, Lundell L, Klinkenberg-Knol EC, et al. Atrophic gastritis and *Helicobacter pylori* infection in patients with reflux esophagitis treated with omeprazole or fundoplication. N Engl J Med 1996; 334(16): 1018–22.

6）Cheung KS, Chan EW, Wong AYS, et al. Long-term proton pump inhibitors and risk of gastric cancer development after treatment for *Helicobacter pylori*: a population-based study. Gut 2018; 67(1): 28–35.

7）Fukase K, Kato M, Kikuchi S, et al. Effect of eradication of *Helicobacter pylori* on incidence of metachronous gastric carcinoma after endoscopic resection of early gastric cancer: an open-label, randomised controlled trial. Lancet 2008; 372(9636): 392–7.

8）Lee YC, Chiang TH, Chou CK, et al. Association Between *Helicobacter pylori* Eradication and Gastric Cancer Incidence: A Systematic Review and Meta-analysis. Gastroenterology 2016; 150(5): 1113–1124.e5.

9）Ford AC, Forman D, Hunt RH, et al. *Helicobacter pylori* eradication therapy to prevent gastric cancer in healthy asymptomatic infected individuals: systematic review and meta-analysis of randomised controlled trials. BMJ 2014; 348: g3174.

関連知識

EB ウイルス関連胃癌

柳井秀雄, 西川　潤

EB ウイルス関連胃癌とは

　1990年の Burke らによる最初の報告以来, 胃癌病変の約 1 割弱において胃癌細胞に EB ウイルス (Epstein-Barr virus：EBV) の潜伏感染が見られることが明らかとなっている[1]. 近年では, EBV-encoded small RNA1 in situ hybridization 法 (EBER1 ISH) でほぼすべての腫瘍細胞の核が EBER1 陽性の胃癌病変を, EB ウイルス関連胃癌 (EBV-associated gastric cancer) と呼んでいる[2]. 一つの EB ウイルス関連胃癌病変から検出される EBV は単一クローンであり, このため EBV は, 胃癌病変に後から感染したものではなく EB ウイルス関連胃癌の発癌そのものに関与していると考えられている[3]. EBER1 は, 通常の生検標本や手術標本のホルマリン固定・パラフィン包埋切片で検出可能であり, 病理学的な特殊染色の一つとして検査会社にオーダーできる.

　EB ウイルス関連胃癌は, 男性の胃の上部や残胃に多く, 世界の胃癌全体の8.7%（日本では6.6%）を占め, 稀な病変ではない[4~7]. EB ウイルス関連胃癌は, 組織学的には, 胃癌取扱い規約における特殊型の一つの未分化型主体でリンパ球浸潤に富む「リンパ球浸潤癌 (carcinoma with lymphoid stroma：CLS)」にほぼ相当する[8,9]. また, EB ウイルス関連胃癌は, The Cancer Genome Atlas プロジェクトによる胃癌の 4 分類 (2014) のうちの 1 つを占める DNA メチル化に富む特徴的な亜型であり, PD-L1, PD-L2の高増幅も有している[10].

　EB ウイルス関連胃癌は, 早期癌ではリンパ節転移リスクが低く, 進行癌ではやや予後が良いとされている[11,12]. 近年の免疫チェックポイント阻害剤の登場や内視鏡的胃粘膜下層剥離術 (ESD) 適応拡大などの胃癌治療の新潮流に乗って, EB ウイルス関連胃癌の内視鏡診断は重要性を増しつつある.

EB ウイルス関連胃癌病変の組織像と内視鏡像

　EB ウイルス関連胃癌病変は, 前庭部に多い通常の分化型胃癌病変と異なり, 胃の上部に好発する未分化型主体の腫瘍であり, 発見当初はピロリ胃炎との関連が薄いのではないかと考えられた. しかし筆者らの自験例の検討では, その多くはピロリ胃炎により中等度（木村・竹本分類 C3-O1）に萎縮の進展した胃の体部の胃粘膜萎縮境界近傍や残胃に存在していた[13].

　EB ウイルス関連胃癌病変の内視鏡像は, 特徴的な組織像と進展経過を反映している. その肉眼型は, やや境界不明瞭な表面陥凹型 (0-IIc 型) や潰瘍限局型・潰瘍浸潤型 (2 型・3 型) などの陥凹を有する形態が主体であり, 深部での CLS の腫瘍の形成により粘膜下腫瘍様の部分を有する場合が多い[6]（図1）.

　EB ウイルス関連胃癌病変は, 粘膜内では分化型の組織型を取っていることも多く, その組織像はレース織り様 (lace pattern) とも表現される[14]. このため腫瘍表層の生検では中分化型管状腺癌 (tub2) とされる場合も多い. リンパ上皮腫様の癌 (Lymphoepithelioma-like carcinoma：LELC) の用語は, CLS

第2章 関連知識

とほぼ同義であるが，病変粘膜内の炎症細胞浸潤に富む部分は，胃炎類似の像を呈することとなり，腫瘍の境界の不明瞭化を招く．さらに，粘膜内の分化型が主体の場合には隆起型（0-I型）の形態を取る場合もあるが，粘膜下層浸潤部では分化度が低下し，やはりCLSの組織型となる．粘膜下層においてCLSが腫瘍を形成すると，肉眼像は特徴的な粘膜下腫瘍様となり，EUSで第3層（粘膜下層に相当）に明瞭な低エコー腫瘤を観察することができる[15]（図2）．

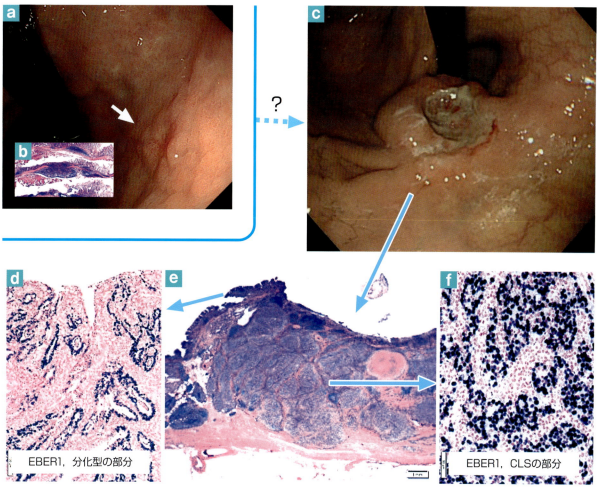

図1 胃上部の胃粘膜萎縮境界近傍の陥凹主体のEBウイルス関連胃癌病変

a, b：胃体中部小彎前壁寄り萎縮境界近傍の，0Ⅱc型EBウイルス関連早期胃癌病変．ESDにてSM2のCLSであった．
c：aとは別の，胃体上部前壁の2型進行胃癌病変，EBウイルス関連胃癌病変の典型像．胃の上部，具体的にはO1程度の胃粘膜萎縮を有する胃の胃粘膜萎縮境界の萎縮側に発生している．辺縁の一部では非腫瘍粘膜の粘膜下腫瘍様の挙上も見られる．aの病変は，このような典型病変の早期の像と考えられる．
d, e, f：腫瘍細胞の核は，ほぼすべてEBER1陽性であり，EBウイルス関連胃癌病変である．組織像の主体はCLSであり，粘膜下層から固有筋層に浸潤し腫瘍を形成し，辺縁の一部では非腫瘍粘膜を粘膜下腫瘍様に押し上げている．病変の粘膜部には分化型の組織像も見られる．

図2 粘膜下腫瘍様や隆起型のEBウイルス関連早期胃癌病変

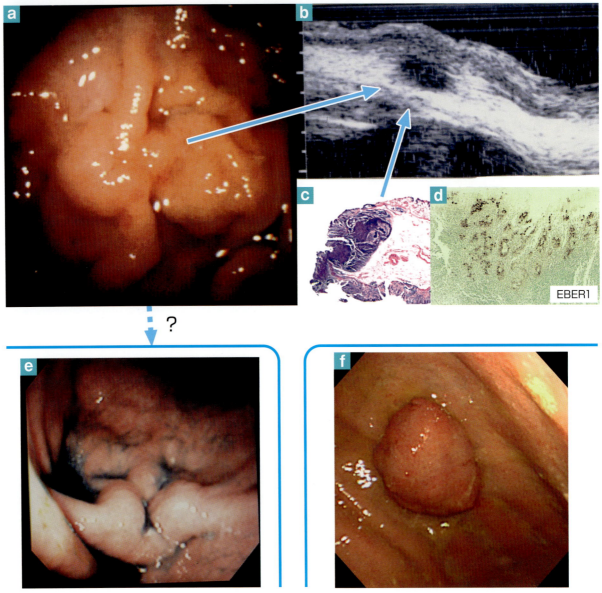

a〜d：胃体上部の粘膜下腫瘍様のEBウイルス関連0-Ⅱa型病変．EUSにて第3層（粘膜下層に相当）に明瞭な低エコー腫瘤が見られる．腫瘍細胞の核がEBER1陽性のCLS．
e：別の中心陥凹を伴う粘膜下腫瘍様のEBウイルス関連早期胃癌病変．aの病変の，増大時の形態と推測される．
f：さらに別の残胃の0Ⅰ型EBウイルス関連早期胃癌病変．病変の粘膜隆起部は分化型だが粘膜下層ではCLSの組織型を取っている．病変の増大と共に表面が脱落するとCLSの腫瘤が残り，2型から3型へ移行するものと推測している．

EBウイルス関連胃癌病変の診断の実際

　EBウイルス関連胃癌診断の臨床的意義としては，発見した胃癌病変がEBウイルス関連胃癌であれば，早期癌ではリンパ節転移リスクが低いと推定され，進行癌ではやや予後が良い可能性が期待されることが挙げられる．筆者らの自験例においても，通常の化学療法で9年以上の長期生存を得たEBウイルス関連手術不能進行胃癌の一例を経験している[16]．

　EBウイルス関連胃癌病変の内視鏡像をまとめると，胃体部の萎縮境界近傍や残胃の，やや境界が不

第2章　関連知識

明瞭で粘膜下腫瘍様の部分を有する陥凹主体の病変，および，粘膜下腫瘍様隆起を伴う隆起型である．通常の分化型胃癌病変のように，前庭部の萎縮が高度な部位に見られることは少ない．EUS で CLS の明瞭な低エコー腫瘍を観察することも診断の助けとなる．しかし実際には，胃粘膜萎縮境界近傍は消化性潰瘍や通常の胃癌も好発する部位であり，典型的な粘膜下腫瘍様隆起を呈さない限り，内視鏡像のみで EB ウイルス関連胃癌を確診することは現時点では必ずしも容易ではない．また EUS での低エコー腫瘍も，胃粘膜下嚢胞などとの鑑別が困難な場合がある．

　このため，実用的には，治療前に ESD 相対適応の早期胃癌症例や ESD 結果が非治癒切除であった症例，さらには化学療法予定の進行胃癌症例において，内視鏡的に EB ウイルス関連胃癌を疑う病変や生検組織像でリンパ球浸潤に富む場合に，積極的な EBER1 の検索を病理医に依頼することが，治療方針決定の参考となる EB ウイルス関連胃癌の診断に有用であろう．

参考文献

1) Burke AP, Yen TS, Shekitka KM, Sobin LH. Lymphoepithelial carcinoma of the stomach with Epstein-Barr virus demonstrated by polymerase chain reaction. Mod Pathol 1990; 3(3): 377-80.
2) Tokunaga M, Land CE, Uemura Y, et al. Epstein-Barr virus in gastric carcinoma. Am J Pathol 1993; 143(5): 1250-4.
3) Imai S, Koizumi S, Sugiura M, et al. Gastric carcinoma: monoclonal epithelial malignant cells expressing Epstein-Barr virus latent infection protein. Proc Natl Acad Sci USA 1994; 91(19): 9131-5.
4) Murphy G, Pfeiffer R, Camargo MC, et al. Meta-analysis shows that prevalence of Epstein-Barr virus-positive gastric cancer differs based on sex and anatomic location. Gastroenterology 2009; 137(3): 824-33.
5) Tokunaga M, Uemura Y, Tokudome T, et al. Epstein-Barr virus related gastric cancer in Japan: a molecular patho-epidemiological study. Acta Pathol Jpn 1993; 43(10): 574-81.
6) Yanai H, Nishikawa J, Mizugaki Y, et al. Endoscopic and pathologic feature of Epstein-Barr virus-associated gastric carcinoma. Gastrointest Endosc 1997; 45(3): 236-42.
7) Nishikawa J, Yanai H, Hirano A, et al. High prevalence of Epstein-Barr virus in gastric remnant carcinoma after Billroth-II reconstruction. Scand J Gastroenterol 2002; 37(7): 825-9.
8) Watanabe H, Enjouji M, Imai T. Gastric carcinoma with lymphoid stroma: Its morphologic characteristics and prognostic correlations. Cancer 1976; 38(1): 232-43.
9) 日本胃癌学会. 胃癌取扱い規約　第15版：金原出版；2017.
10) The Cancer Genome Atlas Research Network. Comprehensive molecular characterization of gastric adenocarcinoma. Nature 2014; 513 (7517): 202-9.
11) Arikawa J, Tokunaga M, Satoh E, et al. Morphological characteristics of Epstein-Barr virus-related early gastric carcinoma: a case-control study. Pathol Int 1997; 47(6): 360-7.
12) Song HJ, Srivastava A, Lee J, et al. Host inflammatory response predicts survival of patients with Epstein-Barr virus-associated gastric carcinoma. Gastroenterology 2010; 139(1): 84-92.e2.
13) Yanai H, Murakami T, Yoshiyama H, et al. Epstein-Barr virus-associated gastric carcinoma and atrophic gastritis. J Clin Gastroenterol 1999; 29(1): 39-43.
14) Uemura Y, Tokunaga M, Arikawa J, et al. A unique morphology of Epstein-Barr virus-related early gastric carcinoma. Cancer Epidemiology Biomarkers Prev 1994; 3(7): 607-11.
15) Nishikawa J, Yanai H, Mizugaki Y, et al. Case report: hypoechoic submucosal nodules: a sign of Epstein-Barr virus-associated early gastric cancer. J Gastroenterol Hepatol 1998; 13(6): 585-90.
16) Yanai H, Yahara N, Furuya T, et al. Long-Term Survival of Patient with Epstein-Barr Virus-Positive Gastric Cancer Treated with Chemotherapy: Case Report. J Gastrointest Cancer 2016; 47(1): 107-10.

胃内視鏡検査・診断
トレーニング問題：解答一覧

症例 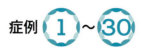 1〜30

症例 No.	年代，性別	ピロリ感染状態	萎縮の程度	診断結果
症例1	50歳代，男性	未感染	萎縮なし	早期胃癌
症例2	50歳代，女性	未感染	萎縮なし	早期胃癌
症例3	40歳代，女性	未感染	萎縮なし	早期胃癌
症例4	60歳代，男性	未感染	萎縮なし	早期胃癌
症例5	70歳代，女性	未感染	萎縮なし	早期胃癌
症例6	70歳代，女性	未感染	逆萎縮	早期胃癌
症例7	70歳代，男性	現感染	O2	早期胃癌
症例8	60歳代，男性	既感染	O2	早期胃癌
症例9	70歳代，男性	既感染	O3	早期胃癌
症例10	40歳代，女性	現感染	O1	早期胃癌
症例11	50歳代，女性	既感染	C2	早期胃癌
症例12	80歳代，男性	既感染	O2	早期胃癌
症例13	80歳代，男性	既感染	O1	早期胃癌
症例14	60歳代，男性	既感染	O2	早期胃癌
症例15	70歳代，男性	既感染	O2	早期胃癌
症例16	60歳代，女性	既感染	C2	進行胃癌
症例17	70歳代，男性	現感染	O2	早期胃癌
症例18	70歳代，男性	既感染	O2	早期胃癌
症例19	60歳代，男性	現感染	O2	進行胃癌
症例20	50歳代，女性	現感染	C2	進行胃癌（多発）
症例21	60歳代，男性	現感染	O1	進行胃癌
症例22	80歳代，女性	既感染	O3	早期胃癌
症例23	80歳代，男性	現感染	O2	早期胃癌
症例24	60歳代，男性	既感染	O3	胃腺腫
症例25	40歳代，男性	現感染	C3	MALT リンパ腫
症例26	70歳代，女性	既感染	O2	早期胃癌
症例27	60歳代，男性	現感染	O1	早期胃癌
症例28	70歳代，男性	既感染	O2	早期胃癌
症例29	60歳代，男性	既感染	O1	早期胃癌
症例30	70歳代，女性	未感染	萎縮なし	早期胃癌

胃内視鏡検査・診断 トレーニング問題：解答一覧

症例 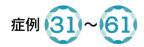 31～61

症例31	70歳代, 女性	未感染	萎縮なし	転移性胃癌
症例32	70歳代, 男性	既感染	O2	びらん
症例33	50歳代, 男性	既感染	O3	地図状発赤
症例34	70歳代, 男性	既感染	O3	早期胃癌
症例35	70歳代, 女性	現感染	O2	過形成性ポリープ由来の早期胃癌
症例36	50歳代, 男性	既感染	O2	びらん
症例37	50歳代, 男性	未感染	萎縮なし	早期胃癌
症例38	40歳代, 男性	未感染	萎縮なし	早期胃癌
症例39	60歳代, 男性	現感染	O2	早期胃癌
症例40	70歳代, 男性	現感染	O1	過形成性ポリープ由来の早期胃癌
症例41	50歳代, 男性	現感染	O3	胃カルチノイド
症例42	70歳代, 男性	既感染	O2	早期胃癌
症例43	70歳代, 女性	既感染	O1	早期胃癌
症例44	80歳代, 女性	既感染	O2	胃潰瘍瘢痕
症例45	60歳代, 男性	現感染	O2	早期胃癌
症例46	70歳代, 男性	既感染	O3	早期胃癌
症例47	60歳代, 男性	現感染	C2	早期胃癌
症例48	80歳代, 男性	既感染	O3	胃潰瘍
症例49	70歳代, 女性	現感染	O3	びらん
症例50	50歳代, 女性	現感染	O1	MALTリンパ腫
症例51	50歳代, 女性	未感染	萎縮なし	MALTリンパ腫
症例52	50歳代, 男性	未感染	萎縮なし	CMV感染に伴う胃潰瘍
症例53	70歳代, 男性	現感染	O1	早期胃癌
症例54	80歳代, 女性	既感染	O1	胃腺腫
症例55	20歳代, 女性	未感染	萎縮なし	進行胃癌
症例56	70歳代, 男性	現感染	O3	進行胃癌
症例57	50歳代, 男性	現感染	O2	巨大皺襞胃炎
症例58	60歳代, 男性	既感染	O1	既感染の地図状発赤・多発小発赤
症例59	40歳代, 男性	未感染	逆萎縮	カルチノイドを合併したA型胃炎
症例60	50歳代, 女性	既感染	O3	好酸球性胃腸症
症例61	70歳代, 女性	現感染	O3	B細胞性リンパ腫

索引

和文索引

あ・い

アナフィラキシーショック ················68, 69
易出血性粘膜 ·······························216
胃炎
　——胃炎様変化 ·························34
　——胃炎の京都分類 ···················15
　——活動性胃炎 ·······················15
　——萎縮性胃炎 ··········15, 16, 146, 178
　——巨大皺襞胃炎 ····················210
　——自己免疫性胃炎 ···············17, 108
　——鳥肌胃炎 ···············16, 19, 22, 41
　——ピロリ感染胃炎 ·····15, 16, 67, 222, 223
　——慢性胃炎 ·······················41, 50
　——慢性萎縮性胃炎 ···················53
　——慢性炎症細胞浸潤 ·················14
　——慢性活動性胃炎 ···················18
　——慢性非活動性胃炎 ·················19
　——A型胃炎 ·······················21, 214
胃潰瘍 ····································192
胃型腺癌 ···································104
胃型粘液形質 ·······························57
胃がん検診 ··································59
胃がん発症予測モデル ······················61
胃癌取扱い規約 ···················14, 32, 228
胃癌の三角 ···································5
胃癌リスク ···············15, 20, 41, 67, 226
胃癌リスク層別化検査（ABC分類）········22, 23, 60
胃サイトメガロウイルス感染症 ···············200
胃腺
　——の構造 ···························2
　——胃腺腫 ··························144
　——固有胃腺 ·························2
胃底腺 ····································2, 3
　——胃底腺型胃癌 ·······17, 32, 57, 104, 122, 132, 156,
　　170, 172
　——胃底腺粘膜 ·······················13
　——胃底腺ポリープ ·······17, 102, 106, 225
異型リンパ球 ··························196, 218
萎縮 ···································7, 18, 41
　——萎縮性胃炎 ··········15, 16, 146, 178
　——萎縮粘膜 ·······················10, 11
　——萎縮の程度 ·······················6
遺伝性びまん性胃癌 ·······················219
遺伝性非ポリポーシス性大腸癌家系 ···········100
印環細胞癌 ····13, 31, 45, 63, 98, 100, 116, 118, 182, 184,
　219, 220
咽頭麻酔 ····································68

え

炎症
　——炎症細胞浸潤 ····················192
　——炎症性サイトカイン ················16

お

黄色腫 ··································18, 27
黄色調 ··································44, 188
黄白調 ····································32
嘔吐反射 ·······························81, 84, 85

か

カルチノイド ···························178, 214
潰瘍
　——潰瘍性病変 ·····················128
　——多発潰瘍 ·······················190
　——深掘れ潰瘍 ·····················200
拡大観察 ····································48
過形成性ポリープ ·····················166, 176
窩間部 ····································49
画像強調内視鏡 ·······················62, 84
家族性大腸腺腫症 ·····················17, 102
褐色調 ···························36, 100, 110
完全型腸上皮化生 ·························10
完全型腸上皮化生腺管 ······················55
陥凹型胃腺腫 ·······························204
陥凹性病変 ·······7, 8, 11, 12, 34, 100, 124, 126, 130, 152,
　154, 184, 194, 196, 198, 204

き

逆萎縮 ····································108
巨大皺襞胃炎 ·······························210

く

クローン病 ··································21
空気量 ·······················6, 9, 10, 150, 180
　——送気 ···························138, 206
　——脱気 ·······················45, 46, 180

け

頸部粘液細胞 ·······························3
結節集簇様 ···································33
血管拡張 ····································17
血管透見 ·······················7, 8, 18, 154, 182
血管透見消失 ···························44, 224
血管内皮細胞 ·······························200

こ

固有胃腺 ····································2

好酸球性胃腸炎症 …………………………………… 216
好中球浸潤 ………………………………………… 15, 18
高ガストリン血症 ……………………………………… 16
高異型度腺癌 …………………………………………… 57
高分化型腺癌 …… 10, 11, 63, 64, 87, 102, 106, 108, 112,
　　124, 126, 132, 142, 152, 164, 172
　　――超高分化型腺癌 ………………… 110, 114, 120
黒点 …………………………………………………… 17

さ

再生性変化 …………………………………………… 168
細胞増殖帯 ……………………………………………… 2
細顆粒状粘膜 ………………………………………… 182
酢酸インジゴカルミン散布 ………………… 148, 164, 204
蚕食像 …………………………………… 43, 194, 196, 198

し

色調変化 …………………………………… 6, 8, 44, 46, 98
　　――黄色調 ……………………………………… 44, 188
　　――黄白調 ………………………………………… 32
　　――褐色調 ……………………………… 36, 100, 110
　　――白色調 ………………… 10, 12, 13, 33, 43, 156
　　――発赤調 ………… 8, 11, 17, 34, 44, 180, 188, 206
　　――褪色調 ……… 6, 8, 17, 31, 41, 98, 102, 116, 118, 128,
　　142, 144, 156, 170, 184, 186
　　――褪色粘膜 ……………………………………… 32
　　――褪色病変 …………………………………… 140
　　――地図状発赤 … 19, 22, 42, 114, 120, 124, 126, 128,
　　132, 160, 162, 212
自己免疫性胃炎 …………………………………… 17, 108
集合細静脈 …………………………………… 2, 17, 49
皺襞 …………………………………………………… 17
　　――皺襞異常 …………………………………… 18
　　――皺襞腫大 ………… 16, 22, 26, 27, 29, 41, 138, 158
　　――巨大皺壁胃炎 ……………………………… 210
出血 ………………………………………………… 72, 93
　　――自然出血 …………………………………… 44
除菌後胃癌 …………………………… 14, 16, 29, 34
上皮下毛細血管 ……………………………………… 49
上皮性腫瘍 ……………………………………………… 7
迅速ウレアーゼ試験 ………………… 17, 26, 27, 146

す・せ

スキルス胃癌 ………………………… 134, 206, 208, 218
腺開口部 ……………………………………………… 49
腺窩上皮 ……………………………………………… 2, 98
　　――腺窩上皮過形成 …………………………… 41
　　――腺窩上皮型胃型腺癌 ……………………… 57
　　――腺窩辺縁上皮 ……………………………… 49
腺境界 ………………………………………………… 2
腺頸部 ………………………………………………… 2
線維芽細胞 …………………………………………… 200

た

体動 …………………………………………………… 81

褪色調 ……… 6, 8, 17, 31, 41, 98, 102, 116, 118, 128, 142,
　　144, 156, 170, 184, 186
　　――褪色粘膜 …………………………………… 32
　　――褪色病変 ………………………………… 140

ち

地図状発赤 ……… 19, 22, 42, 114, 120, 124, 126, 128, 132,
　　160, 162, 212
中分化型腺癌 ……………………………………… 64, 65
中分化管状腺癌 ……………………………………… 54
腸型腺腫 ……………………………………………… 57
腸型低異型度腺癌 …………………………………… 57
腸型粘液形質 ………………………………………… 57
腸クロム親和性細胞様細胞 ………………………… 2, 3
腸上皮化生 … 5, 11, 15, 16, 18, 22, 43, 53, 112, 114, 122,
　　124, 126, 130, 148, 152, 160, 168, 212
　　――完全型腸上皮化生 ………………………… 10
　　――完全型腸上皮化生腺管 …………………… 55
　　――不完全型腸上皮化生 ……………………… 55
直接経口抗凝固薬 …………………………………… 90

て

手つなぎ型腺癌 ………………………………… 114, 180
低異型度 …………………………… 32, 33, 57, 112, 172
低分化腺癌 ……… 116, 130, 134, 140, 174, 186, 206, 219
転移性胃癌 ………………………………………… 158

と・な

鳥肌胃炎 …………………………………… 16, 19, 22, 41
　　――鳥肌所見 …………………………………… 27
　　――鳥肌粘膜 …………………………………… 18
内分泌細胞 …………………………………………… 2

に

肉芽組織 …………………………………………… 192
乳癌胃転移 ………………………………………… 158
乳頭様 ………………………………………………… 33
乳頭腺癌 ……………………………………………… 57

ね

粘液分泌細胞 ………………………………………… 2
粘膜下腫瘍様隆起 ……………………… 156, 170, 174

は

ハレーション …………………………… 10, 40, 49, 142
白色 …………………………………………………… 8
白色調 ………………………… 10, 12, 13, 33, 156
白色球状外観 ………………………………………… 52
白色粘液 …………………………………… 134, 148
白濁粘液 ………………………………… 18, 26, 27, 41
白色斑点 ……………………………………………… 16
白色光 ……………………………………………… 8, 38
白色不透明物質 ……………………………………… 49
白苔 ………………………………………………… 160

ひ

ピロリ（菌）	
——胃炎	16, 67
——陰性	14, 20, 31, 57, 98, 172
——感染胃炎	15, 16, 222, 223
——既感染	19, 42, 118, 184, 188, 192
——除菌	23, 154, 160, 164, 166, 182, 225, 223
——未感染者	14, 17, 31
——陽性胃癌	14
ヒスタミン	2, 4
ヒダ	7, 8, 45, 134, 136, 138, 158, 206, 210
——中断	12
——の引き連れ	198
びまん性発赤	18, 22, 26, 27, 222
——遺伝性びまん性胃癌	219
びらん	87, 130, 160, 162, 168, 194
非化生腺管	55
微細顆粒領域	44
微小血管	49, 51
——構造	152
——構築像	49, 76
——構築像表層粘液細胞	3
表面微細構造	49, 76, 108, 112

ふ

不完全型腸上皮化生	55
分化型（腸型）	5, 7
——分化型Ⅱa	9, 10
——分化型Ⅱc	8, 11
——分化型癌	26, 44
分葉状隆起	33
噴門腺	2, 3

へ

ヘマチン付着	17
平坦隆起	148
平坦隆起性病変	164
壁細胞	2, 3, 4
辺縁隆起	8, 11
扁平隆起性病変	17, 33, 76

ほ

ポリペプチド	4
星芒状	194
発赤調	8, 11, 17, 34, 44, 180, 188, 206

ま

慢性胃炎	41, 50
——慢性萎縮性胃炎	53
——慢性活動性胃炎	18
——慢性非活動性胃炎	19
慢性炎症細胞浸潤	14

み

未分化型（胃型）	5, 6, 7
——未分化型Ⅱc	7, 12
——未分化型癌	14, 16, 17, 31, 32, 41, 57, 98, 146, 182

ゆ・り・ろ

幽門腺	2, 3
リンパ球浸潤	148, 174, 202
リンパ濾胞過形成	148
隆起性病変	9, 10, 104, 122, 144, 214
稜線状発赤	17, 98, 198
濾胞過形成	148

欧文索引

A

absent MS pattern	52, 64, 65
absent MV pattern	51
ABC 分類	22, 23, 60
A 型胃炎	21, 214

B

BLI（Blue LASER Imaging）	62, 63, 64, 65, 120, 126, 160, 214
——bright	62, 64, 87, 110, 162
——拡大	104, 124, 126, 162
——近接弱拡大	110
brownish area	44, 106, 120, 126, 160, 162
B 細胞性リンパ腫	218

C

CD10	55
CDH1	57, 219
CO（crypt opening）	49, 50

D

CV（collecting venule）	49
collagenous gastritis	21
corkscrew pattern	208
CagA 蛋白	56

D

DL（demarcation line）	48, 35, 51, 52, 62, 76, 87, 108, 112, 152, 168, 172
DNMT（DNA methyltransferases）	56
DOAC（irect oral anticoagulants）	72, 74, 75, 90
diffuse type	57
driver gene mutation	57
D 細胞	3
DNA メチル化	228
DNA メチル化異常	55

E

EBV-associated gastric cancer	228
EBV-encoded small RNA1 in situ hybridization 法	

（EBER1 ISH）································228
──EBV 関連胃癌··················57, 174
E-cadherin（CDH1）···············55, 57, 219
ELA ···································35
EMT（epithelial-mesenchymal transition）·········55
EZH2（enhancer of zeste homologue 2）··········56
EB ウイルス（Epstein-Barr virus：EBV）·······202, 228
EB ウイルス陽性群··························57
ECL 細胞·····························2

F・G

F 境界線···························5, 186
GNAS（guanine nucleotide-binding protein G
　subunit alpha isoforms short）·········57
GCLS（gastric carcinoma with lymphoid stroma）
·······································174, 202
suspicious lesion··························53
G 細胞·····························2

H・I

HNPCC ·······························100
IMVP ·······························87
IP（intervening part）··················49, 50
insel ·······················118, 182, 186
intraglandular necrotic debris ·················52
Irregular MS pattern··········52, 63, 64, 65, 124
Irregular MV pattern··········51, 63, 124, 168, 184
IEE（画像強調内視鏡）··················62, 84

L

LBC（light blue crest）············49, 144, 212
LCI···17, 87, 104, 110, 118, 120, 122, 124, 162, 188, 214,
　221
LELC（Lymphoepithelioma-like carcinoma：）·····228
LOH（Loss of Heterozygosity）················57
LOX（lysyl oxidase）·····················55
lymphoepithelial lesion ·····················198

M

MCE（marginal crypt epithelium）··········49, 50
MESDA-G ···························53
Met（proto-oncogene，receptor tyrosine kinase）···56
MSP（microsurface pattern）···35, 49, 52, 62, 76, 112,
　110
MV（microvessel）·····················49
MVP（microvascular pattern）···13, 35, 49, 51, 62, 110
MLH1（MutL homolog 1）··············55, 57
M-NBI ·····················48, 50, 53
MSH2（MutS protein homolog 2）············55
MUC5AC ···························55
miRNA ·······························56
MALT リンパ腫··················146, 196, 198

N

NBI（Narrow Band Imaging）····35, 37, 44, 62, 63, 64,
　65, 108, 170, 190
──拡大··············76, 102, 106, 166, 184, 198, 204
──強拡大·····························168
──非拡大··························36, 46
──弱拡大·····························146
──併用拡大観察·············4, 108, 112, 144, 208
──NBI 併用弱拡大·····················140
──M-NBI ·····················48, 50, 53
NOAC（novel/non-vitamin K oral anticoagulants）
·······································72
NF-κB ·······························55

P

p16 ···································55
PD-L1 ·······························228
PD-L2 ·······························228
PT-INR ·······························73, 74
p53変異·······························219
pit 様構造·······························212

R

RAC（regular arrangement of collecting venules）
·······························2, 3, 17, 22, 28, 100
RAS/ERK（extracellular signal-regulated kinases）
·······································56
RHOA（Ras homolog gene family，member A）···57
Regular MS pattern·····················52
Regular MV pattern·····················51

S

SEC（subepithelial capillary）··············49, 50
SHP2（tyrosine-protein phosphatase non-receptor
　type 11）··························56
STAT3（signal transducers and activator of
　transcription 3）·····················56

T

TCGA project ·························56
TP53 ·······························57
tree like appearance·····················198

U・V・W

UL ·································190
VSCS（vessel plus surface classification system）
·······································48, 62
WGA（white globe appearance）············52
WOSe（white opaque substanc）············49
Wnt 系活性化·······························57

早期胃癌がみえる！見落とさない！
胃内視鏡検査・診断に自信がつく本

2018 年 11 月 10 日　第 1 版第 1 刷 Ⓒ

著　者　　後藤田卓志　GOTODA, Takuji

　　　　　　内藤裕二　NAITO, Yuji

　　　　　　藤本一眞　FUJIMOTO, Kazuma

発行者　　宇山閑文

発行所　　株式会社　金芳堂

　　　　　　〒606-8425 京都市左京区鹿ヶ谷西寺ノ前町 34 番地

　　　　　　振替　01030-1-15605

　　　　　　電話　075-751-1111（代）

　　　　　　http://www.kinpodo-pub.co.jp/

印　刷　　亜細亜印刷株式会社

製　本　　藤原製本株式会社

落丁・乱丁本は直接小社へお送りください. お取替えいたします.

Printed in Japan

ISBN978-4-7653-1763-4

JCOPY ＜（社）出版者著作権管理機構 委託出版物＞

本書の無断複写は著作権法上での例外を除き禁じられています. 複写される
場合は，そのつど事前に，（社）出版者著作権管理機構（電話 03-5244-5088,
FAX 03-5244-5089, e-mail：info@jcopy.or.jp）の許諾を得てください.

●本書のコピー，スキャン，デジタル化等の無断複製は著作権法上での例外
を除き禁じられています. 本書を代行業者等の第三者に依頼してスキャンや
デジタル化することは，たとえ個人や家庭内の利用でも著作権法違反です.